祛痰濕瘦身法

吳明珠中醫博士的100道

湯、粥、茶、餐、藥浴調理×經絡按摩消脂書

吳明珠 著

常常生活文創

【自序】

上工治未病

「我身上是不是濕氣太重，所以體重才降不下來？」門診常遇到不少病人覺得自己濕氣太重來診所尋求治療。濕氣是如何形成的呢？身體裡有兩個管水的器官，一個是腎臟，一個是脾臟。腎能和食物營養起反應，產生體溫熱量，將水蒸發向上，是腎的能力讓水分能夠分佈全身；脾主管胃腸，將體內的水分吸收進血液內，血液再將這些水分運回腎臟，部分水分就被製成尿液，這樣就形成了體液循環。

對於健康的人來說，脾、腎力量是不相上下的，但是如果脾虛的呢？那麼大量的水勢，也就是濕氣，會在體內大量的堆積起來，舌頭也會被水濕泡得又大又腫，覆蓋著又厚又白的舌苔、邊緣有齒痕，而這些水濕通常會堆積在下半身丶腹部、腿部，它們跟脂肪混在一起，讓人看起來更腫胖！有些減肥法會採用利尿方式，大量加大身體排水的能力，讓人感覺好像瘦很快，但是很傷害身體，其實你吐的痰，跟你肚子上的肥肉是屬於一類的東西。

濕氣是脾虛產生的，身體平時有個存放濕氣的地方，就是肺臟。中醫說：「痰由脾生、由肺貯！」濕氣存放在肺裡形成了痰，充斥在每一個肺泡裡，但肺吸進來的空氣能夠將痰蒸發氣化掉，再隨著呼氣排出體外，這個過程稱為氣化。濕氣和脂肪都是親戚，都可叫做痰濕，他們同樣都是肺氣氣化的廢物。肺氣充斥全身，氣越足、氣化體內的濕氣越快，肺氣進入血液混合成氣血，氣血越足、越能將脂肪氣化燃燒掉……然而當我們脾肺氣虛的時候，氣化能力下降，就沒有辦法把頑固的脂肪消耗掉。

「濕氣」不是規範的中醫辭彙，是「濕」的口語化表達，「濕」與「濕氣」本質上是一個概念。「濕邪」作為中醫的病因之一，常有一些特點，如濕性重濁，「重」即沉重、重著之意；「濁」即渾濁、穢濁不清之意。所以濕邪侵犯人體，會使人體出現沉重、重著的症狀，如身體容易疲乏、肢體沉重、肛門墜脹；分泌物和排泄物的性質具有穢濁不清的特點，如黏液便、小便混濁、白帶等。

溼也會讓病程纏綿不愈，病程一般較長，反復發作，纏綿難愈，如濕痹（關節炎）、濕疹、長期低熱不退，自覺發熱，按其肌膚卻不甚熱。另外濕氣就好像水，水有往低處流的特性，故濕邪為病易侵犯人體的下部。人體下部的疾病多有濕邪為病的特點，如白帶病、痔瘡、前列腺炎等。溼邪更易阻遏身體經絡氣機的循環，甚至損傷機體的陽氣，也就是免疫力。

所以人體如果長時間傷於霧露，或汗出衣溼，或水中作業，或涉水淋雨，或居於潮濕之處等因素，長時間存在，就會導致外濕的侵入。如果沒有這些外部因素，就可能是因為脾虛、肺腎不足導致水濕代謝障礙而發病，這種病因或疾病屬性就是內濕。所以說，濕既可以作為一種病因，也可以是一種病理產物。也就是說「濕」與疾病相關，正常人沒有病症發作時，身體除濕功能正常，身體平衡功能好時，就沒有溼氣的累積問題。只有當長期飲食過饑、過飽、過冷、過熱、辛辣、煎炸、吃太多重口味或節食不吃、太忙沒時間吃等，或熬夜等讓消化系統受傷，而導致脾胃虛弱，或住在山邊或海邊等溼氣重工作環境等原因，內外夾攻就容易生濕或受濕邪入侵，溼氣累積越來越多，就開始生病！

所以如何來祛濕健脾、強肺顧腎，就是本書最大的目的，讓溼氣不再和我們常相左右，纏綿不盡。

吳明珠

【目錄】

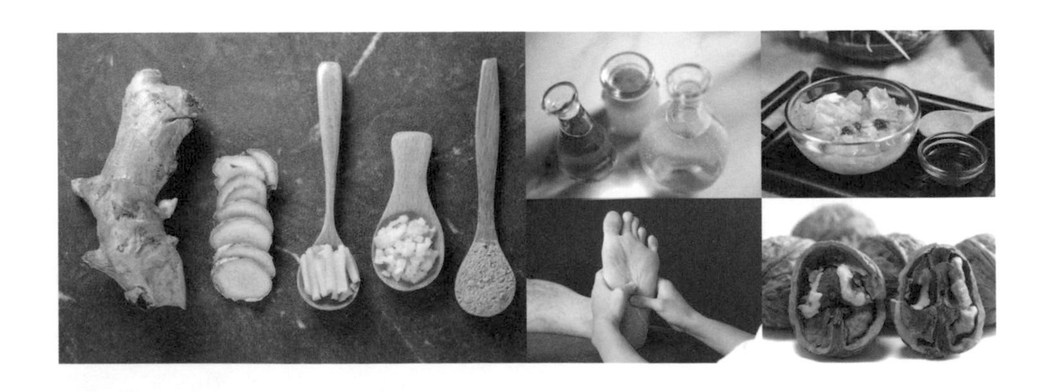

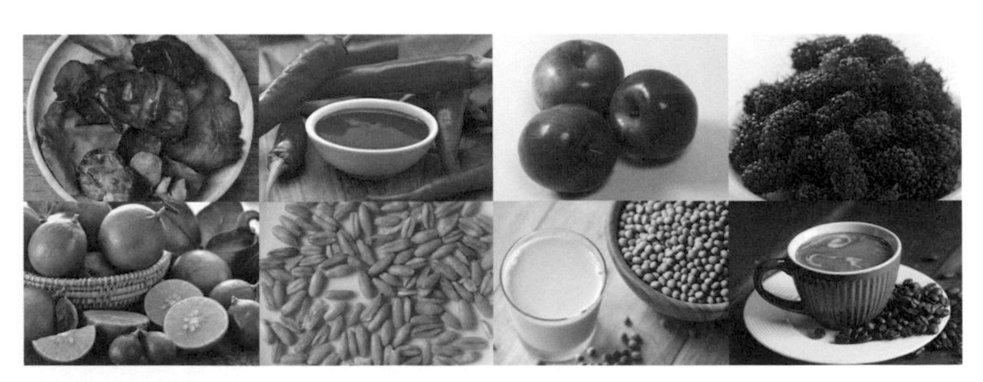

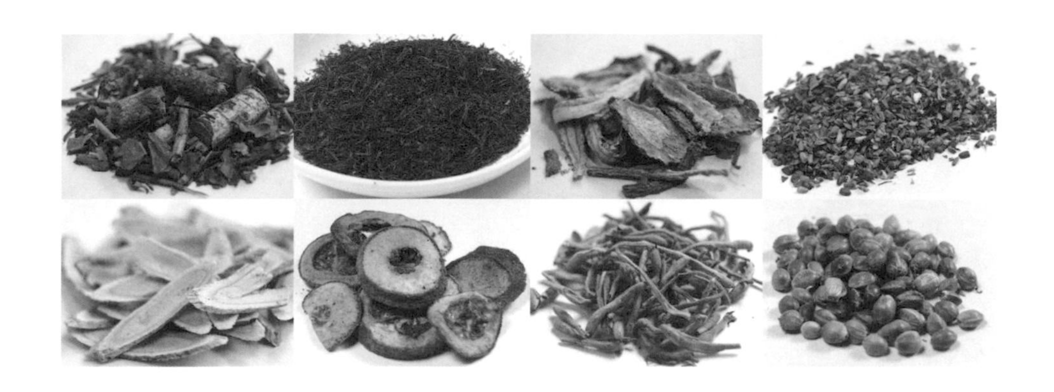

中藥類（活血降脂藥）

中藥類（利水滲濕藥）

中藥類（疏肝消導藥）

中藥類（瀉下藥）

養生飯粥

藥膳菜餚

沙拉輕食

藥膳湯品

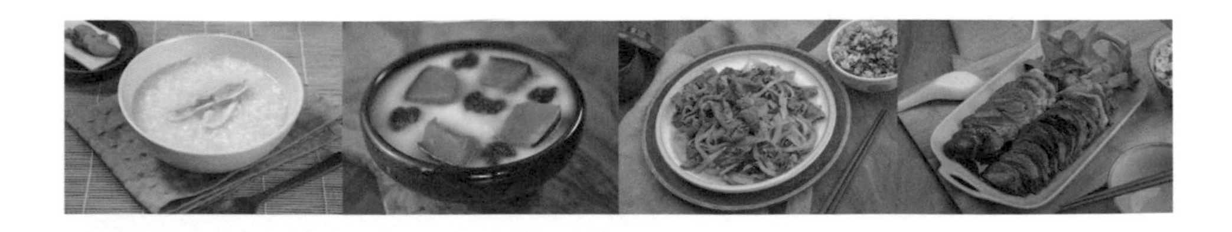

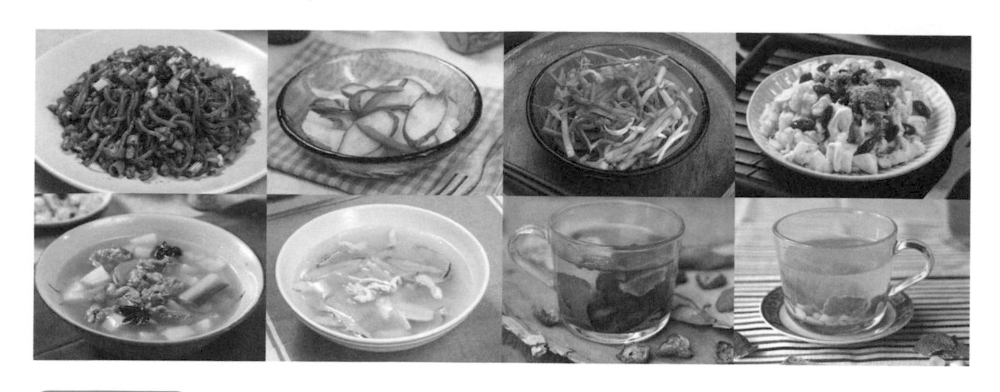

減肥茶飲

藥浴瘦身

Chapter

1

瘦不下來，都是「虛、濕、寒、熱、瘀」惹的禍！

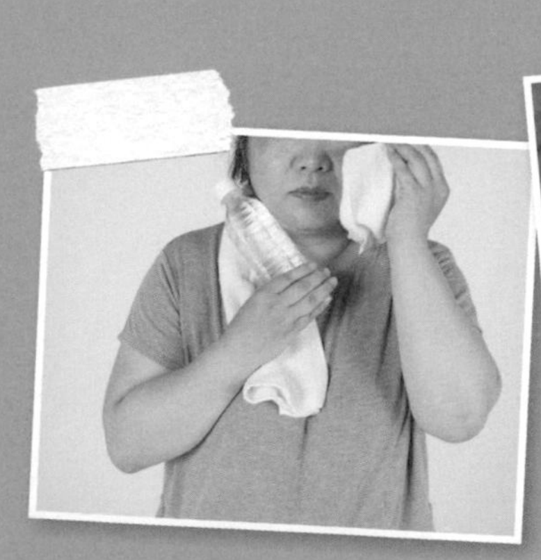
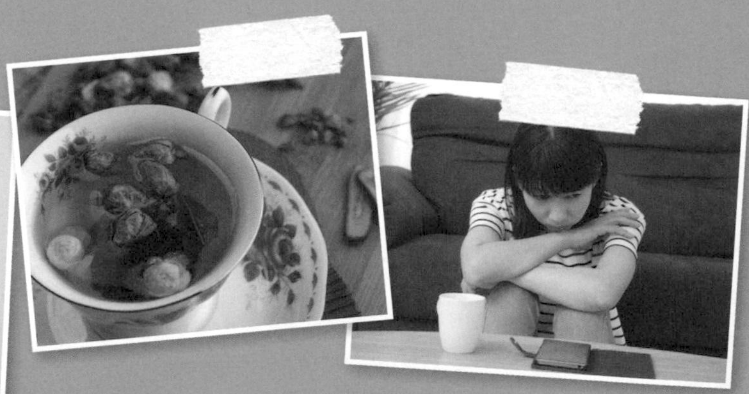

人體五臟六腑與健康的關係

中醫認為五臟與五行有相當大的關係，「五行、五氣、五臟、五味、五色」彼此是相生相剋，五行是否和諧會影響到對應的身體症狀，所以在認識濕氣前，我們必須先了解五行與健康的關係。

五臟為「肝、心、脾、肺、腎」，主要功能為生化和積存精氣；六腑為「膽、小腸、胃、大腸、膀胱、三焦」，六腑扮演消化、吸收、傳送的角色，食物吃進身體後會將營養交由五臟轉成精氣，並儲存在五臟裡，再透過六腑負責淘汰排泄功能。臟與腑互為表裡，例如：心與小腸、肝與膽、肺與大腸、脾與胃、腎與膀胱，而臟在體內最深的位置，所以又稱為「裡」；腑位於較淺層的位置，所以稱為「表」。互為表裡的臟腑之間還有經絡聯結，因此它們也相互對應。

五臟六腑實際上是一整個經絡系統，對應了全身十二條經脈，彼此互通循環，臟與腑一陰一陽、互為表裡配對，經絡之中還有氣、血、津液運行其中。中醫養生與治病原則，主要是以這十二條經脈、穴道為主要架構。

簡化一點的說法，可以這樣想像：

- **人體**：就像是一個大城市。
- **臟腑**：大城市裡的基礎設施，例如發電廠、自來水廠等。
- **經絡**：連通這些基礎設施的各種網路。

透過經絡的內外聯繫，臟腑病變就能反映到體表，而出現特定症狀和病徵，所以刺激體表對應的穴位，就可以治療相應臟腑的疾病。

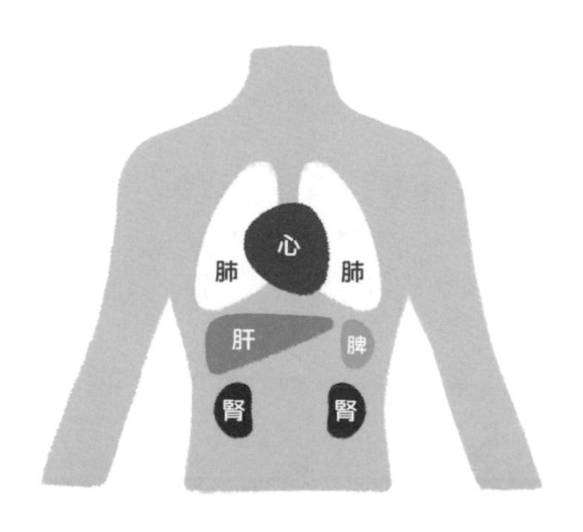

★五臟 VS 五行對應圖解

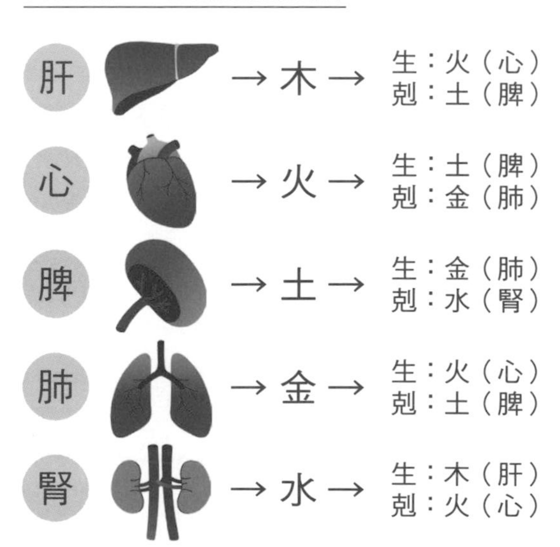

五臟VS五行關係

1. **肝主疏泄（木）**：肝氣正常疏泄，臟腑功能才能正常協調，與木氣的特質很像，歸於木。
2. **心主血脈（火）**：心有推動血液在脈內運行的作用，脈環接於心，在心的主宰控制下，以心氣為動力、脈為通道、血液為物質基礎，從心—脈—血的循環系統中滋養五臟六腑、四肢百骸。心與火氣的欣欣向榮接近，歸屬於火。
3. **脾主運化（土）**：脾在人體水液代謝過程中發揮著重要作用，主要功能是負責消化水穀與水液，提供人體營養，與土氣孕育特質很像，歸列為土。
4. **腎主藏精（水）**：腎具有貯存、封藏人身精氣的作用，能促進機體生長、發育和繁殖，還能參與血液的生成，提高抗病能力。腎主要負責排泄、代謝水分，與水氣特質吻合，所以屬於水。
5. **肺主呼吸（金）**：肺有主持、調節全身各臟腑之氣的作用，即指肺透過呼吸而參與氣的生成和調節氣機、血液運行、津液代謝，與金氣特質類似，屬於金。

相生VS相剋原理

- **相生**：木生火、火生土、土生金、金生水、水生木
- **相剋**：木剋土、土剋水、水剋火、火剋金、金剋木

五臟彼此相生相剋，從前頁的圖表能看出，肝好－心好；心好－脾好；脾好－肺好；肺好－腎好；腎好－肝好。有相生就有相剋，從上面的圖表可知，五臟的肝不好－脾就不好，因為肝會幫助膽分泌膽汁，肝功能不好就相對影響脾胃，例如食慾減退、腹脹、胃脹。

臟腑五行歸類表

五臟散布在身體各處，若有病變就會透過對應的部位發出訊號，可以自行從這個表格來檢測。舉例來說，出現雙目乾澀、手指甲易斷裂的症狀，可能是肝出了問題；若是嘴唇很容易龜裂，有可能是脾出了狀況。

五臟	五腑	五行	五體	五竅	五華	五色	五味
肝（疏泄）	膽	木	筋	目	手爪甲	青	酸
心（血氣）	小腸	火	脈	舌	面色	紅	苦
脾（運化）	胃	土	肉	口	唇	黃	甘
肺（調節）	大腸	金	皮	鼻	皮毛	白	辛
腎（代謝）	膀胱	水	骨	耳	髮	黑	鹹

五臟與濕氣的關係

中醫認為「風、寒、暑、濕、燥、火」為外感六淫邪氣，邪氣侵襲人體則會致病，而濕邪與肺、脾、腎這三種臟器的關係最大。身體的水分代謝是透過肺的通調水道、脾的運化轉輸、腎的溫化等生理功能協調下完成的，若這三種臟器的功能受到影響，則濕邪對人體的危害會更大。

肝臟主疏泄，主要和氣的流通有關，也與眼睛、指甲相關。如果肝功能不佳，會導致脾胃消化、脾氣發生異常，如果肝氣鬱結也會影響到脾胃，出現腹脹、嘔吐、沒有食慾的狀況，這大部分是因為惱怒傷肝、情誌不舒導致。肝氣上竄於咽喉與痰相結，會讓咽喉中感有東西阻塞，這也是痰濕的一種現象。

脾與肝是互相影響的，因為脾的運化需肝來疏泄，而肝臟的血又賴脾化生。若是脾虛不運，可能導致肝血不足、肝鬱不能疏泄而讓脾氣不運。如果肝氣太旺盛，對脾的影響更大，可能會讓肝脾兩虛、肝脾不和，這樣脾怎麼可能不虛呢？若是無法運化水濕，濕氣當然就會停留在體內了。

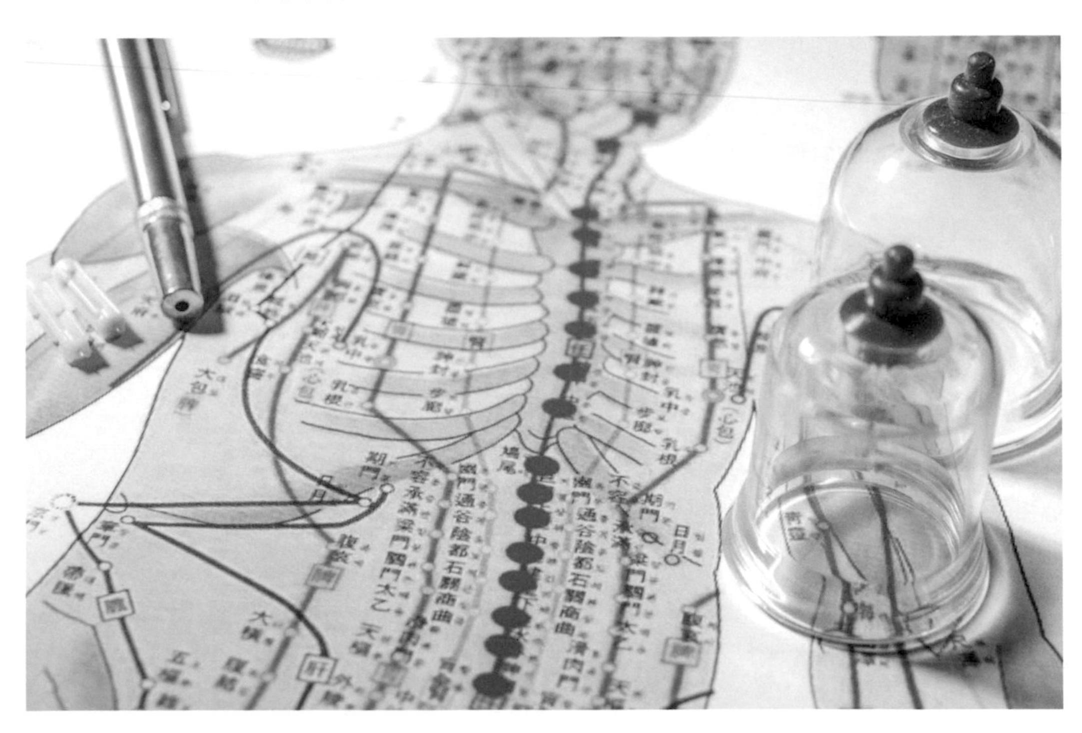

心臟主血氣，中醫有「心為汗」之說，一吃飯就出汗代表心臟功能虛弱，雖然每個人或多或少都會流汗，但偏胖的人情況更嚴重。身體表虛、氣虛、脾胃功能較差的人較容易出汗，《證治匯補汗病章》記載「飲食汗者，因正氣空虛，反為飲食慓悍之氣所勝，故食入汗出」。氣虛和脾胃問題患者，容易讓濕氣入侵體內，建議要調補虛弱之氣、調理好腸胃，多吃一些健脾祛濕的食物。

脾臟主運化水穀、調節水液，若是脾臟功能不佳，可能導致水濕停滯，而濕氣停滯的地方就易致病。若濕氣停留頭部則沉重如裹；停於胸膈則胸悶嘔吐；停於肺部可凝為痰；停於體腔則產生胸水腹水；停於腸道易腹瀉；停於肌膚則水腫；充溢四肢則身困體沉。《素問·至真要大論》記載「諸濕腫滿，皆屬於脾，脾病生濕」。

脾功能為什麼會受損呢？主要是因日常飲食有關，例如飲食不節而損傷脾胃、過食辛辣油膩厚味等等都會造成脾臟功能不佳，讓濕氣滯留。

肺臟主要掌管呼吸、氣的循環，使氣往體外散發或向內積聚，所以與大腸、皮膚、呼吸有關。肺主呼吸、調節，作用是調通水道，如果外邪襲肺、肺氣不宣、肅降無能，水液不得通調，就會產生小便不利、浮腫等現象，因此《醫方集解》記載「肺為水之上源」。肺臟功能若出問題，就無法將多餘的水液順利排出體外，這些水液滯留體內，誘發濕氣而讓人體致病。

腎臟是免疫力、生命力的根源，與膀胱、生殖發育、水分調節有關。腎主水，主管腎關開闔，如果腎虛讓腎功能失調，就會發生水液停留的現象，表現出來就是痰飲、水腫。腎也主命門火，是全身陽氣的大本營，如果腎陽虛就無法暖脾、助脾運化水濕，同樣會導致水濕滯留體內。

虛、濕、寒、熱、瘀…生「痰濕」瘦不下來

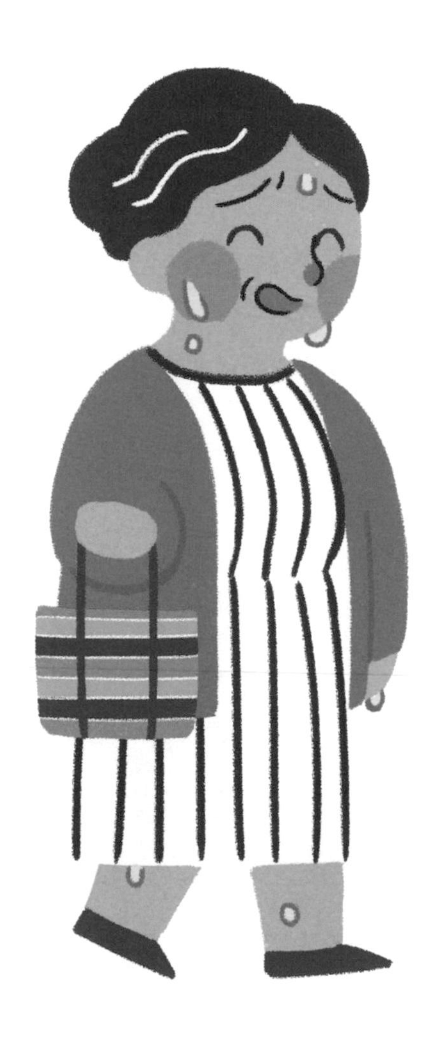

中國古代醫學書籍中，關於肥胖的描述很多，如「肥貴人」、「肌膚盛」、「人有肥、有膏、有肉」等等。關於肥胖的原因，古代醫家之於素稟之盛，過貪食膏粱厚味，以及久臥、久坐、少勞等，基本上與現代醫學提到的過食、活動少、家族遺傳因素相符合。

中醫肥胖病機的論述，一般分為素稟痰濕偏盛、氣虛經阻痰生，發生肥胖。「濕」是根源，人體濕盛則需要蒸騰氣化，氣虛則氣化不利，會把濕氣濃縮成痰而存積體內。肥胖症多屬本虛標實之證，肥胖早期以實證為主，晚期則常以虛證為主，本虛以氣虛為主，也可有陽虛或陰虛。病位以脾為主，其次為肝、肺、腎，亦可影響到心、膽等其他臟腑，但總以脾腎氣虛多見；標實以膏脂、痰濁為主，常兼有水濕，亦可兼有氣滯、血瘀等。

《黃帝內經靈樞衛氣失常》記載「膏者，多氣而皮縱緩，故能縱腹垂腴。肉者，身體容大。脂者，其身收小」。人體臟腑、陰陽失調、氣血津液運化失調時，就會形成痰濕，肥胖與痰、濕、氣虛等關係密切。

《仁齋直指方》記載「肥人氣虛生寒，寒生濕，濕生痰……故肥人多痰濕」。造成肥胖的原因，很多都是因為「氣虛生寒」，《石室秘錄》記載「肥人多痰，乃氣虛也，虛則氣不運行，故痰生之」，也說明了肥胖、痰濕的形成與氣虛的關係。

★為什麼「虛、濕、寒、熱、瘀」讓你肥胖？

虛的時候濕氣就排不掉、寒氣黏在上面，寒濕之後會化濕、化熱，導致瘀與熱濕纏上身，因此中醫認為，造成肥胖的主因脫離不了「虛、濕、寒、熱、瘀」。

5大中醫肥胖證型

1. 脾虛濕阻型〈泡芙型〉：肥胖、浮腫、疲乏、無力、肢體困重、尿少、腹滿、脈沈細、舌苔薄膩、舌質淡紅。

2. 胃熱濕阻型〈蘋果型、濕阻不化、鬱久化熱〉：肥胖、頭脹、眩暈、大便祕結、四肢困重、不喜活動、口渴喜飲、脈滑小數、舌苔膩微黃、舌質紅。

3. 肝鬱氣滯型〈壓力型〉：肥胖、胸脅苦滿、胃脘痞滿、月經不調、閉經、失眠、多夢、脈細肱、舌苔白或薄膩、舌質暗紅。

4. 脾腎兩虛型〈水梨型、脾腎陽虛〉：肥胖、疲乏無力、腰酸腿軟、陽痿足寒、脈沈細、無力感易疲勞、苔白、舌質淡紅。

5. 陰虛內熱型〈更年型〉：肥胖、頭昏眼花、頭脹頭痛、腰痛四肢酸軟、五心煩熱、脈細數微弦、苔薄尖紅。

※ 上述診斷 2 ～ 3 項以上，舌脈象基本符合者，即可診斷為該型。

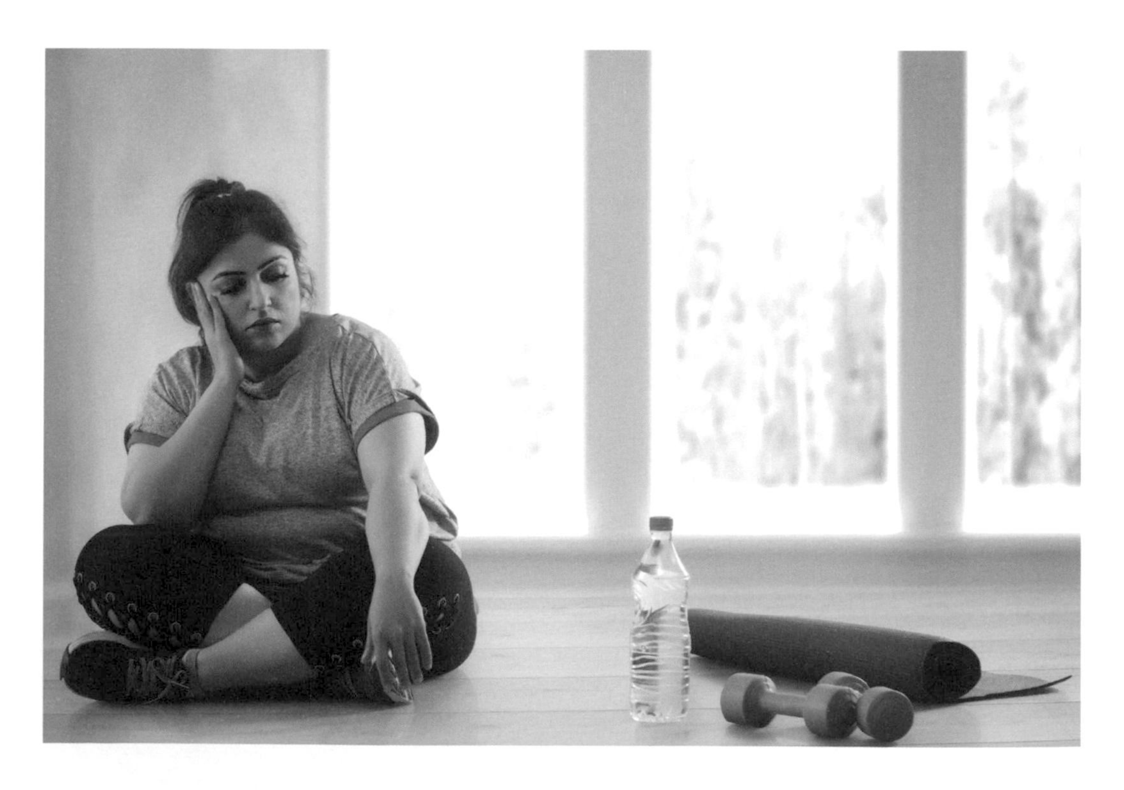

「痰濕」到底是什麼？

痰有內、外之分，內痰（廣義分）是「無形之痰」，主要指水液代謝過程不暢通而產生的廢物，會隨氣血運行而流竄全身，因位置不定所以稱為無形；外痰（狹義分）為「有形之痰」，即呼吸道排出的痰。「脾為生痰之源」、「肺為貯痰之器」，氣壅則痰聚，氣順則痰消，「痰」與人體肺、脾、腎最為密切，中醫認為「善治痰者，不治痰而治氣，氣順則一身津液亦隨氣而順矣」、「百疾皆由痰作祟」、「頑痰生怪癥」、「百病皆因濕作祟」。

人體有許多水，而痰、濕更與水有著密切關係，痰和濕只要其中一個停滯，就會產生廢物而導致生病。例如：痰濕積於肝臟就易患脂肪肝；注入人體下方產生水腫；注入人體上方，造成頭暈、頭脹、頭腦不清；流至血液則引起血脂異常，可以說它們停留在哪裡，哪個部位就容易生病。

中醫認為脾主運化，既能運化水穀又能運化水液，脾氣健運與否直接影響津液的生成、輸布和排泄，脾失健運會導致水液在體內停滯，所以其實「濕重」是標，「脾氣虛」才是本。「痰濕」是指當人體臟腑功能失調，易引起氣血津液運化失調、水濕停聚，聚濕成痰而成痰濕內蘊表現，常表現為體形肥胖、腹部肥滿，胸悶、痰多，容易困倦、身重不爽。

一般來說，喜食肥甘醇酒，舌體胖大、舌苔白膩，多是因寒濕侵襲、飲食不節，先天稟賦、年老久病、缺乏運動而發病，常隨痰濕留滯部位不同而出現不同的症狀，發病傾向：易患消渴（糖尿病）、中風、胸痺等，對梅雨及濕重環境適應力差。

★「濕」從何而來？

1. 短時間吃了過多的油膩重口味食物，堆積成濕，讓痰濕堆積於身。
2. 患者本身消化能力不足，吃一點就易膩發脹，導致體內濕、熱、瘀、寒等代謝不正常，而凝結成濕氣。
3. 受到四季、環境因素的影響，如冬天的寒氣、夏天的空調、過度飲用冰品、霧霾、梅雨等，都很容易使濕氣纏身，導致身重無力。

★常見濕氣種類

- **寒濕**：濕氣遇寒則成為寒濕，這就好比冬天如果氣候乾燥，不管怎麼冷大部分人都還能接受，但如果一直下雨或濕氣重，就很難忍受了。
- **濕熱**：濕氣遇熱則成為濕熱，這就好比夏天洗三溫暖，又熱又濕讓人喘不過氣，明顯不如烈日當空、氣候乾燥的狀況較舒適。
- **風濕**：濕氣遇風則成為風濕，一旦成了風濕，就往往是慢性疾病，很難短時間治癒。

你也是痰濕體質嗎？

人體水道由肺、脾、腎主使，痰濕與它們有密切關係，當水道阻滯就會濕聚成痰。脾臟是運化水濕的樞紐，脾失調則成為「生痰之源」。痰的產生雖由各種原因導致，但脾運化功能失調是主要的原因，水穀進入脾後，在體內無法轉化成有用的氣血津液，因此形成「痰濕」，就像河流不通暢，淤泥阻塞、水流緩慢形成淤積，因而在人體內造成痰濕。

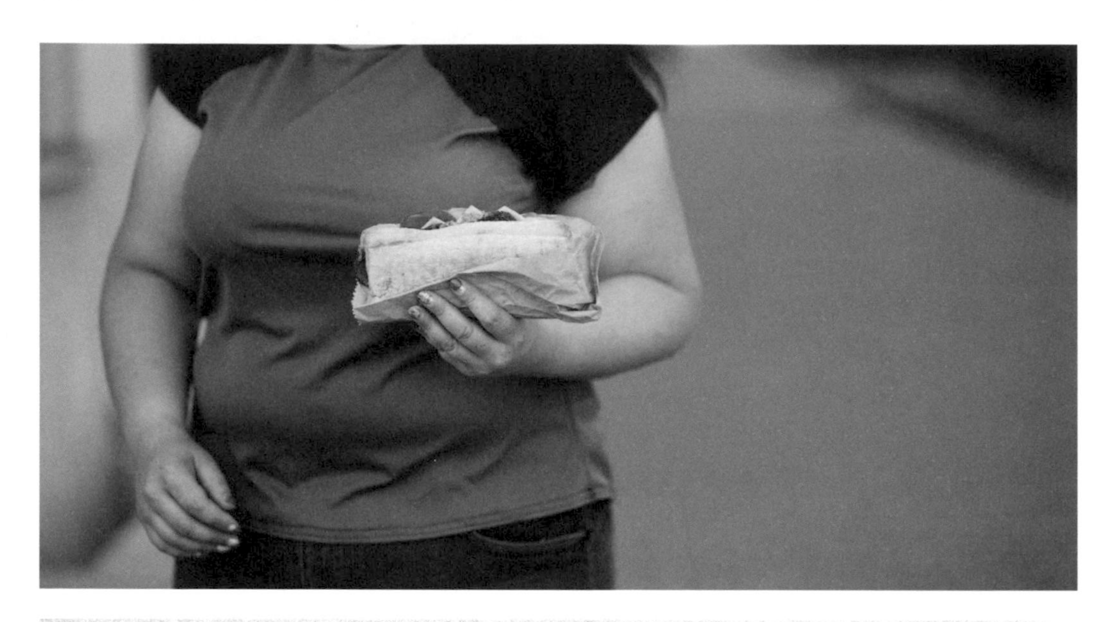

★痰濕體質成因

1. **飲食不節**：常吃生、冷、酒類食品，使水濕留聚，濕勝生痰。
2. **飲食不當**：喜吃甜品、辛辣品及肥膩油炸食品。
3. **環境不佳**：長期生活、工作在濕熱或濕寒的環境。
4. **情誌不暢**：肝主情誌、主疏泄，情誌不暢會讓身體運化失常濕聚成痰。

★痰濕體質臨床表現

1. **臉部出油**：額頭、鼻子、頭髮油油的，尤其臉部，通常洗臉後不到半小時就會泛油光。
2. **容易出汗**：很容易流汗，背部常濕濕黏黏的，腋窩有異味。
3. **體型肥滿**：特別是腹部贅肉多，腹部常感覺脹脹的。
4. **食量很大**：食量大，尤其特別愛吃油膩、甜膩的精製食品。

如何檢測體內有痰濕？

要判斷體內是否有濕氣，最簡單的方式是從洗漱時來看舌苔，「舌為心之苗，又為脾之外候」，舌頭可以敏感地反映出我們身體狀況，刷牙前不妨抽出幾秒鐘，對著鏡子看看自己的舌頭。

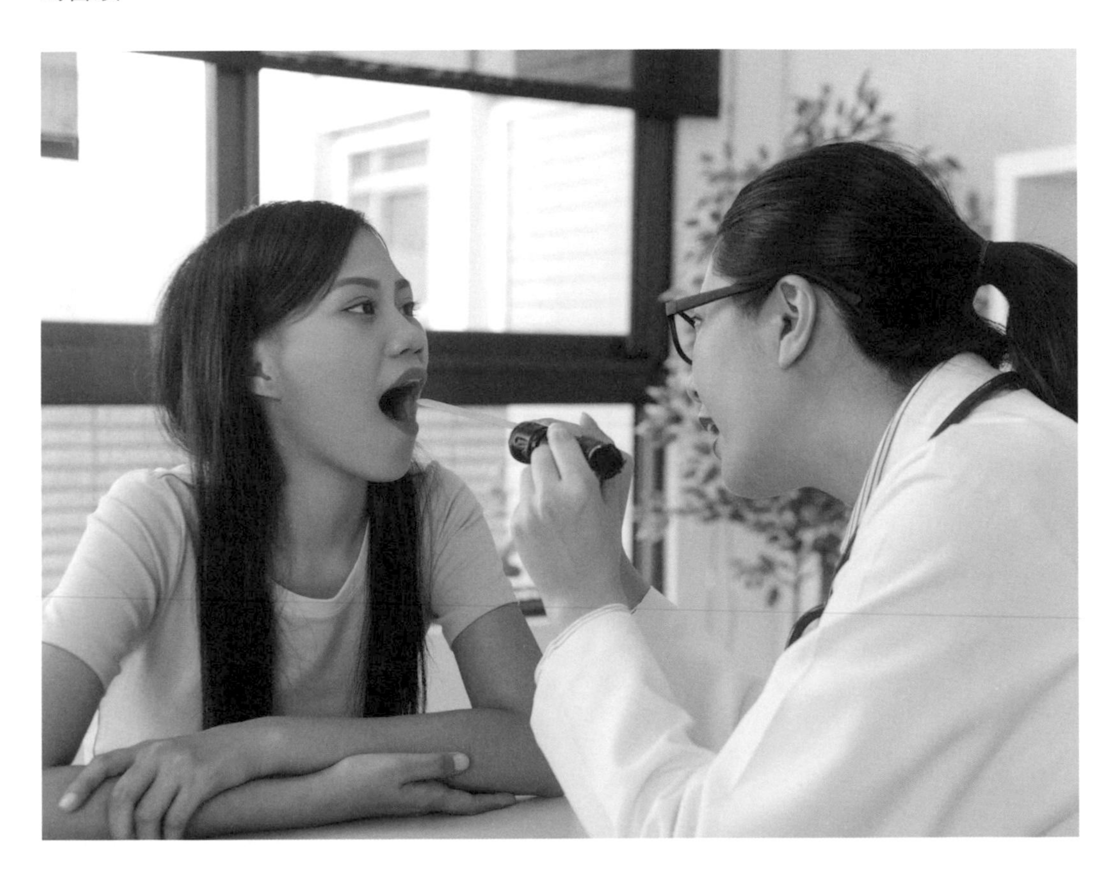

★從舌苔看健康

- **舌苔淡紅（健康）**：舌苔淡紅而潤澤，舌面有一層舌苔，薄白而清靜，乾濕適中，不滑不燥。
- **舌苔白厚（寒氣）**：舌苔白厚，看起來滑而濕潤，代表體內有寒氣。
- **舌苔粗糙（濕熱）**：舌苔粗糙或很厚、發黃發膩，代表體內有濕熱。
- **舌質赤紅（傷陰）**：如果舌質赤紅無苔，代表體內已經熱到一定程度而傷陰了。

Check！5大祕訣判斷濕氣

舌苔是檢測濕氣的一種方式，但還可從一些生活習慣上來檢查，底下列出 5 大判斷體內是否有濕氣的方法。

1. 看「體型」

痰濕體質的人體形肥胖，腹部肥滿鬆軟，面部皮膚油脂較多、眼瞼微腫，並且特別會出汗，常渾身黏膩膩的。一般高血壓、糖尿病、肥胖症、高脂血症、冠心病、腦血管疾病、代謝綜合群、哮喘、痛風等病容易上身。

2. 看「感覺」

濕邪重濁，每天早晨起床的時候覺得特別疲勞、頭發昏，打不起精神來，頭重如裹、渾身困重，人也懶得動彈，平時面部油垢不潔，夜晚特別有食慾。

3. 看「大便」

平時可以觀察一下大便是不是容易黏在馬桶上，或溏軟不成形，總有排不淨的感覺。

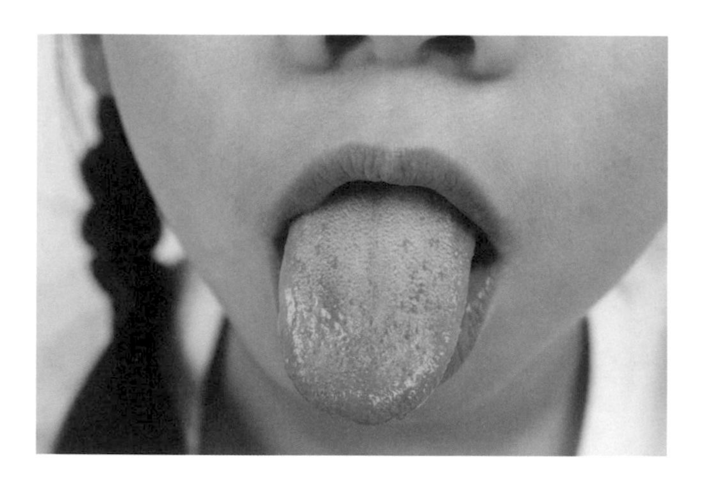

4. 看「舌苔」

「舌為心之苗，又為脾之外候」，舌頭可以敏感地反映出我們身體狀況。健康的舌淡紅而潤澤，舌面有一層舌苔，薄白；若舌淡胖大，潤有齒痕，多屬脾虛；若舌苔白膩，多屬寒濕；若舌苔粗糙或很厚、發黃發膩，多屬濕熱。

5. 看「帶下」

濕性趨下，病狀多見於下半身，分泌物和排泄物多穢濁不潔，便下黏液、婦女帶下分泌增多或異味難聞。

肥人多痰濕，想瘦身先學會「祛濕」

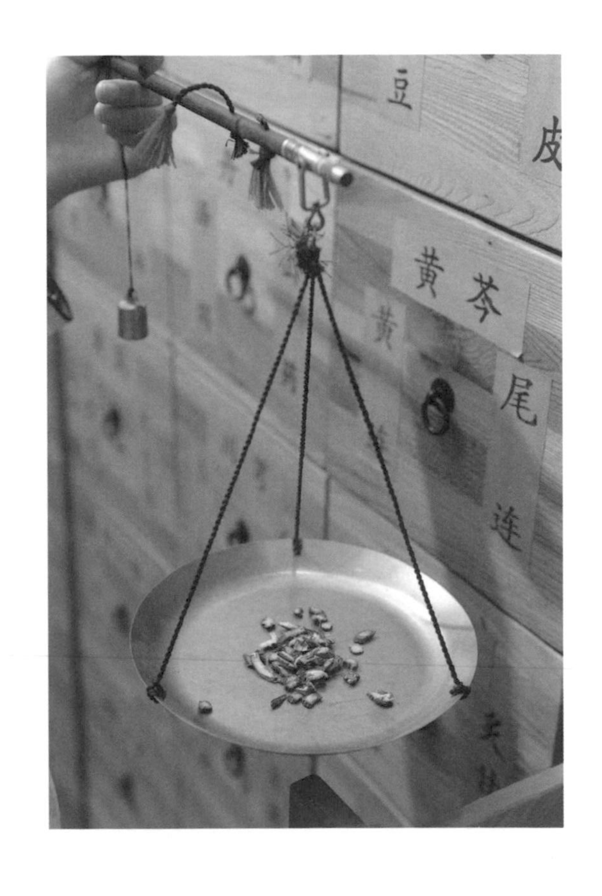

坊間有句話說，瘦人多「火」，肥人多「痰濕」。瘦人多火，因為體內濕氣偏少，而呈現一種「燥」的狀態，有些瘦瘦的人吃很多，但就是吃不胖，這種人往往陽氣偏亢、體內火旺。中醫講究陰陽平衡，火為陽、水為陰，如果陽氣過剩，就容易陰虛水少。這就好比我們的身體本來需要一鍋熱水，但體內的「火」太大，水被燒得剩一半了，這樣身體所需水液不夠，人就容易因此產生內熱而上火。有的人天生就是這種陰虛火旺的體質，但也有些人是因為後天的生活習慣造成，比如愛吃辣椒、愛喝酒，這種飲食習慣容易讓人產生燥熱、陰虛。

除此之外，有的人愛熬夜，這也會損傷陰津、讓體內濕氣沉積，所以很多胖人嘴裡常有黏黏糊糊的感覺，舌體比較胖、舌苔厚膩、濕性重濁，因此他們常感覺疲乏困重、不喜歡運動。濕氣重不只造成肥胖，還容易引發許多疾病，包括常見的疲勞、口臭、脂肪肝、關節炎、高血壓、糖尿病、濕疹、蕁麻疹、長痘痘、頭皮油膩、掉髮等，所謂「十人九濕」，中醫有個很重要的原則是「養生之前先祛濕」。

肥胖是萬病之源，俗話說「肥人多痰濕」，這話是有中醫理論依據的。中醫認為，肥胖體質大都是由體質陽虛、痰濕過重造成。「痰濕」在中醫也叫「水飲」，胖的人體內都有痰濕，所以減肥就要先化痰、祛濕。該如何補氣、祛濕、化痰呢？中醫認為要先「調整脾胃功能」，才能避免肥胖症，因為脾胃氣虛會減慢飲食的運化，令水濕積聚，導致身體毒素孳生，想減肥建議先從「健脾祛濕」來改善。

9大中醫祛濕減肥法

治療濕證要配合五臟六腑來辯證施治，人體中，主水在腎、制水在脾、調水在肺，濕病與腎脾肺有密切聯繫。如腎虛水泛，需配溫補腎陽的藥；脾虛生濕需配補氣健脾藥；肺失宣降，水失輸布，則需配宣降肺氣藥。濕邪其性重濁黏膩，易阻礙氣機，故在祛濕劑中，往往配行氣藥，即「氣行濕自化」之意，祛濕藥多屬辛香溫燥、甘淡滲利之品，易傷耗陰津，對陰虛津虧之證，雖受濕邪，不宜過分利用，以免陰津更明顯，尤其病後體虛或孕婦者。

肥胖症患者既有體型肥胖、腹部膨隆、肌肉鬆軟、皮下脂肪臃垂、活動氣短、容易疲勞等共同的表現，又由於病因病機的複雜化，以及患者不同的年齡、性別、居住環境、飲食習慣及個體素質不同導致的各種各樣的臨床症狀，所以治療肥胖症很難用固定的藥方、一成不變的劑量進行處理，必須按照具體情況具體分析，靈活多變地診治每一例患者。

★中藥減肥有什麼好處？

中醫減肥反對盲目用瀉藥的作法，必須樹立整體觀念，嚴格按照辨證施治的原則治療肥胖症。中醫減肥是根據辨病與辨證相結合的原則，採用中藥治療，也就是採用標本兼治、扶正固本、祛濕化痰，清理實熱、通腑導滯、益氣養血、疏肝解鬱等調理體內物質代謝平衡的方法。因此可用於減肥的中藥種類名目繁多，應用主要目的與西醫相同，即為抑制食慾、阻斷糖原合成，促進能量消耗和排泄等。但其調理全身、補氣益中的作用，對調整肥胖者體內的整體代謝較西醫更具特色，加上中藥作用多較緩和、副作用少，也就深受廣大肥胖者的喜愛。

中藥不但能減肥，同時也可以調節血脂，使血膽固醇、三酸甘油酯降低，高密度脂蛋白膽固醇升高。有些減肥中藥還可降低血壓、改善心臟功能，緩解胃腸不適、便祕等症狀。

★中藥減肥注意事項

1. 幾種治法聯合應用，有助於提高療效，由於肥胖症不是短時間所形成，想儘快消除也不是一件易事，在藥量上一般主張要重些，但對體虛病人則應慎選藥量，防止欲速不達，引發其他不適。
2. 服用中藥期間，還應合理調節飲食、嚴格控制食量，以清淡食物為主、少食高脂肪含量的食物，堅持較大的運動量，才能最終達到減肥目的。

補氣化濕法

適用 脾虛濕阻型〈泡芙型〉

常見 中、老年肥胖病人，尤以婦女為多見。

治則 健脾氣，利濕化濁。

脾胃功能不健全，使聚集身體的濕氣、廢物不容易得到利用或排除，而積存於肌膚致成為肥胖者，這就是所謂的「脾虛濕阻型」。此類病人體態肥胖臃腫，常會感到腹部滿頭暈、面色萎黃，倦怠乏力、下肢浮腫、大便溏稀、舌苔白膩、脈濡而細滑。

本型多見於中、老年肥胖病人，尤以婦女為多見，當長期飲食不當而損了脾胃的功能，加上中年以後身體機能漸漸趨於減退、代謝功能逐漸低下，脾胃運化功能失常，致使人體臃腫。補氣化濕主要以健脾氣、利濕化濁為主，代表的傳統中藥方劑如澤瀉湯、二朮四苓湯、防己黃蓍湯等，蔘苓白朮散合清消飲。

減肥祛痰法

適用 痰濁肥胖者

常見 飲酒多、嗜睡懶動、婦女不孕、閉經者。

治則 理脾化痰。

用於痰濁肥胖者，此類患者食慾特別好，美食主義、平時應酬飲酒多、體重乏力、嗜睡懶動，伴有眩暈、胸悶，或婦女不孕、閉經、舌苔膩或黃膩、脈弦滑，就是所謂的「痰濁中阻肥胖」。古人有「肥人多痰」之說，此型多因過食肥甘厚味、損傷脾胃、濕熱內生，濕為熱蒸、煉液為痰，痰濁阻滯脈絡，絡脈不通、膏脂瘀積而形體肥胖。中醫主要以理脾化痰為治則，輕者處方以二陳湯合澤瀉湯、三子養親湯加減使用，可食陳皮、半夏、茯苓、菖蒲、遠志、澤瀉、冬瓜皮等；重者處方以控涎丹、導痰湯等來治療。

補脾利水法

適用 脾虛濕阻型〈泡芙型〉

常見 腹脹、下肢浮腫、全身皆腫者。

治則 以利消濕，理氣健脾

用於脾虛濕阻型肥胖者，腹脹、下肢浮腫、全身皆腫，小便不利、苔白薄質淡、脈沈緩。有微利與推逐之分，微利用五皮飲、導水伏苓湯、小分清飲;嚴重者用舟車丸、十棗湯。中醫以利消濕、理氣健脾為治則，常用代表方藥:五皮飲（桑白皮、橘皮、生薑皮、大腹皮、赤茯苓皮）；五苓散（澤瀉、茯苓、豬苓、白朮、桂枝）；導水茯苓湯（赤茯苓、麥門冬、澤瀉、白朮、桑白皮、紫蘇、木瓜、大腹皮、陳皮、砂仁、木香）；七皮飲（大腹皮、陳皮、茯苓皮、生薑皮、青皮、地骨皮、甘草皮）等，以上藥煎水服用。

軟便通腑法

適用 胃熱濕阻型

常見 青少年、孕婦、產後發胖者。

治則 清胃瀉熱，通腑化滯。

此類肥胖者大多屬於內臟型肥胖，多食、很容易肚子餓，面紅怕熱、口乾思飲、大腹便便，大便容易便祕或乾結，不喜運動，一動就喘、舌苔黃厚膩。此型多見於青少年、孕婦及產後發胖者的「胃熱濕阻型」。中醫認為脾胃為倉廩之官，胃主受納、脾主運化，胃納之物經胃內腐熱，其精華部分由脾運化輸布至五臟六腑、經絡、四肢百骸來營養全身。

進食過多，所食之水穀化生精微亦多，脾氣運化輸布精微物質的負擔過多，超過脾氣的運化功能，這不是因為脾氣不足，而是一種超負荷的表現，稱為「滯脾」，不能被脾氣輸布的精微物質瘀積於體內，化為膏脂而形成肥胖。中醫治則主要以清胃瀉熱、通腑化滯為主，選用大承氣湯、小承氣湯、調胃承氣湯或單味大黃片、小承氣湯合清通飲。

食慾消導法

適用 食慾亢進型

常見 胃口好、食量偏大者。

治則 消食導滯，消肥化積。

用於食慾亢進型肥胖者，此類病人對什麼食物都很有胃口而且食量偏大，肥胖懶得動，腹滿、食積、肌膚肥嫩，面紅舌燥、苔白或黃、脈滑實。中醫治則主要以消食導滯、消肥化積為主，代表方劑有保和丸（山楂、神曲、麥芽、半夏、茯苓、陳皮、連翹、萊菔子）；枳實導滯丸（大黃、枳實、神曲、茯苓、黃連、黃芩、白朮、澤瀉）；三仙飲（山楂、神曲、麥芽），以上方劑均用於消食導滯，消肥化積。一般消肉積用山楂、消麵積用神曲、消食積用麥芽，合而稱為三仙飲，對改善營養過剩的肥胖有一定效果。

NOTE

食積（積滯）為「食滯不消，日久成積者」，指消化不良的症狀。肉積是指吃肉太多引起的積滯；麵積是指吃飯、麵太多引起的脹氣、噁心、吐酸等。

疏肝利膽法

適用 肝鬱氣滯型〈壓力型〉

常見 個性急躁易怒、舌苔黃而舌質紅的肥胖者。

治則 疏肝理氣，清熱降火。

用於肥胖兼有肝鬱氣滯（志不得伸，鬱卒型）或血瘀等症，症見肥胖兼有兩脅脹痛、個性急躁易怒、頭痛口苦、目黃厭油膩，常常感到眩暈感、倦怠、腹脹、舌苔黃而舌質紅、脈象弦，就是所謂的「肝鬱氣滯型」。中醫治則主要以疏肝理氣，清熱降火為主，常選用疏肝飲（柴胡、鬱金、薑黃、薄荷）；溫膽湯、消脹散（砂仁、萊菔子）；逍遙散（丸）等加減使用。

補腎健脾法

適用 虛胖型

常見 脾氣虛弱、胃口不好，體胖神倦而無力者。

治則 益氣健脾、溫補脾腎。

用於所謂的虛胖型患者，以健全脾胃、補益腎氣來使身體恢復正常的循環及代謝，此類病人多見有脾氣虛弱、胃口不好、體胖神倦而無力、舌苔白舌質淡紅、脈細弱無力等現象。中醫治則主要以益氣健脾、溫補脾腎為主，常用蔘苓白朮散（人蔘、白朮、茯苓、甘草、山藥、白扁豆、蓮子肉、薏苡仁、砂仁、橘皮）；異功散（黨蔘、白朮、茯苓、甘草、陳皮）；五苓散（豬苓、茯苓、白朮、桂枝、澤瀉）；枳朮丸等治療。

強心溫陽法

適用 陽虛型

常見 容易流汗、疲勞無力、怕冷、舌胖苔白者。

治則 溫陽化濕。

用於陽虛型肥胖，此類病人大多有容易流汗、氣短、一動則喘，容易疲勞無力感、腰腿容易酸痛或浮腫、舌胖苔白，脈細沈，怕冷等脾腎陽虛的症狀。中醫治則主要以溫陽化濕靈主，常選用濟生腎氣丸、加味腎氣丸、甘草附子湯、苓桂朮甘湯、真武湯等。

此型多見於肥胖病合併糖尿病、冠心病、高血壓、甲狀腺功能低下症等及一些慢性病的肥胖病人。脾為後天之本、腎為先天之本，共同主宰人體之陽氣，共同完成水濕的氣化和運化過程，若脾腎陽虛運化水濕無權，所食之水穀不能溫煦循環至全身，而化為濕濁泛溢於肌膚，則成為虛胖。

補液養陰法

適用 陰液耗傷型

常見 大便祕結、脈沈無力者。

治則 滋陰清熱、潤腸通便。

屬肥胖者陰液耗傷型，常見症狀為大便祕結、脈沈無力、氣陰兩虛者。表現為多食易飢、口乾汗出、神疲乏力、心悸氣短，頭暈耳鳴、手足心熱、舌紅苔少。中醫治則主要以滋陰清熱、潤腸通便為主。常用治療處方：知柏地黃丸（知母、黃柏、山藥、山茱萸、熟地黃、牡丹皮、茯苓、澤瀉）；大補陰丸（黃柏、知母、熟地黃、龜板、豬脊髓）；保真湯（人蔘、黃蓍、白朮、甘草、赤白茯苓、五味子、當歸、生地黃、熟地黃、天冬、麥冬、赤芍藥、白芍藥、柴胡、厚樸、地骨皮、黃柏、知母、蓮心、陳皮、生薑、大棗）等，以上方藥煎水服用。

趕走痰濕體質！甩開脂肪肝、大肚腩

痰濕體質的膽固醇、三酸甘油酯、極低密度脂蛋白、血糖顯著高於非痰濕體質者，常表現為精神不振、頭暈目眩、多痰、浮腫、睡時鼾聲如雷等，在養生方法上應多注意在平時調整自己的生活，改變一些不良習慣，加強運動。

★痰濕體質日常注意事項

1. 痰濕體質者不宜居住在潮濕的環境裡，在陰雨季節要注意避免濕邪的侵襲。這類體質的人平時還應定期檢查血糖、血脂、血壓；嗜睡者應逐漸減少睡眠時間，多進行戶外活動，享受日光浴。
2. 洗澡應洗熱水澡，程度以全身皮膚微微發紅、通身汗出為宜；穿衣儘量保持寬鬆，面料以棉、麻、絲等透氣散濕的天然纖維為主，這樣有利於汗液蒸發，祛除體內濕氣。
3. 飲食上少吃甜點、生冷食品及各種肥膩之品，避免暴飲暴食、食速過快；建議平日可多喝些普洱茶消食養胃、去油膩，同時解油膩之餘還能潤腸通便、預防手腳冰冷。另外，若想要「補氣、祛濕、化痰」，建議平日可多喝些荷葉茶，因為自古以來，就把荷葉奉為瘦身的良藥。荷葉性微溫平、味辛，無毒，入心、肝、脾經，有清熱解暑、升發清陽、除濕祛淤、利尿通便的作用，同時也可以搭配黃耆補氣、山楂助脾胃。
4. 「動能生陽」所以平時要讓自己動起來，每周運動２～３次，陽氣充足了，濕氣就難以在體內積存。

★改善痰濕的飲食方式

1. 濕熱體質：選用清熱祛濕、健脾和胃、清肝利膽，偏向甘寒、甘平的食物，如綠豆、赤小豆、空心菜、莧菜、芹菜、黃瓜、冬瓜、藕等。嚴重者可請中醫師把脈，用一些清熱利濕的處方，如羌活勝濕湯等。
2. 陰虛體質合併上火：濕氣重的陰虛體質同時常合併「上火」，症狀多表現為口腔潰瘍、牙齦腫痛、大便祕結，因此可選用養陰和祛濕的食材，例如：生地和土茯苓、太子參和薏仁等搭配。
3. 肝火脾濕：煩躁易怒、眼屎多，通常屬於肝火脾濕，也會加減選用夏枯草、茵陳蒿、菊花等來調理。
4. 夏日暑熱與濕氣併發：可以飲用綠豆薏仁、苦瓜、冬瓜、愛玉等，這些都是清熱祛暑利濕的食材。

痰濕難解症1－「大肚腩」改善法

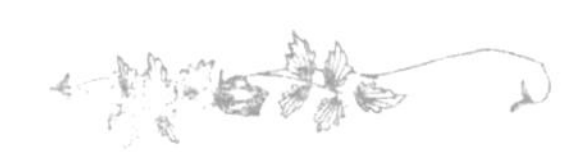

小腹凸出有很多是「痰濕」造成，大部分和水的代謝有關，但也有一說是因為女生小腹裡有子宮，身體為了保護子宮，所以就容易在腹部地方堆積脂肪，其實這主要的關鍵是女性荷爾蒙的關係，因為女性素、黃體素會因為月經週期而影響到脂肪的分布區域，所以對女性來說，稍不留意就很容易變成小腹婆啦！那要怎麼甩開大肚腩、小腹婆呢？可參考底下方式，依不同痰濕類型來改善。

試著拍拍自己肚臍，看看是不是有「咚咚咚」的聲音，而且平常容易下身特別容易腫、感覺特別重，這種就是屬於體內水分無法適當的排除、代謝身體廢水的體質，時間久了容易體質變虛寒，五臟循環功能不良，脂肪就跑去屯積在腹部了。所以此種體質者要減少吃生冷、冰品，並配合運動多出些汗，使身體的基本代謝率增加，排出不要的廢水。

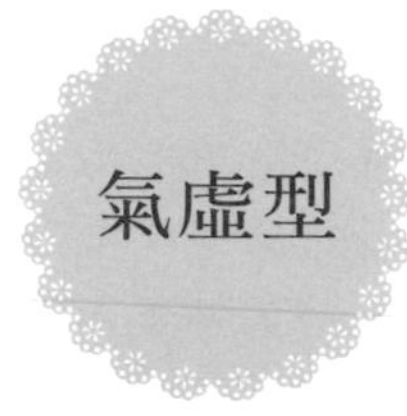

氣虛型的人，一般表現為腹部肌肉鬆弛，無法支撐內臟，造成腸胃下垂形成小腹。這類型的人常容易疲累、皮膚乾燥、憔悴感明顯，其他地方可能都不胖，就是小腹下垂往外凸。想要改善小腹問題，建議多注意生活作息、搭配適量運動、按摩祛濕穴位，可以請中醫師開一些補元氣的調理藥方，例如四君子湯、四神湯。

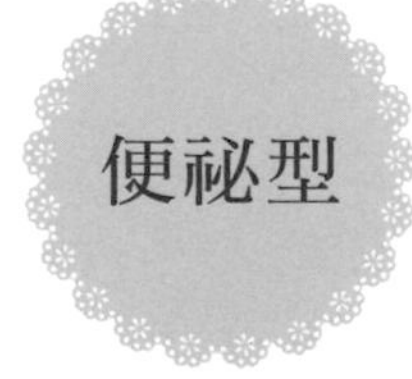

長期便祕會讓腸胃失去原有的功能，便便堆積在肚裡，久而久之就形成小腹婆啦！這種小肚肚通常是硬硬的又往上突出，解決方法除了每日適量的運動增加腸胃蠕動外，也要多吃蔬菜水果、優酪乳，讓腸子的纖維質增加好菌滋長、壞菌死亡，就能改善小腹問題了。

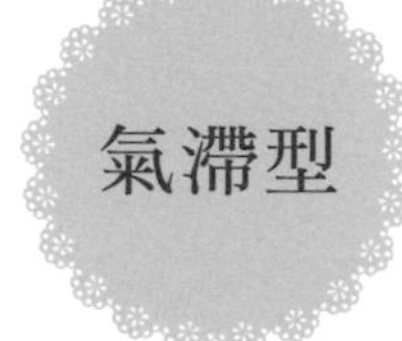

肝鬱氣滯體質較容易觸發壓力釋放而過量進食，很多女性會更嗜好甜品或重口味，特別是手搖飲料店或餅乾、糖果中常見的「高果糖糖漿」，研究發現這種糖特別容易造成腹部脂肪囤積，相較蔗糖、黑糖等複雜的糖類需要靠身體的酶慢慢分解，高果糖糖漿是直接被利用來堆積脂肪。「甜易生痰或濕」這個「痰、濕」即包括身體受某種刺激或代謝迴圈障礙產生的廢棄物，包括脂肪、膽固醇及其他發炎物質等。因此這種體質的人要甩開腹部脂肪，一定要先戒除甜食、重口味食物才行！

痰濕難解症2－「脂肪肝」改善法

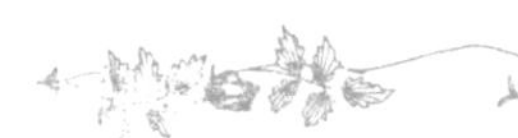

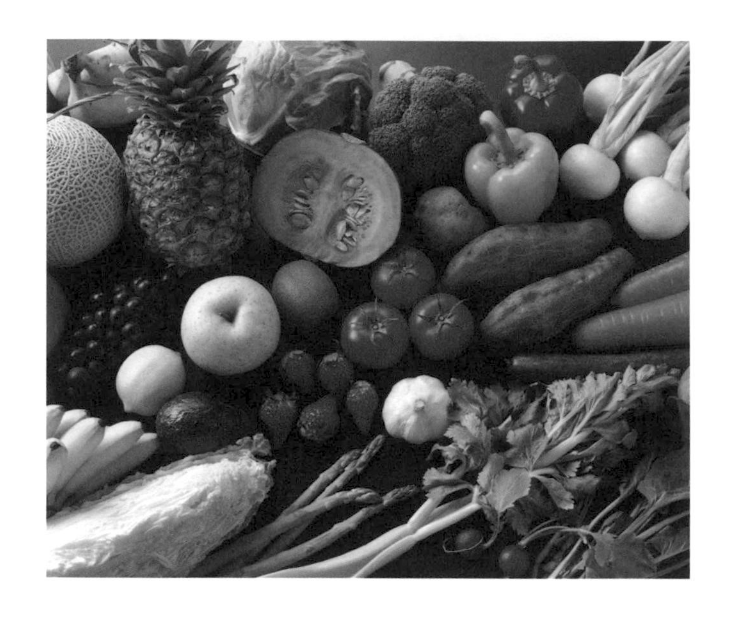

體內濕氣排不掉，就很容易成為濕熱體質，這種體質的人常會有疲倦、頭昏、胃脹、口乾、口苦、便祕等症狀，一旦濕氣聚積過久，便會成為痰，影響血氣流通而成為脂肪肝，要護肝就要從「祛痰消瘀」做起，才能遠離脂肪肝。

脂肪肝其實是西醫的說法，西醫認為飲食習慣不佳，是造成脂肪肝的主因，例如喜歡吃大魚大肉、澱粉、甜食、肥肉等食物而導致肥胖，所以肥胖的人常有脂肪肝。中醫則認為，脂肪肝是「痰」與「瘀」積聚在肝臟造成，肝主疏泄功能，可讓全身血氣通暢，把好的氣血運送至全身、不好的廢物排至體外。為什麼會形成脂肪肝呢？因為痰、瘀滯留在肝臟，無法順暢運行而「肝血瘀阻、肝氣鬱結」，也讓脂肪堆積在肝臟，而受到痰、瘀滯留影響，脂肪來不及消化更讓膽氣不足，脂肪就留在肝臟堆積。所以你會發現，有脂肪肝的人通常腰圍比較粗，因為肝臟被脂肪包覆了，當然肚子也越來越大囉！

「痰」與「瘀」是濕濁產生的代謝廢物，長期停留在組織器官身體內，影響氣血流通而致病，所以濕熱體質想改善脂肪肝問題，就要先從日常生活中找到祛除痰與瘀的方法，可靠底下 3 方式執行。

★ 3 祕訣改善脂肪肝

1. 飲食：多吃蔬菜、堅果，並攝取優質蛋白質。少吃炸雞、肥肉、甜食。
2. 運動：慢跑、游泳、仰臥起坐，可鍛鍊腹部、改善大肚子。
3. 用藥：山楂、決明子、大黃、澤瀉等具有消脂效果。

痰濕難解症3－
「更年期肥胖」改善法

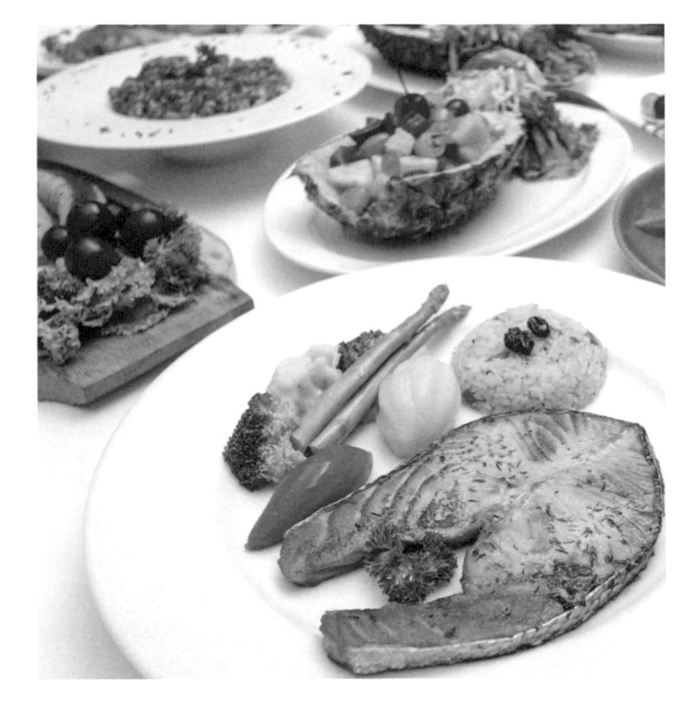

女性一旦到了更年期前後，體重很容易快速上升，曾有研究調查顯示，女性在更年期到停經後 3 年內，平均體重增加了 2.25 公斤，其中有四分之一的更年期女性，體重甚至增加超過 4 公斤，體脂肪還會增加約 70%，清楚說明了更年期確實是女性發胖的重要時期。

中醫認為，更年期肥胖與沖任、天癸（類似荷爾蒙的物質分泌量銳減，導致月經停止）的變化有關，由於沖任不足、天癸衰減，使腎氣、命門、五臟、氣血失調，是造成更年期容易發胖的原因，其特點為女性脂肪細胞分佈在臀部、下肢肥胖最為典型。

更年期肥胖就是一種「痰濕」現象，可利用飲食調養並搭配中醫調理體質、適度運動，盡量不要拖延，因為拖太久不改善，就會逐漸變成難以袪除的「痰濁」體質，讓慢性病很快找上門。

★改善更年期肥胖的飲食祕訣

1. 更年期肥胖多見於肝腎陰虛甚至陰虛火旺者，建議吃些滋補肝腎、養血補血，滋陰降火的食物。
2. 忌食辛辣香燥、耗傷陰液的食物；忌食肥甘厚味，炸、烤、炒、爆的溫熱助火食品。
3. 日常可多食新鮮蔬菜、水果、瘦肉、豆類食品。
4. 更年期女性更容易血壓升高，所以要限制鹽的攝入，用量應為年輕時的一半。
5. 少吃甜食、動物脂肪和動物內臟，宜多吃些粗糧。
6. 應多吃魚、蝦皮、芝麻、豆製品等含鈣豐富的食品，以預防骨質疏鬆等症。

3大日常祛濕養生法，讓痰濕遠離你

有句話說十人九濕，許多人都有「痰濕」問題，濕氣會誘發高血壓、心血管病、冠心病、引起肥胖等問題。痰濕嚴重會侵入經絡，引起「虛虧」，造成氣滯血瘀，影響到氣血的運行，這就是中醫理論所說的「虛虧」，會誘發各種反覆難以治癒的病症，所以我們要從日常生活裡趕走痰濕、去除體內的寒氣，涵養身體內的陽氣，讓身體溫暖起來，建議可朝底下日常生活的祛濕養生做起。

祕訣1 戒食冰品冷飲

天氣一熱，你也會猛吃冰食冷飲嗎？其實大口吃冰，反而會讓濕邪深深埋在體內喔！攝取過多的冰品飲料，會使脾腎代謝循環機能下降，水分滯留在體內無法正常排出，讓體內形成「寒濕」。體內寒濕會誘發慢性病，古語云：「千寒易除，一濕難除。濕性黏濁，如油入麵」、「寒邪是萬病之源」。

建議即使天氣很炎熱，最好還是喝一點溫飲來幫助出汗，帶走體內部分的熱量。如果愛吃冰品、冷飲，會從口腔、腸胃吸收很多熱量，同時也讓內臟器官變冷，輕則影響消化功能，重則容易引起腹瀉，甚至引發心肌梗塞、腎臟疾患，不可不慎！

祕訣2 足底按摩排濕法

「脾乃後天之本」，想要養生長壽，就要懂得養脾之術，而關鍵就在於「足底」。平日可以採用足底按摩的方式，加強脾胃元氣、消除全身贅肉、排除體內濕氣。

★ 3 招足底按摩法

1. **光腳踩黃豆：**平面的地板鋪上黃豆，每天光腳踩上 15 分鐘，選用黃豆是因為大小適中，對腳底穴位的刺激相對比較溫和，還能促進新陳代謝，有排毒燃脂的作用。
2. **踮腳走路：**先後用腳尖、腳跟、腳內側和腳外側走路 10 分鐘，可以鍛鍊小腿，還可以增強肌肉的力量和關節的穩定性，預防踝關節扭傷。
3. **光腳滾網球：**把網球放在腳底，用腳趾和足跟緩慢滾動按摩 2 ～ 3 分鐘，能舒緩背部肌肉緊張和疼痛，對經常感到腰酸背痛的人有很好的幫助。

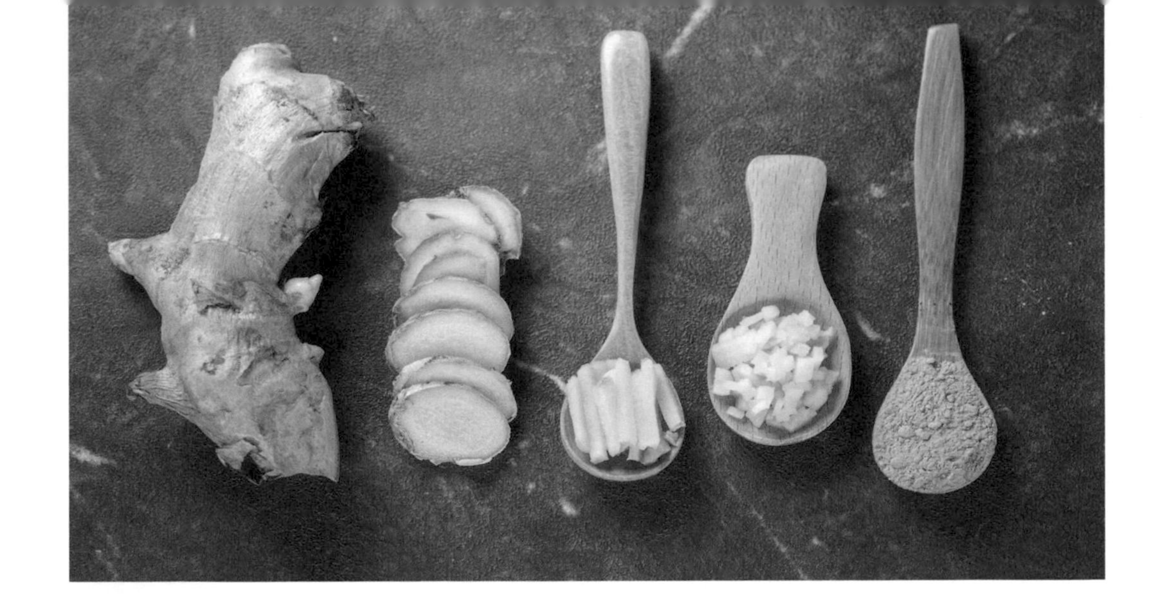

祕訣3 生薑祛濕排毒法

廚房裡的生薑妙用果然無窮，不僅可以拿來炒菜，就中醫的角度而言，也能利水、化濕，還具健脾之效。生薑不僅是冬季活血行氣的靈丹，夏天還是提高新陳代謝率的法寶，天天在家輕鬆泡生薑澡也能甩掉肥肉喔！薑會因炮製方法而有不同功效，像是生薑有助排汗及排毒作用，用在泡澡或塗抹上，具增加新陳代謝率的功效。

泡澡能促進代謝循環，達到「祛濕、化痰及排毒」目的，因為皮膚是人體最大的排毒器官，泡澡可以幫助打開毛孔，讓身體短時間大量發汗，並將積存在皮下組織的酸性廢物沖洗掉，讓皮膚變得更健康有彈性。洗澡時先對肌膚進行按摩，可加速血液循環、淋巴液暢通。按摩手法是從下而上、從肢體末端向心臟的方向，對全身進行按摩。泡澡時加入一些天然浴鹽或、生薑，會有更好的瘦身排毒效果喔！

★生薑祛濕妙用

1. **生薑泡澡：**將一斤的生薑拍碎加水煮開，同時先洗完澡後，把萃取出的生薑水倒入澡盆，泡10分鐘（最好泡到額頭冒汗），同時也可以搭配按摩，在肚子周圍由右開始，按、搓、扭，可以促進代謝並消去肥肉。
2. **生薑茶：**泡完澡後記得要補充水份，可以先預備生薑茶（先取3大片生薑、加入500 cc水份及些許紅糖煮開），冷熱皆宜飲用。
3. **生薑按摩：**利用生薑按摩法來打擊肥油，只要將生薑搗碎、混上粗鹽，在肚子周圍搓揉，揉紅後，再薄薄敷上一層，利用保鮮膜包裹10分鐘後清洗，再塗抹潤膚霜，天天做就可以告別「小腹婆」。但是生薑按摩有禁忌，異位性皮膚炎、濕疹、過敏性膚質皆不宜，而腹瀉或月經來潮也不宜利用生薑來按摩喔！

Chapter

2

吳明珠中醫博士診療室！「祛濕瘦身」臨床實例 & 問題解答

「痰濕型肥胖體質」大部分是綜合型的，每個人的體質、肥胖原因都不一樣，中醫辨證時會依個人體質不同而對症治療，底下的門診實例列出大部分類型參考，建議還是要找中醫師詳細問診後，依自身狀況來診療才能更對症下藥、成功祛濕享瘦不復胖！

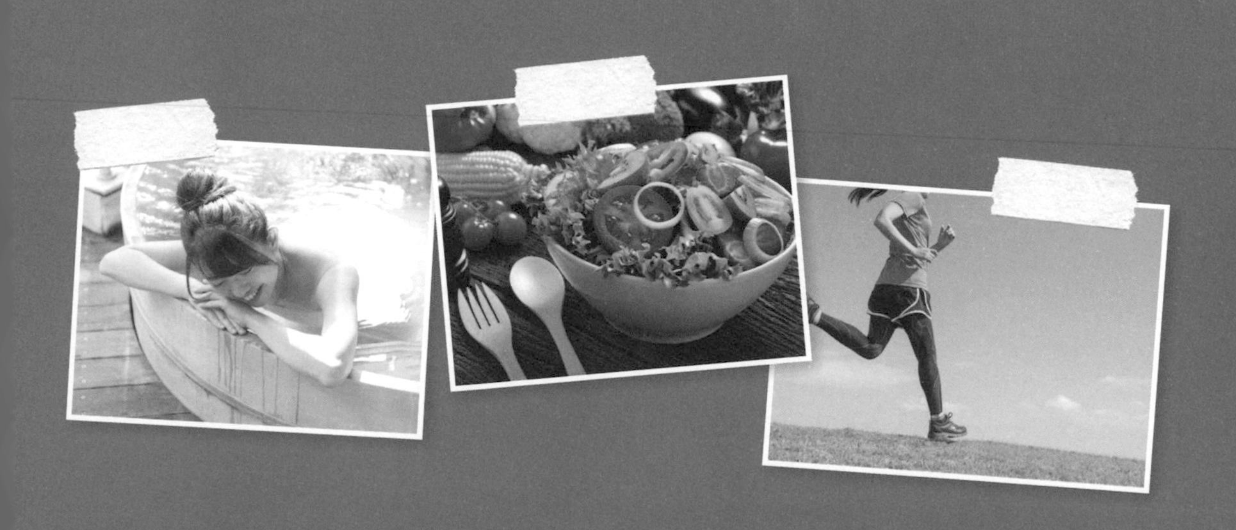

壓力痰濕型肥胖－壓力激增、體重也暴增！

王小姐，36 歲，會計事務所主管，身高 158cm、體重 75kg。最近工作壓力大、下班時間晚，3 個月體重就爆肥 10 公斤，但食量和平常一樣沒有吃比較多，懷疑自己是不是生病了？去看西醫檢查一切正常，於是來看中醫，診療後發現是「壓力型肥胖」導致……

工作壓力大是許多人變胖的原因，有些人會透過「吃」來調解壓力，這個病例中的女性平常忙碌於工作，每天都長時間坐在椅子上，為了方便所以常吃「麵包」、「飲料」來當成一餐，邊吃邊工作，這樣不胖也難呀！

壓力型肥胖會導致內分泌失調，內分泌失調就會讓經絡受阻、代謝力變差，經絡不通而讓痰濕累積在體內，引起脂肪、水液、廢棄物的異常堆積，堆積在哪個部位就胖哪裡，所以壓力型肥胖也是痰濕肥胖的一種。

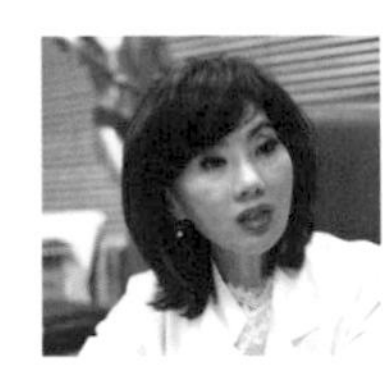

吳醫師的調理建議

調理建議 祛濕清熱、疏肝理氣、改善氣血循環

食材建議 深綠色葉菜、筍類、冬瓜、白木耳、黑木耳

這類型的人工作壓力大，就算食慾沒增加，但長期一直坐著工作，為了方便就吃麵包、飲料是非常不正確的。首先會建議改掉吃麵包、含糖飲料的習慣，如果不喜歡喝水，可自己泡中藥茶飲來喝，早餐要避開一些高熱量、不健康的食材，推薦買便利商店的香蕉、茶葉蛋、無糖優格食用。食材選擇方面，建議吃纖維多、能增加飽足感的食物，像各類綠色青菜、竹筍、小白筍、白木耳、黑木耳、冬瓜蛤蜊湯都是推薦的食材。

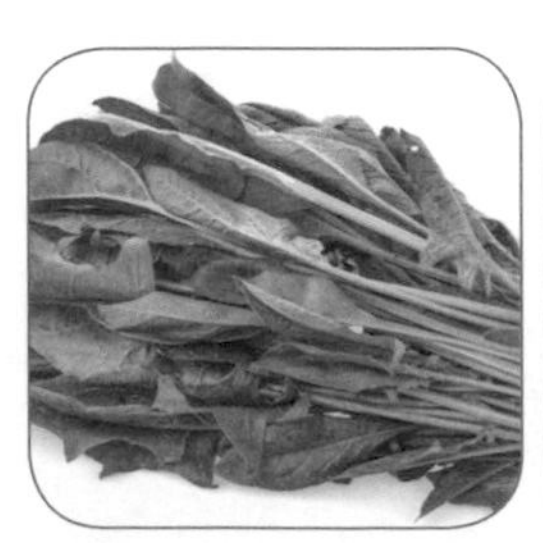
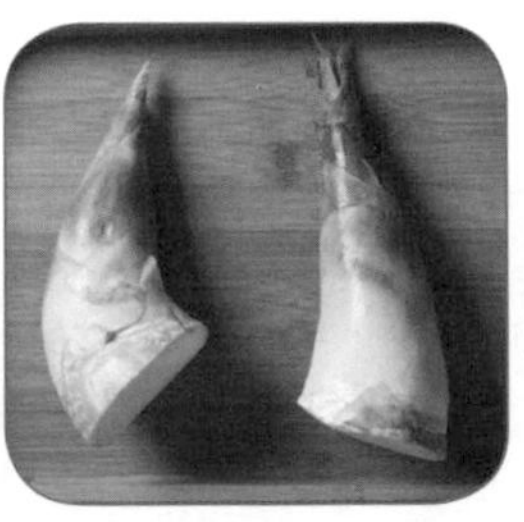
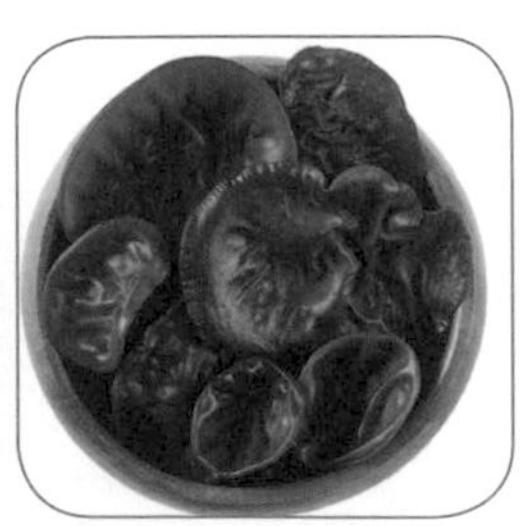
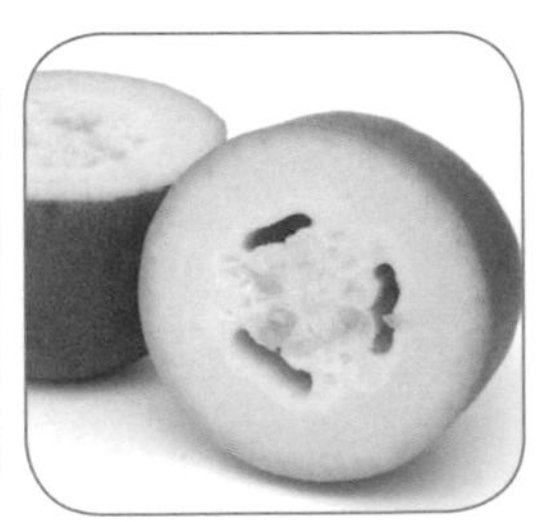

肝鬱痰濕型肥胖－心情鬱結、惱怒傷肝！

劉先生，42 歲單身，事業有成的科技業老闆、人人羨慕的黃金單身漢，身高 175cm、體重 105Kg。來診目的是因為被交往 2 年、論及婚嫁的女朋友甩了，導致心中打擊不小，至今長期失眠，常會感到煩躁、胸悶，只好大吃大喝來排解壓力，沒想到體重也逐漸上升……

「壓力痰濕型肥胖」其實和「肝鬱痰濕型肥胖」有點類似，只是一個因工作壓力導致、另一個是心情鬱悶影響。肝氣鬱結多由情志抑鬱、氣機阻滯所致，肝有疏泄的功能，喜升發舒暢，如因情志不舒、惱怒傷肝，或其他原因影響氣機升發和疏泄，就會引起肝鬱的病症，使身體運化失常、濕聚成痰，因而成為肥胖體質。

肝鬱症狀表現如煩躁、胸悶、口乾、口苦，常脾氣暴躁或憂鬱，較難控制自己的情緒，有時晚上睡覺也會失眠。這類型的人通常會大吃大喝來紓解壓力，晚上下班後還會吃宵夜，這樣不僅影響健康，也讓身材越來越走樣了。

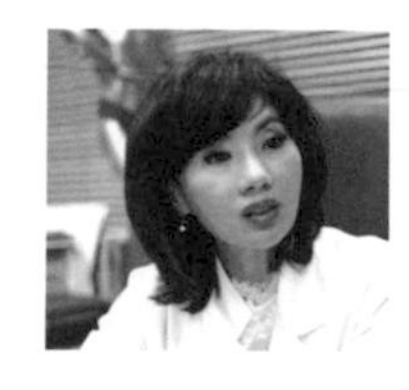

吳醫師的調理建議

調理建議 疏肝清熱、活血消脂、安神補氣

食材建議 全穀類、深綠色葉菜、玫瑰花茶、何首烏、柴胡、甘麥大棗湯

肝鬱痰濕型肥胖，就是壓力合併情緒的一種症狀，這類型的人常會因悲傷或憤怒而影響情緒，導致生活及飲食習慣出現異常。通常「解鈴還需繫鈴人」，問診時會透過同理心、關心來開導，漸漸引導他們走出悲傷的情緒。另外，這類型的人晚上常常睡不好，因此要加強疏肝、補氣、安神的作用，白天有精神才會正面思考，也會建議他們多出外走走。

飲食方面，建議口味太重的食物不要吃，睡前可以吃一點點甜食，例如甘麥大棗湯（小麥、甘草、去核大棗各適量），食材放入鍋中加水，以小火煎煮後早晚溫服，具有養心安神的作用。

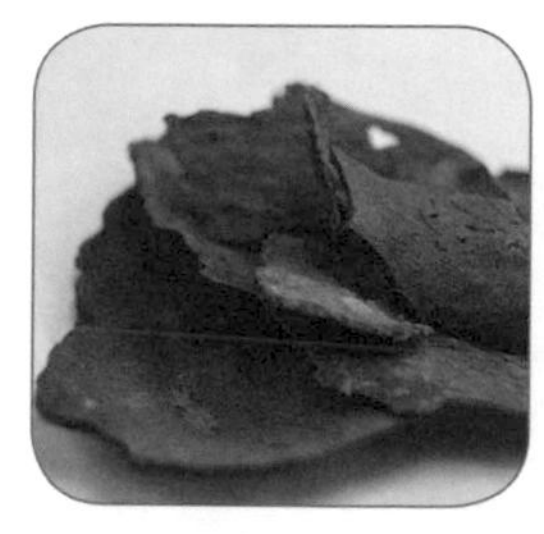

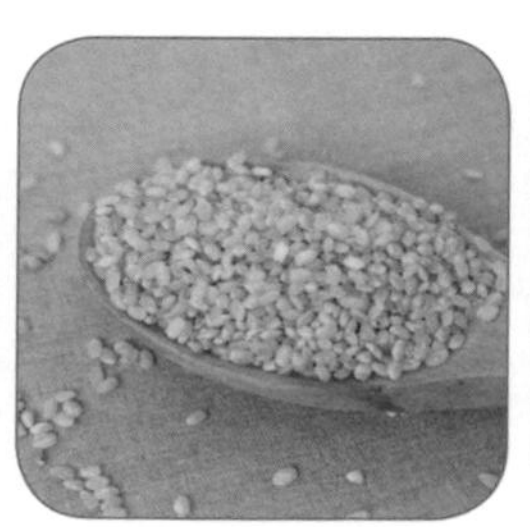

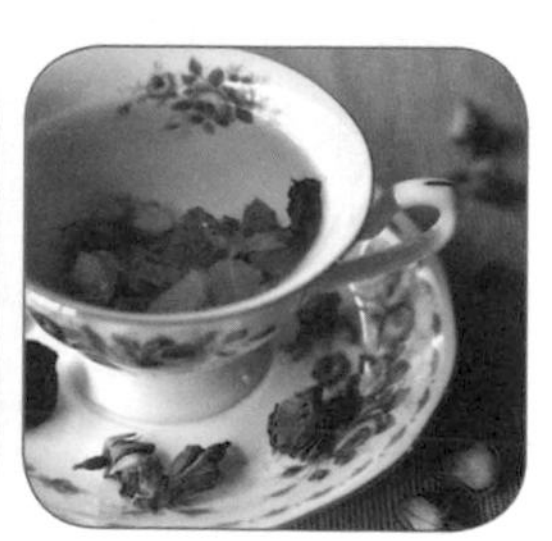

多囊痰濕型肥胖－內分泌失調、暴肥、月經不來！

林小姐，19 歲，學生，身高 160cm、體重 95kg。林小姐來看診通常是奶奶帶來，因為家人長期在國外工作，因此三餐總是外食。她的體重原本沒這麼重，但這 2 年內胖了 30 公斤，就算少吃、運動也瘦不了，經西醫確診發現是多囊卵巢症候群，於是求診中醫，希望能輔助減肥。

19 歲的林小姐，每次看診都是奶奶帶來的，因為父母長年在國外工作，所以三餐都外食，而最常吃的食物就是「滷肉飯」。滷肉飯是典型的高熱量、高脂肪、高鈉的食物，使用肥肉料理雖然口感好、入口即化，但其實跟喝豬油的道理差不多，吃下一碗熱量驚人，想減肥的人最好不要碰。

多囊卵巢症候群是很複雜的病型，中醫認為它主要與腎、肝、脾有關，主要可分為腎虛、痰濕阻滯、氣滯血瘀、肝經鬱熱 4 個證型，常常又伴隨痰濕、肝氣鬱結等症狀。中醫在治療時會依個人體質的寒熱虛實，以補腎、化痰、活血、疏肝等，隨症加減靈活用藥治療。

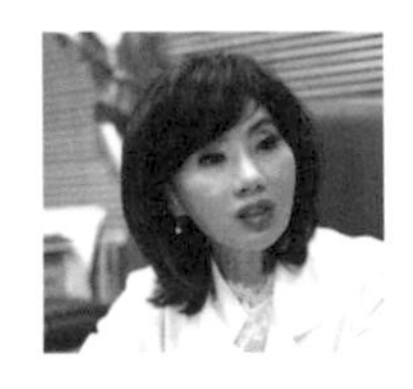

吳醫師的調理建議

調理建議 益氣補腎、提升代謝、祛痰濕

食材建議 深綠色葉菜、白木耳、黑木耳、黃耆、玉米鬚、決明子、薏仁、山藥

多囊卵巢症候群患者不一定是肥胖體型，但若是多囊又併發肥胖，就屬「多囊痰濕型肥胖」體質。這是生育年齡婦女常見的一種內分泌、代謝異常疾病，以慢性無排卵和高雄激素血症為特徵，主要臨床表現為月經不規律、不孕、多毛等問題。

這類型患者脈細滑、舌苔厚、舌暗淡、虛胖浮腫、氣虛，建議一定要搭配運動，搭公車或捷運時可以提前一站下車，再用步行到目的地，多散步走路動一動。飲食方面，高油重口味食物、含糖飲料一定要戒除，多吃深綠色葉菜、白木耳、黑木耳，調味可用辣椒來增加味覺，但其他醬料要盡量少使用。

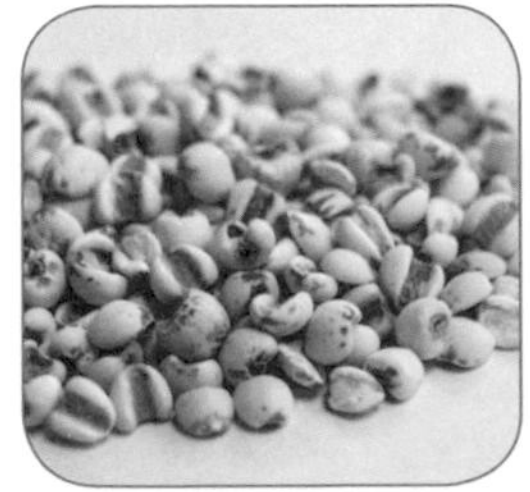

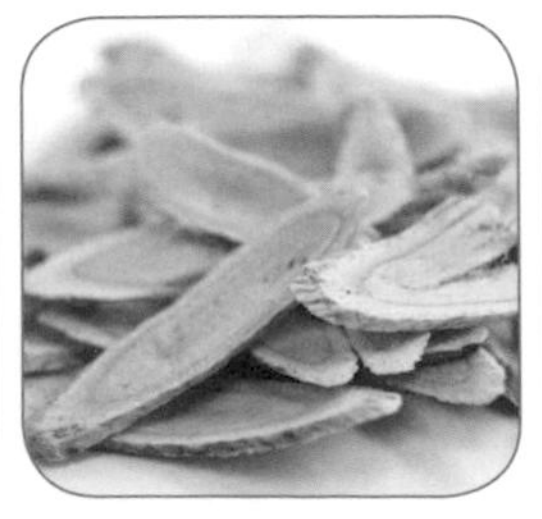

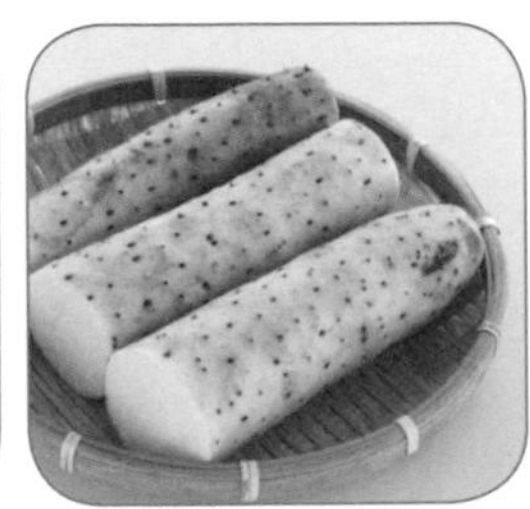

水腫痰濕型肥胖－怕喝水會腫，不喝水卻越來越胖？

吳小姐，35 歲，家庭主婦，身高 163cm、體重 65Kg。結婚之前一直住在市中心，婚後搬到山上別墅居住，山裡的環境比較潮濕，走路都感覺地板很濕滑，而且每天早上起床身體有腫脹感、筋骨酸痛，眼皮也有浮腫的感覺。擔心喝水會越喝越腫，所以不敢喝水，但水腫問題一直困擾著她……

脾主運化，脾的通調水道功能如果失衡，那麼體內的水分與濕氣，就很難被代謝而讓痰濕累積在體內，「痰」指人體津液的異常積留，「濕」則分為內濕和外濕。外濕指空氣潮濕、環境潮濕，如淋雨、居處潮濕等問題，外在濕氣會侵犯人體而致病；內濕則指消化系統運作失常，讓水在體內流動失控以致津液停聚，或因飲食習慣不佳，例如常飲酒、生冷飲料，而使體內津液聚停而形成內濕。

除了外濕等環境影響之外，內濕造成的水腫，它與肥胖其實有很密切的相關，而造成水腫的原因主要為：腎臟功能失常、心臟無力、脾臟功能失調、內分泌週期變化（生理性水腫）、攝取過多高鈉鹽食物，這些都有可能會造成水腫問題。

另外水腫、氣腫是兩種不同的病症，但常常有人搞混，其實從字面上來看就能發現，「氣」腫是氣體填充於內而膨脹，「水」腫是液體填充於內而膨脹。臨床治療上，其實氣腫比水腫簡單，只要多運動、流汗、促進血液循環就可以改善；但水腫的成因較複雜，需要補腎袪濕、對症治療才能根除。

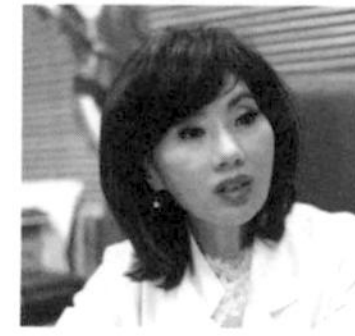

吳醫師的調理建議

調理建議 健脾袪濕、提升代謝

食材建議 新鮮蔬果、愛玉、白木耳、黑木耳、冬瓜、山藥、薏苡仁、茯苓、紅棗

水腫型痰濕大多是脾虛型，大部分人的肉都是鬆軟，容易疲勞乏力、胸悶氣喘、四肢沉重浮腫、多痰、精神不佳、食慾旺盛。造成這樣的原因，除了外濕影響外，飲食失調也是很重要的關鍵，喜歡吃肥膩甘甜的食物、暴飲暴食、口味重都會影響脾胃功能，導致水濕不化，讓體內水分無法排出變成水腫痰濕型肥胖體質。

很多人覺得身體已經水腫了，因此要少喝水才不會讓身體更腫，其實這是錯誤的觀念！體內痰濕積聚的水，你可以把它想成是廢水，要讓廢水排出體外就需要喝乾淨的水到身體裡，搭配運動提升代謝來排出廢水。因此水一定要喝，若覺得水很無味，可以參考書裡的中藥茶飲搭配喝，切忌不要喝奶茶、可樂、甜飲料等，這樣只會加重痰濕！食物方面，建議吃高纖維、高水分的食材，改掉重口味的習慣，調整飲食＋運動就可提升代謝改善內濕，而外濕則要靠使用除濕機等工具，讓環境不這麼潮濕。

梅核痰濕型肥胖－喉嚨不舒服，竟是痰濕作祟！

陳小姐，45 歲，企業白領，身高 165cm、體重 82Kg。陳小姐半年內發胖 10 公斤後，經常出現咳嗽、喉嚨癢、黏膩的症狀，有時又有鼻涕倒流、胃酸逆流現象，但是去耳鼻喉科看診，只說是過敏性體質，於是求診中醫，發現是「梅核氣」伴隨痰濕肥胖問題……

梅核氣指的是咽喉中有異常感覺，但又不影響進食，常在感冒咳嗽後長期沒好而出現這樣的症狀。《古今醫鑒》記載「梅核氣者，室礙於明嗽之間，咯之不出，咽之不下，梅核之狀也」，故稱梅核氣。這種類型的症狀，主要是因為氣鬱氣滯、脾失健運而聚濕生痰，痰氣互結於喉而發病，其實很多因素是情緒影響導致，可能壓力、肝氣鬱結、情志不暢，所以中醫在辨證時會因每個人狀況不同對症治療，有時可能會合併多種痰濕問題。

問診後發現，陳小姐平日喜歡吃甜食、冷飲，因而體內痰濕積滯，濕氣累積到哪裡，哪裡就會生病，再伴隨情緒壓力而出現梅核氣症狀，併發痰濕肥胖問題。

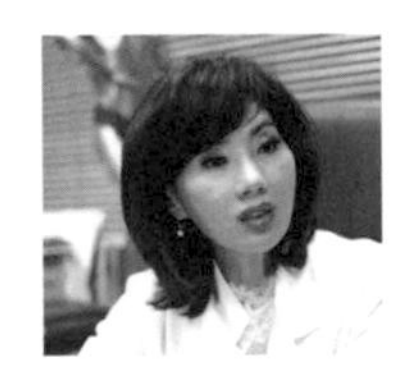

吳醫師的調理建議

調理建議 清熱化痰、行氣導滯、散結除痰、疏肝理氣

食材建議 新鮮蔬果、水梨、蜂蜜、陳皮、菊花、玫瑰花茶、半夏厚朴湯

梅核氣患者常覺得咽喉阻塞有異物，但是飲食無礙，這是因情緒導致氣滯的現象，情志不暢造成肝氣鬱結。氣與人體水分運輸有關，若氣運行不暢會使水停滯，廢水累積在身體裡生痰濕，凝於咽喉之間導致梅核氣。

建議此類患者飲食宜清淡、多吃易消化的食物為主，晚餐不宜吃得過飽，而且絕對要戒除甜食、甜飲，可喝玫瑰花茶或搭配中藥茶飲。推薦喝可行氣消滯、化痰祛濕的半夏厚朴湯（半夏 12 克、厚朴 9 克、茯苓 12 克、生薑 6 克、乾蘇葉 9 克，食材放入鍋中加水，以小火煎煮後飲用）。

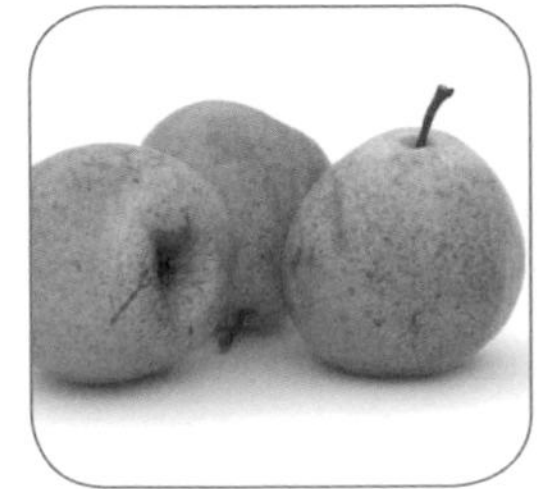

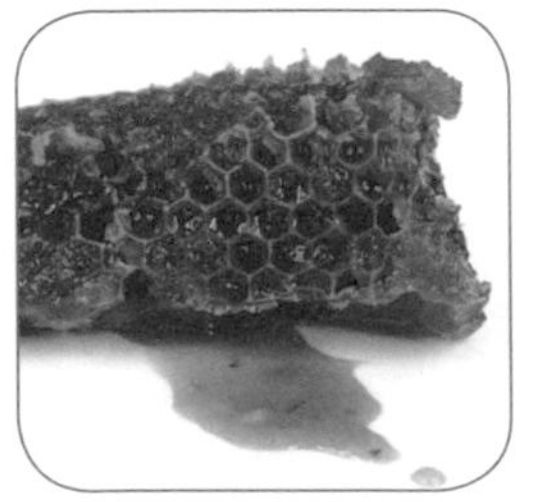

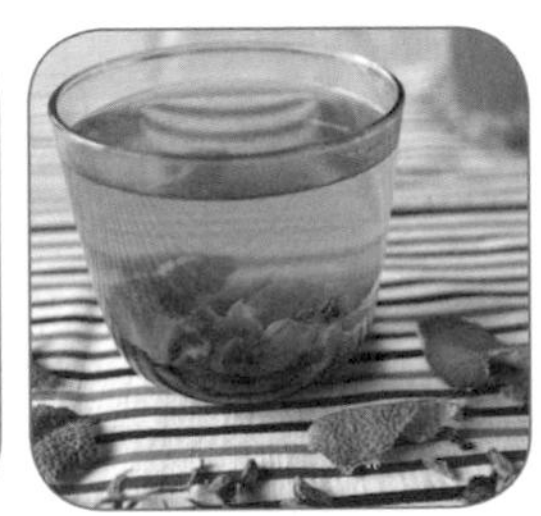

腎虛痰濕型肥胖－累得一場糊塗，越胖人越累！

陳小姐，18 歲，學生，身高 156cm、體重 75Kg。高中念的是當地出名的女中，一直以來課業壓力大、缺乏運動，大多數時間都在認真讀書，但越累卻更胖，最後甚至月經不來了，只好求診中醫，發現是腎氣不足導致……

腎虛的種類有很多，其中最常見的是腎陽虛、腎陰虛。腎陽虛表現為腰酸、四肢發冷、畏寒、水腫、性功能不佳，為「寒」的症狀；腎陰虛表現為燥熱、盜汗、虛汗、頭暈、耳鳴等，為「熱」的症狀。現代藥理指出，無論腎陰虛還是腎陽虛，都會導致人體免疫能力降低，當腎臟免疫力降低，就會讓經絡運行不暢、痰濕積聚引起肥胖、各種疾病問題。
腎虛其實與新陳代謝、荷爾蒙失調有關，腎氣衰弱、水濕易生，讓濕熱或寒濕滯於體內，當水分調控變差，就會水腫虛胖形成「腎虛痰濕型肥胖」體質。

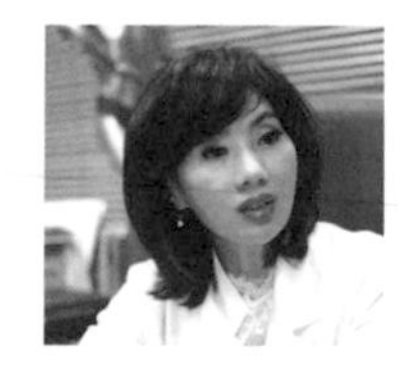

吳醫師的調理建議

調理建議 補腎益氣、補氣養血

食材建議 海參、海帶、海藻、芝麻、黑豆、鴨肉、羊肉、烏骨雞、紅棗

「腎」為先天之本，也是藏精之所，腎氣足則身強體健、活力充沛；倘若腎氣不足、體虛乏力，未老也會先衰。中醫所講的腎，其實包含了生殖泌尿系統、內分泌系統、免疫系統，若腎氣不足會提前老化、水腫、肥胖、體虛，女性子宮虛寒、嚴重則導致不孕，因此一定要調養好腎氣。
一般來說，更年期女性、中年男性、遺傳肥胖者、老年人常有腎氣不足現象，伴隨高三酸甘油酯、高膽固醇等問題，合併水腫、疲累、頻尿、無力、腰痠、膝蓋弱等症狀。這類型的人口味較偏單一，例如習慣吃重口味、吃飯，建議要改掉這個習慣，可吃海參、海帶、海藻、黑豆等補腎食物，而腎陰虛者則常口乾舌燥，建議可喝無糖豆漿、藥膳茶飲來改善。

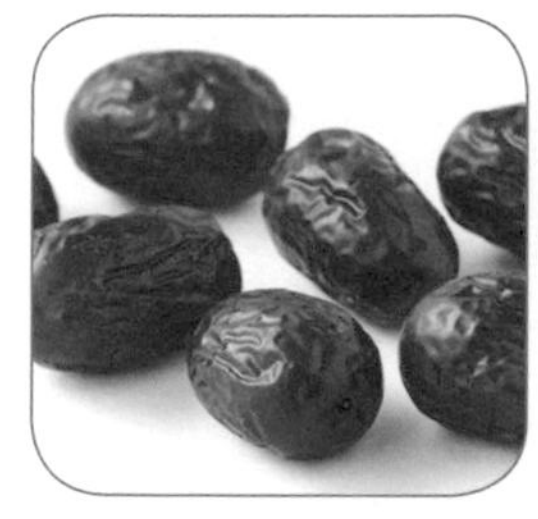

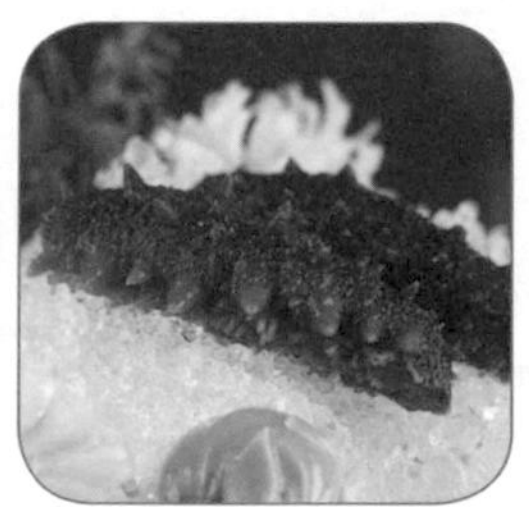

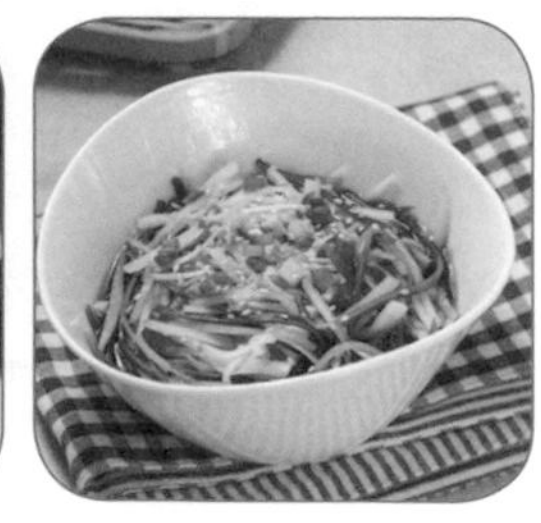

氣虛痰濕型肥胖－靠節食減肥，面容憔悴、月經不來！

郭小姐，19 歲，學生，身高 160cm、體重 70Kg。因為一直被班上男同學笑是大象腿，於是開始靠節食減肥，一整天只喝水、吃少量餅乾，2 個月就瘦了 8 公斤。但第 3 個月開始就瘦不下來，人也變得憔悴蠟黃，月經也不來了……

節食減肥初期雖然體重會下降，但也很容易復胖，長期使身體營養處於極端不平衡的狀態，對身體的損害非常大，也會造成內分泌紊亂、影響腎氣功能。這個案例中的郭小姐，是由媽媽帶來看診，問診後才發現是刻意節食，雖然不吃東西剛開始瘦很快，但其實只是脫水減肌肉，脂肪還是存在身體裡。

中醫認為腎與生殖泌尿系統、內分泌系統、免疫系統有關，刻意節食不吃東西會讓五臟六腑虧損，甚至腎氣不足、氣血兩虛等，導致貧血、心悸、面容憔悴、肌膚乾燥、容易疲勞、注意力降低，厭食等疾病就會找上身！

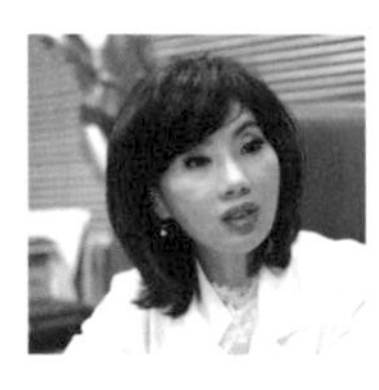

吳醫師的調理建議

調理建議 健脾胃、補腎養肝、補氣血

食材建議 紅棗、山楂、菠菜、胡蘿蔔、黑木耳、黑芝麻、豬肝、四君子湯、四物湯、生脈飲

刻意節食減肥造成的氣虛痰濕型肥胖，讓臟腑功能衰退而「氣血兩虛」，氣不生血而致「氣」與「血」兩方面虧損，連帶影響到脾、胃、腎、肝的功能。脾胃是氣血生化之源，血液透過脾胃運化而生成，血虛則經絡不暢甚至形成血瘀現象；腎臟是免疫力、生命力的根源，腎氣不足內分泌系統就失調，造成身體痰濕不化、下半身肥胖就更嚴重。肝藏血、主疏泄，又助脾胃運化，肝血不足也會讓氣血失調，甚至氣滯血瘀代謝失常形成痰濕肥胖。氣血兩虛就是指氣虛與血虛兩種情況發生，需要補氣補血，否則就容易引發各種疾病，減肥不成還賠上健康！建議改掉偏食的壞習慣，攝取各種營養均衡的蔬果、健脾益腎食材，還要運動來調養氣血、疏通經絡，氣血循環功能恢復正常就能趕走痰濕體質。推薦可以喝四君子湯（人參 15 克、白朮 10 克、茯苓 10 克、炙甘草 5 克，放入熱水中煎煮後，溫熱飲用）；四物湯（白芍、當歸、熟地黃、川芎各 9 克，放入熱水中煎煮後，溫熱飲用）；生脈飲（人參、麥冬各 3 錢，五味子 1.5 錢，放入熱水中煎煮後，溫熱飲用）。

脾虛痰濕型肥胖－吃素減肥，竟提前人老珠黃！

邱小姐，42 歲，家庭主婦，身高 163cm、體重 75Kg。因先生外遇而決定要減肥，採用極端的「吃單一飲食減肥法」，2 個月就瘦下 10 公斤，但皮膚鬆垮、皺紋多又掉髮，人反而更蒼老。不僅沒挽回老公的心，反而讓更年期提早來、疲困乏力、精神不濟，來中醫看診後發現是脾虛痰濕型肥胖……

「脾」為後天之本，主要負責身體運化功能，更是氣血生化之源，若飲食失調會造成脾氣虛、脾陽虛等症狀。採用極端的單一食物減肥，每天只吃蔬菜水果，很容易讓身體變成虛寒體質，包括怕冷、四肢冰冷、常腹瀉、頻尿、身體疲倦、四肢無力、更年期提早報到等病症。極端飲食法會對身體健康造成相當大的危害，健康飲食應該要攝取低熱量、優質蛋白質、複合型碳水化合物（糙米、燕麥、蕎麥、豆類等）、膳食纖維，並且增加新鮮蔬菜的攝取量，營養均衡才不會使臟腑功能失調，減肥不成賠了健康。

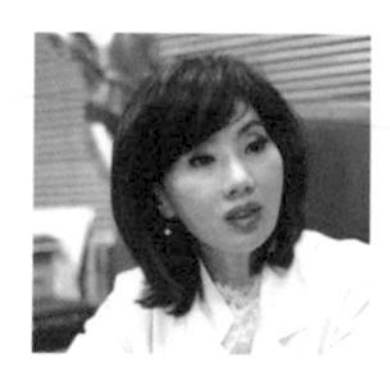

吳醫師的調理建議

調理建議 補中益氣、健脾益胃、祛濕

食材建議 薑、薑黃、苦瓜、蓮子、核桃、薏仁、蓮藕、四神湯、黃耆、茯苓

脾有運化水穀、運化水濕這兩個作用，若脾虛讓運化能力下降，則會導致水濕停滯，產生痰濕累積在身體中，因而形成水腫，因此要健脾通常也要祛濕。首先要戒除極端單一食物減肥法，恢復成營養均衡的飲食，也不宜多吃寒涼食物，例如瓜類、冰品等，可以多吃一些性味甘溫、補氣的食材來調養體質。

脾虛痰濕或寒濕體質者，千萬不要再吃冰食冷飲，讓內濕累積在身體裡，可以吃一些「辛溫」味食物，有健脾燥濕的作用，例如扁豆、青菜、豆芽、芥菜、香菜、辣椒、韭菜、南瓜、蒜苗、大蒜、大蔥、生薑、熟蓮藕、熟白蘿蔔、羊肉、蛋、豬肝等，這些食材對健脾祛濕都有不錯的效果。除了改善飲食之外，日常生活建議搭配運動，能讓體內代謝循環更好。

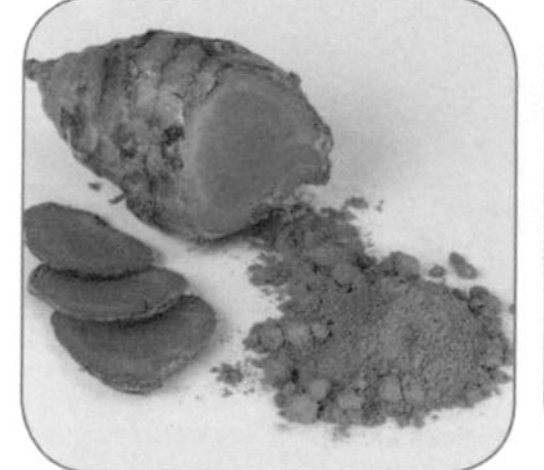

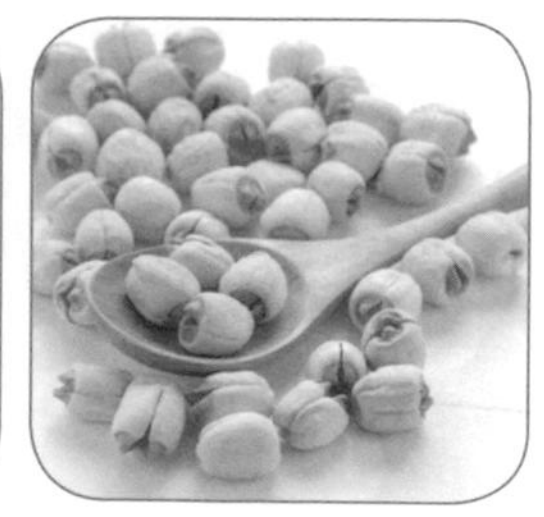

吳醫師祛濕瘦身問題集

Q1 荷葉茶是不是可以幫助減肥呢？

荷葉性味苦、平，可健脾化濕、消暑清熱，它對於較濕熱、肝火旺的人有幫助，但如果是虛寒體質的人則不宜吃太多，否則代謝會變比較差。

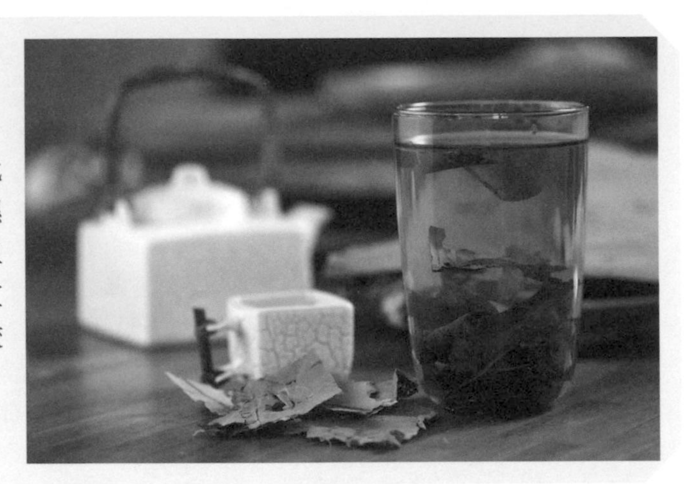

Q2 紅豆水可以幫助減肥嗎？

紅豆主要是利水消腫，排出體內多餘的水分，它無法幫助減肥，作用主要是水分的代謝，是排除脂肪。因此若是你喝了紅豆水，但仍是大魚大肉、大吃大喝，那對減肥是完全沒有幫助的。

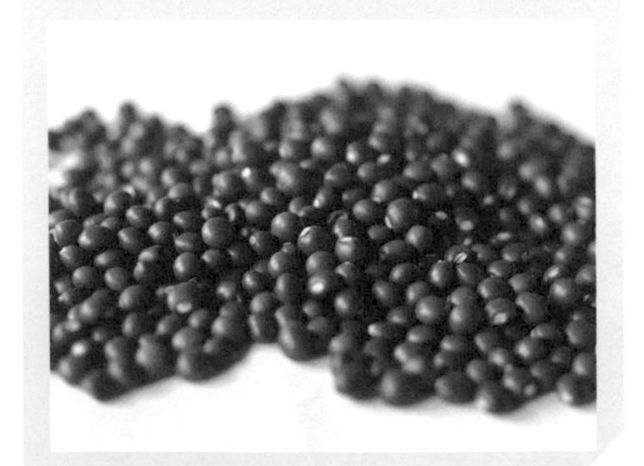

Q3 飯前喝湯可以幫助減肥嗎？

飯前喝湯可以讓大腦提前產生飽足感，達到輔助減肥的作用，但湯的選擇很重要！若你是喝濃湯會有反效果，反而會吃進太多油，建議喝清湯、不油的湯來讓身體產生飽足感，才不會吃下過量的食物，才能幫助減肥。

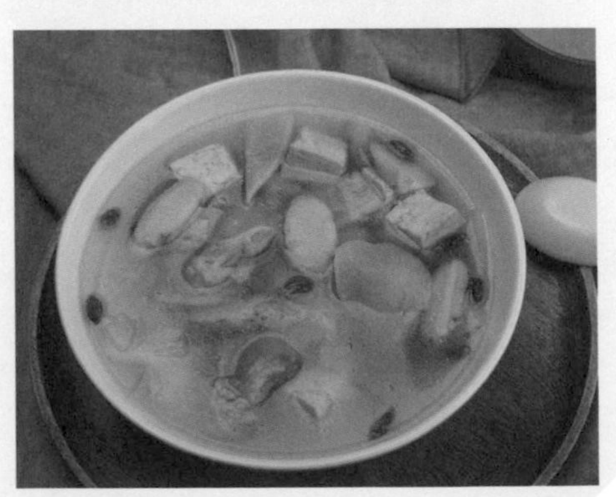

Q4 流汗等於減肥嗎？

流汗分成兩種，一種是運動流汗（主動型）；另一種是透過三溫暖或烤箱蒸氣來流汗（被動型）。運動流汗才有助於減肥，若是靠三溫暖流汗，主要是排除身體的濕氣而無法改善「痰濕型肥胖」，因為痰濕型肥胖不單純是體內有濕氣，是身體內也累積了過多脂肪（痰飲），想改善這樣的肥胖問題，除了飲食調整之外還要透過運動流汗才能改善，而運動時心率建議在120～150次／分，才會達到減肥的效果。

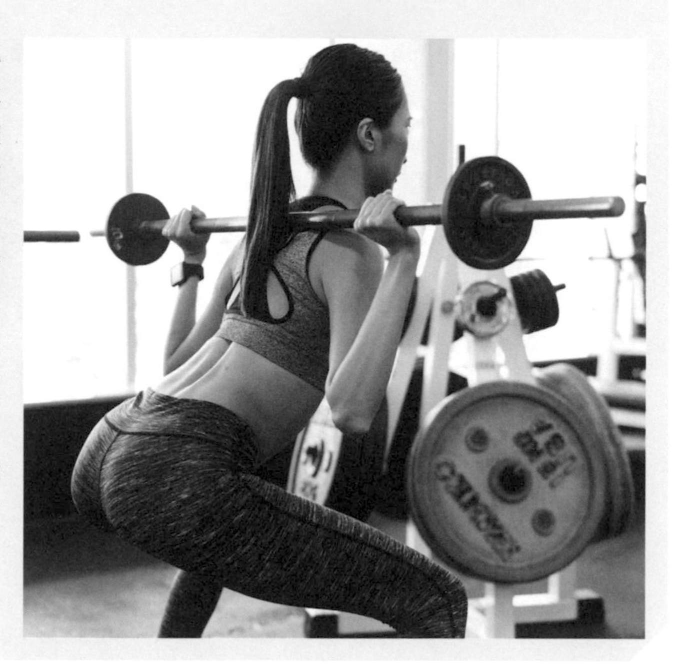

Q5 想瘦身，晚上 8 點後絕對不要進食嗎？

晚上基礎代謝低，攝取過多的熱量容易黏在肝上，造成內臟脂肪過多而導致脂肪肝，因此晚上千萬不要吃熱量高的食物，會胖在腹部！有些人的工作比較晚下班，不太可能晚上8點後禁食，因此晚上還是可以進食，建議吃好消化、代謝的，最好不要吃滷肉飯、重口味、麵包等澱粉類太多。推薦吃青菜火鍋、瘦肉等食材，如果想吃宵夜就吃黑木耳、白木耳、冬瓜蛤蜊湯、洋蔥湯、涼拌洋蔥等食物。

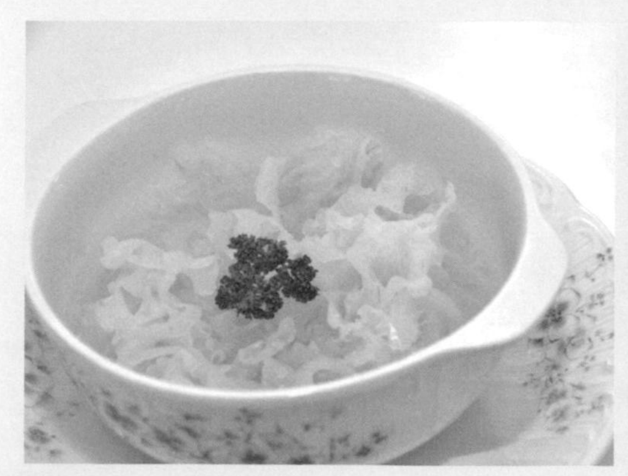

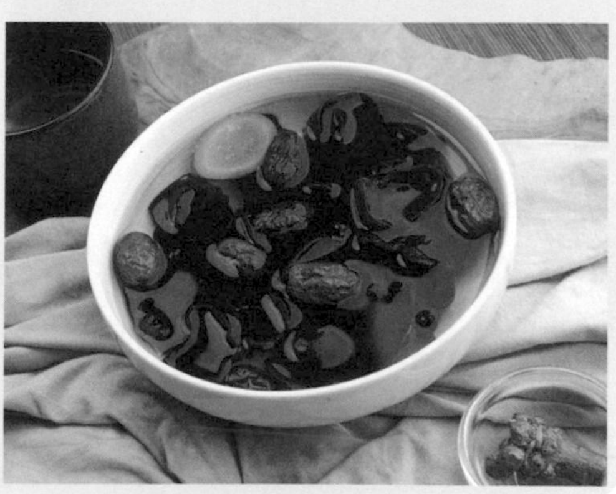

Q6 如何簡單計算自己一天所需的熱量大約是多少呢？

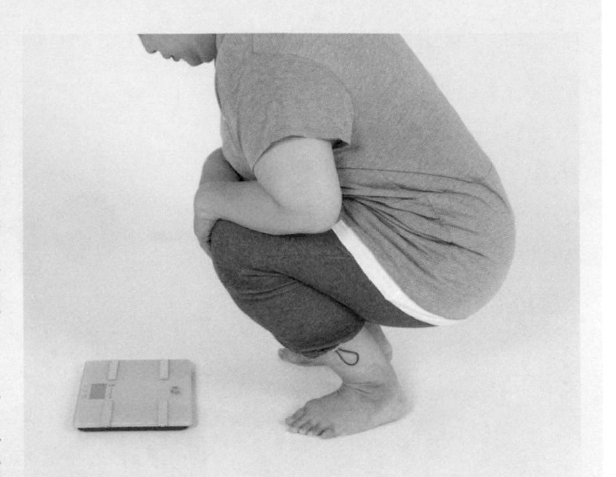

人體攝取食物轉化成熱量，用以維持人體基本心跳、血壓等代謝，一部分的能量會轉化為肝醣，存於肝臟與肌肉之中，幫助短時間內肌肉收縮和維持血糖平衡。多出的熱量會轉化為脂肪組織，存於皮下或內臟周圍組織，而常聽到的鮪魚肚、啤酒肚，就是脂肪大量堆積在腹部的結果。

每人每天需要攝取多少熱量呢？可以依每天的活動量（輕度工作、中度工作、重度工作），帶入衛生福利部國民健康署的公式，來計算出每個人不同的所需熱量。

首先我們要來計算BMI，判斷自己是否體重過重。

●BMI=體重（公斤）÷身高（公尺）的平方。

範例：160公分、體重65公斤，kg÷m2=（65÷1.6÷1.6）=BMI 25.4，代表體重「過重」。

●體重過輕：BMI<18.5
●體重正常：18.5≦BMI＜24
●體重過重：24≦BMI＜27
●輕度肥胖：27≦BMI＜30
●中度肥胖：30≦BMI＜35
●重度肥胖：BMI≧35

★每人每日所需熱量

天活動量	體重過輕者所需熱量	體重正常者所需熱量	體重過重、肥胖者所需熱量
輕度工作	35大卡×目前體重（公斤）	30大卡×目前體重（公斤）	20～25大卡×目前體重（公斤）
中度工作	40大卡×目前體重（公斤）	35大卡×目前體重（公斤）	30大卡×目前體重（公斤）
重度工作	45大卡×目前體重（公斤）	40大卡×目前體重（公斤）	35大卡×目前體重（公斤）

★活動量定義

每天活動量	活動種類
輕度工作	大部分從事靜態或坐著的工作。例如：家庭主婦、坐辦公室的上班族、售貨員等。
中度工作	從事機械操作、接待或家事等站立活動較多的工作。例如：褓母、護士、服務生等。
重度工作	從事農耕、漁業、建築等的重度使用體力之工作。例如：運動員、搬家工人等。

Q7 減重的針灸原理是什麼？

中醫在針灸減肥上，會以針刺穴位來促進五臟六腑、經絡、穴位等代謝廢物的排除。針灸減肥的好處是可以幫忙局部減脂，改善局部肥胖、幫助身體代謝，也會搭配中藥茶飲改善體質、調整體內水分代謝等問題，因此通常不會單獨使用針灸，而是會搭配藥膳中藥，依個人體質針對穴位來調理改善。

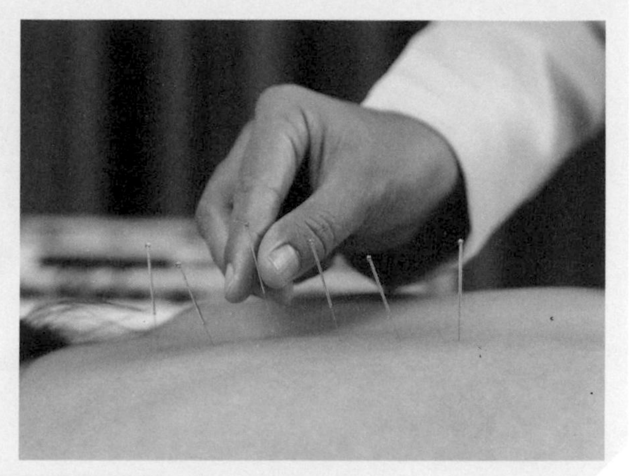

Q8 中醫常說痰濕肥胖的人，是脾胃虛弱導致痰濕內生，那麼如何鍛鍊脾胃呢？

運動、走路、泡澡都能鍛鍊脾胃，其實走路時很多條穴道都會鍛鍊到，因為走路時全身重量有一半是由腳趾頭在承受，所以我推薦一種腳趾運動，讓腳趾頭用力的抓地、抓鞋底，一會抓緊一會放鬆，就可刺激到五臟六腑的經絡，這是一項溫和又有效果的養脾運動。

除此之外，還有一種腹部呼吸運動能鍛鍊脾胃、瘦小腹，方法就是用鼻子深吸氣，吸得越深越好，接著放鬆肩膀，此時會感到腹部隆起，再繼續進行吸氣、吐氣的動作，感受到腹部逐漸扁下與隆起，想像一顆球在肚子裡，由下滾動到上，再由上滾動到下的感覺。常做腹式呼吸，可以讓橫隔膜上下移動，加快新陳代謝、加速消脂效果。

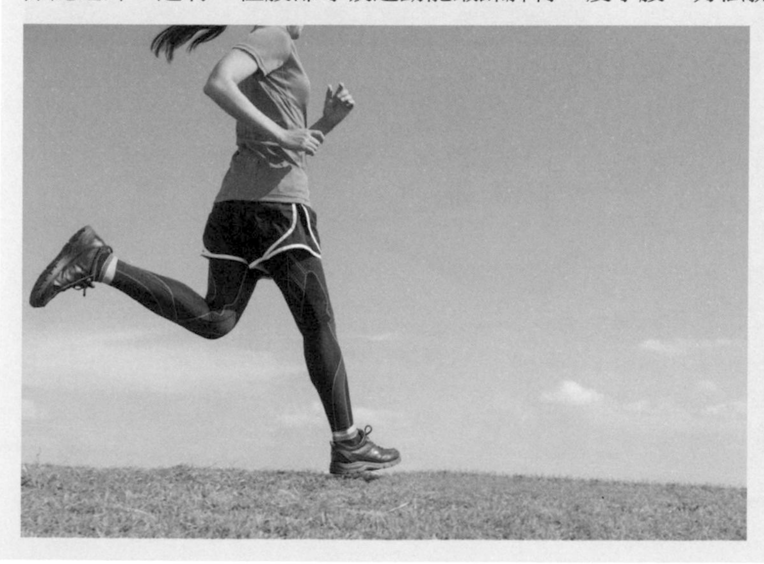

Q9 不吃澱粉的減肥方法好嗎？

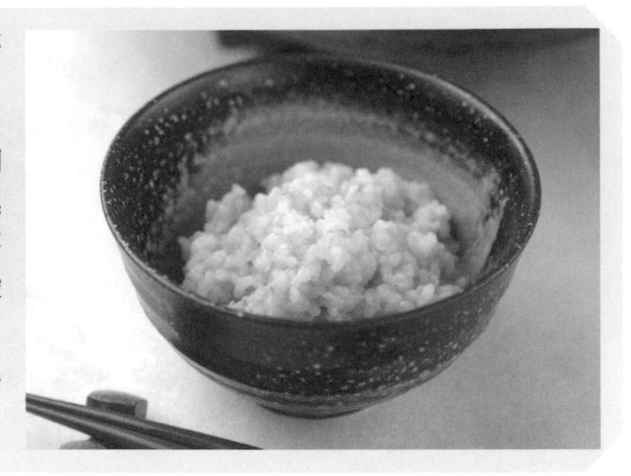

不吃澱粉的減肥方式，會讓脾長期得不到能量，脾虛更容易造成痰濕問題。但澱粉吃的種類、時間都要慎選，例如運動完不要馬上吃澱粉，而且要吃優質澱粉（糙米），建議也可以搭配藥膳茶飲，讓自己不會吃下過量食物。

Q10 痰濕肥胖的人可以吃中藥補身體嗎？

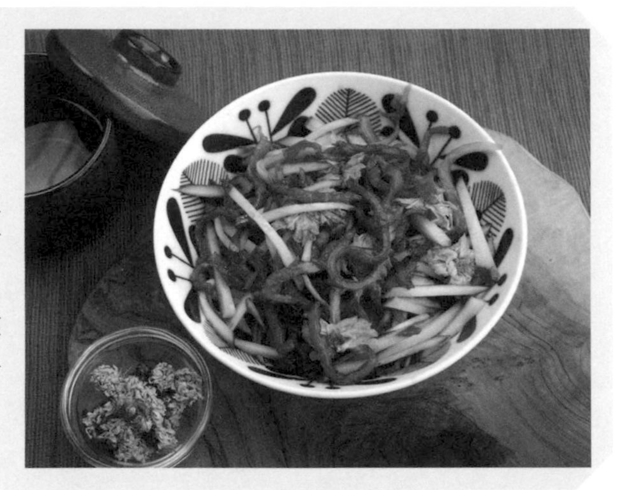

痰濕就是脾虛、胃熱，要滋陰調胃火下氣平衡來改善體質，吃中藥主要目的是調整身體的陰陽失衡，有時是調整代謝、有時是調整清熱，會依個人體質來對症治療。一般來說，痰濕體質的人平日也可以吃一些健脾化痰濕的食材，例如扁豆、紫菜、海蜇皮、山藥等。

Q11 月經過後是不是一定要喝四物湯調氣血呢？

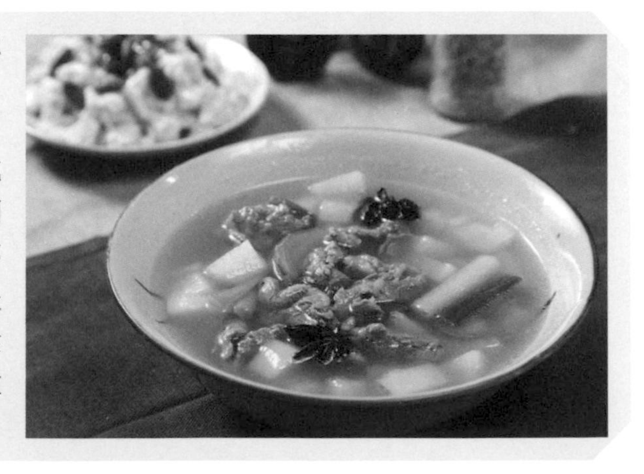

不一定！因為有些人體質燥熱，吃了四物湯可能會長痘子；有些人則是亢進，吃了後會口乾舌燥、睡不好，因此建議不要亂補。月經過後建議可以吃一些補血、補鐵的食物，例如豬血、豬肝、牛排、清燉牛肉等。

Q12 經絡按摩是不是可以幫助減肥？

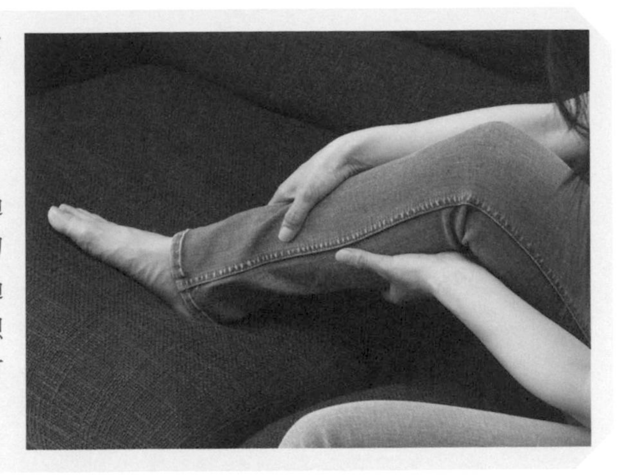

經絡按摩是很好的保健方式，透過按摩去刺激穴位，幫助排出體內的濕氣，但穴位按壓的力量不要太過度，而且剛吃飽飯也不要按壓。想要減肥除了用經絡按摩，建議也可搭配中醫師針灸會更有幫助。

Q13 痰濕型的多囊卵巢症候群患者需要注意什麼？

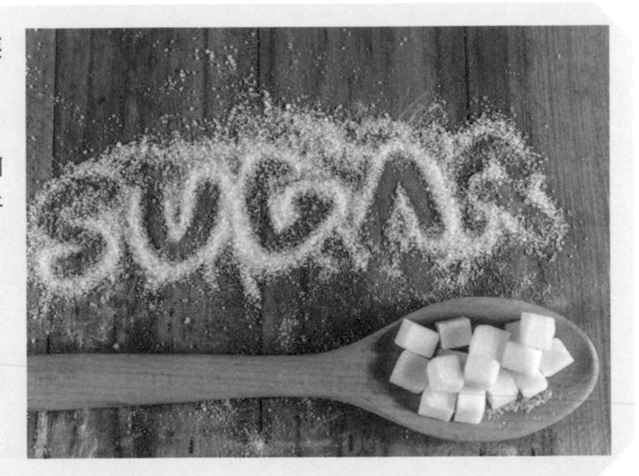

需要飲食清淡，避免攝入過多的油脂、鈉、糖分，最好搭配可以流汗的運動來改善。

Q14 市面上有現成調好、可化痰濕的中藥方，是不是可以直接買來服用？

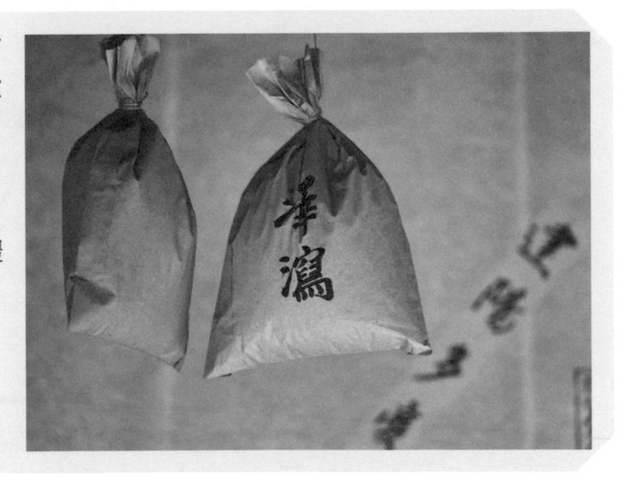

痰濕體質者，建議請中醫師問診、把脈、看舌象、氣色等，依個人體質對症調理才會比較準確。

Q15 維持女性美麗源泉之一的荷爾蒙，怎麼補充最健康呢？

我從年輕開始，天天喝一杯無糖豆漿（無基因改造），黃豆中的天然植物學荷爾蒙與多種必需氨基酸，可提供人體所需的營養。

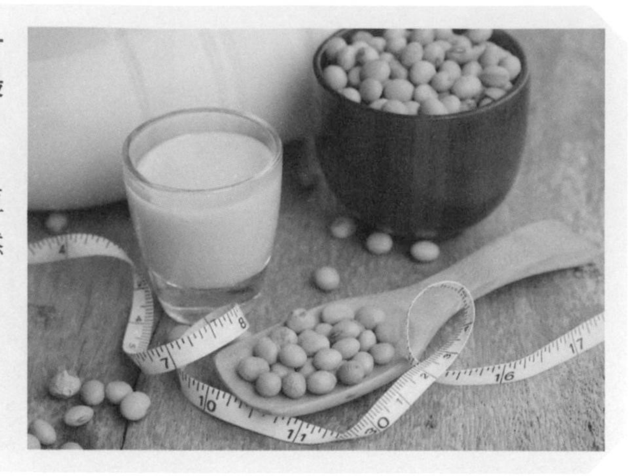

Q16 減肥不吃主食可以瘦嗎？

主食可以吃，但建議以高纖維的蔬果、飽腹感高的五穀雜糧來取代主食，不過量仍要控制，必須攝取多種營養（優質蛋白質、複合型碳水化合物、糙米、燕麥、蕎麥、豆類、膳食纖維）等，不可以用單一飲食法來瘦身。

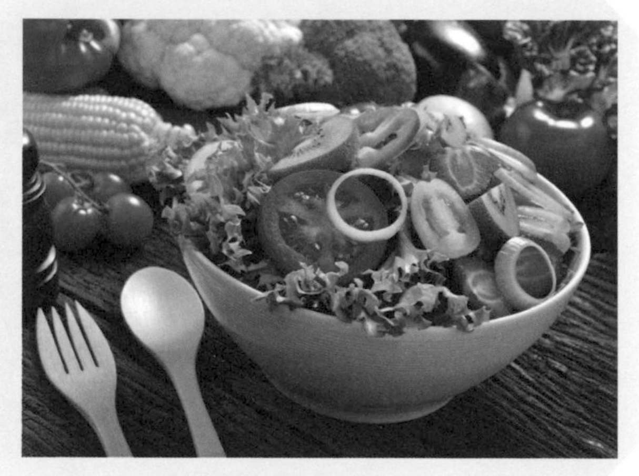

Q17 泡熱水澡可以減肥嗎？

運動完可以泡澡，是透過升高人體基礎體溫，增加脂肪的新陳代謝速度。但泡澡時要注意血壓、時間，而且吃飽飯不要泡，泡澡時要多補充水分。

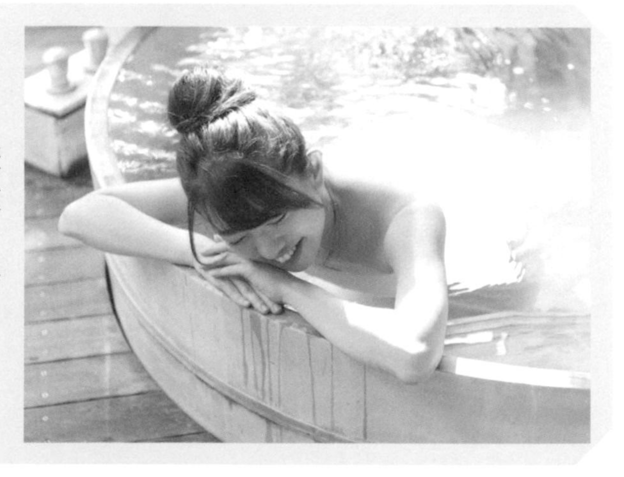

Q18 不喝水可以排除痰濕嗎？

痰濕體質一定要多喝水、搭配運動，才能讓體內廢水排出，若不喝水容易引起泌尿道感染，而讓腎氣功能受損、降低免疫力。想排濕瘦身，建議可吃苦瓜、冬瓜、大黃瓜、地瓜葉，並搭配清熱解毒、顧腎功能的中藥茶飲，來提升免疫力。

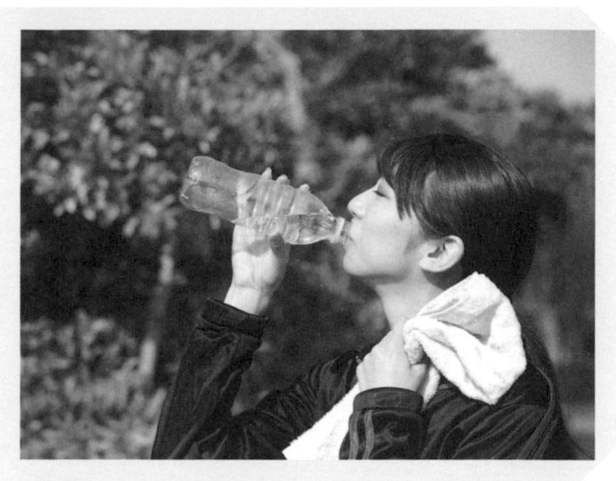

Q19 水果減肥，為何越吃越胖？

很多人常問我「吳醫師～我每天都吃很少、只吃水果而已，為什麼還是瘦不下來？」其實現在的水果都很甜、果糖含量高，因此吃太多甜味水果一定會變胖。想減肥的人建議在早上吃水果，而且吃半碗就好，不要吃太多，並且選擇比較不甜的，例如芭樂、奇異果、蓮霧、火龍果等。

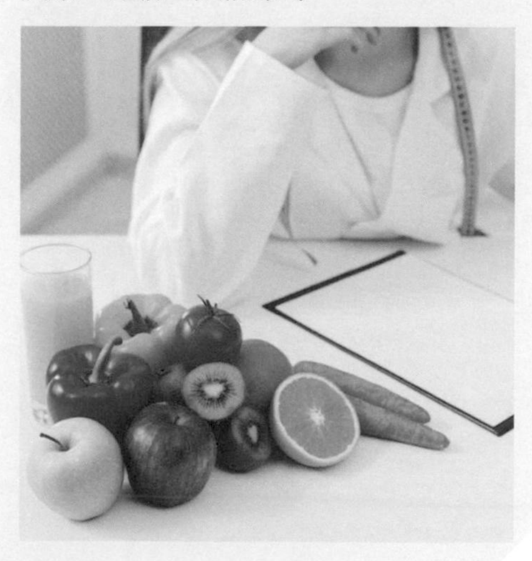

Q20 地瓜、南瓜養生對身體好，可以多吃嗎？

地瓜、南瓜雖然養生，但吃太多會助濕化熱，醣分很容易被身體吸收，更不容易瘦，還是要適量食用。通常建議早餐當主食吃，最好在早上9點前吃，大約100～200克當早餐即可；非常不建議三餐都吃地瓜、南瓜，尤其晚上要少吃，否則很容易吸收變成熱量！另外要記得，吃的時候不要再搭配其他主食，單純吃地瓜或南瓜就好，而中午、晚餐就盡量吃清淡一點，要多吃青菜。

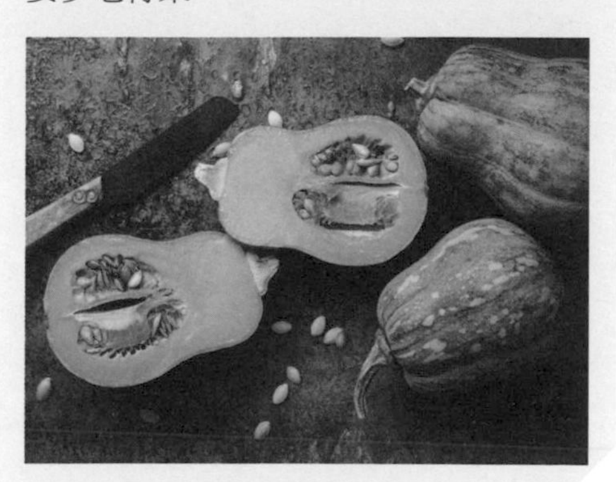

Chapter

3

100大祛濕好食材，蔬果、茶飲、中藥全收錄

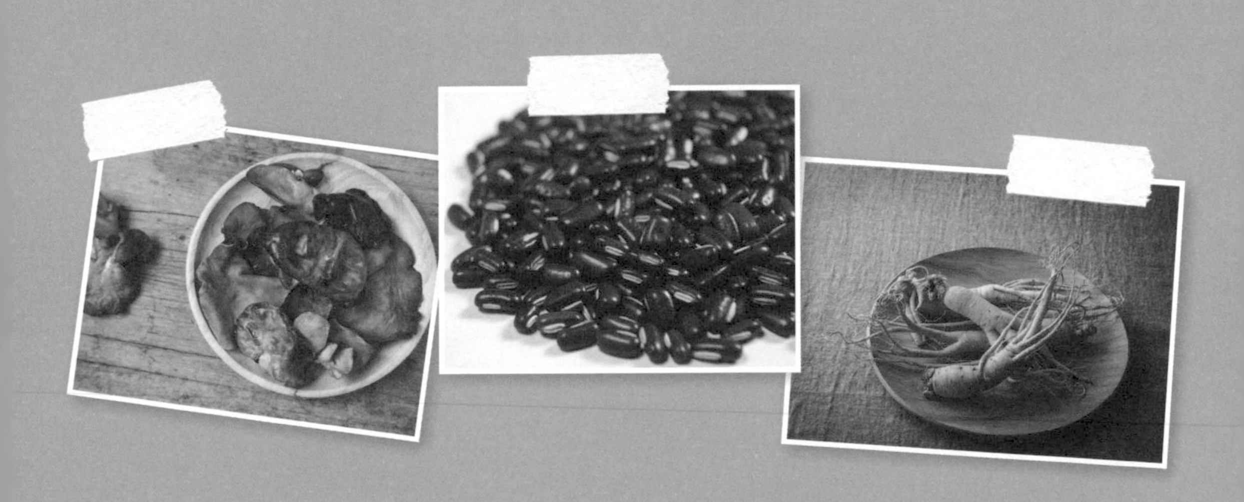

蔬菜類

冬瓜

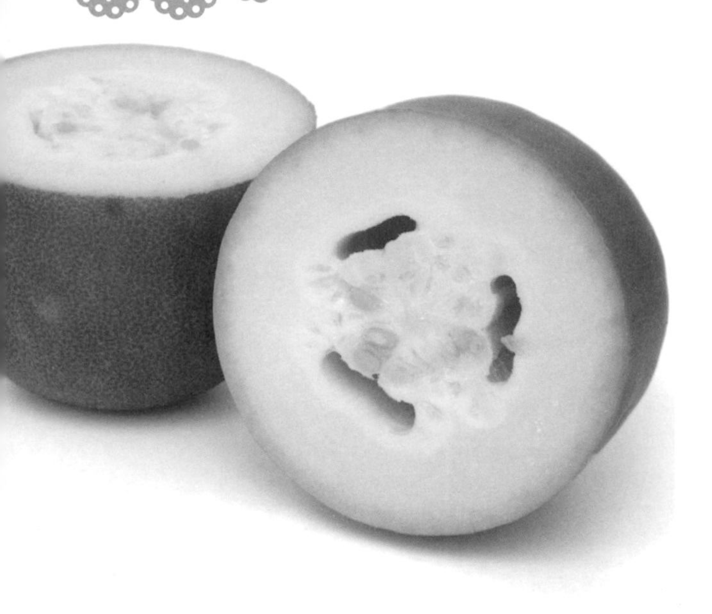

性味 甘、淡、涼。

功效 主治痰濕肥胖，可利水消腫、化濕。

禁忌 體質虛寒、胃弱易腹瀉者少食。

冬瓜味雖甘淡、性甚冷利，但能利水消腫，對解暑熱、消熱痰、止咳嗽有很好的效果。《名醫別錄》記載冬瓜「味甘，微寒。主除小腹水脹，利小便，止渴」、《本草分經》記載冬瓜「甘，寒。瀉熱益脾，利二便，消水腫，散熱毒」。它在消水腫上有非常好的效果，但體質虛寒、腸胃脾弱的人不宜多吃。

黃瓜

性味 甘、涼。

功效 主治糖尿病、肥胖，能降膽固醇、除濕利水。

禁忌 脾胃虛寒者少食。

黃瓜肉質脆嫩、汁多味甘，具有生津解渴、除煩解暑、利尿消腫的功效，能改善咽喉腫痛、煩渴、四肢浮腫、熱痢便血、水火燙傷等病症。除了優異的健康功效之外，它也是絕佳的美容聖品，用黃瓜汁塗於面部，具有抗皺美容的效果。

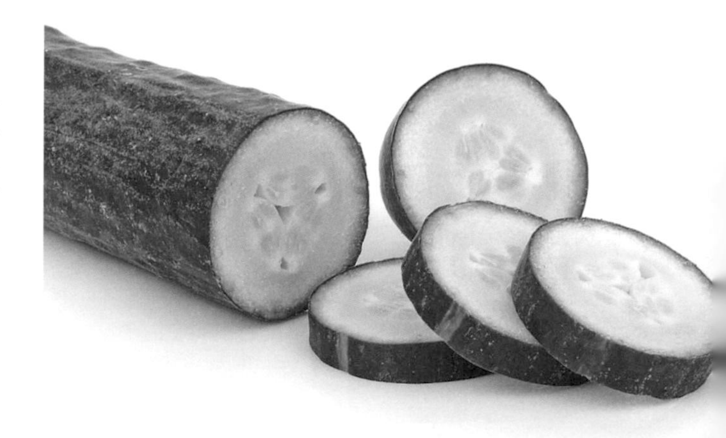

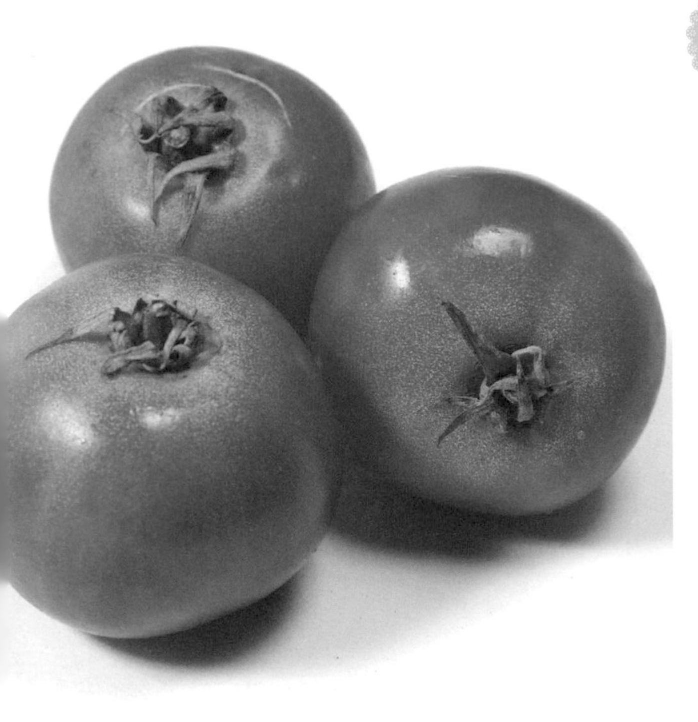

番茄

性味 甘、酸，微寒。
功效 主治肥胖，可預防肥胖。
禁忌 脾胃虛寒者少食。

番茄又名西紅柿，從西方傳入中國後，命名為「番茄」，它不僅可生吃、炒菜，又能榨汁、製成醬料，被喻為「蔬菜中的水果」。《陸川本草》記載番茄「甘酸微寒、養胃生津、和中消食，適高血壓、眼底出血」，有生津止渴、健胃消食，治口渴、食欲不振功效，對改善代謝、燥熱體質有幫助。

白木耳

性味 甘、淡、平。
功效 主治肥胖、動脈粥樣硬化，可降低血脂、滋陰潤肺。
禁忌 外感風寒者慎食。

白木耳別名雪耳、銀耳，《本草問答》記載白木耳「潤肺生津，主攻生津、活血、滋陰補陽」。白木耳是藥食兩用的食材，除了滋陰潤肺功效之外，因含有天然植物膠質，對潤膚效果也很好。現代藥理來看，其豐富的膳食纖維幫助腸胃蠕動、減少脂肪吸收，達到減肥瘦身的功效。

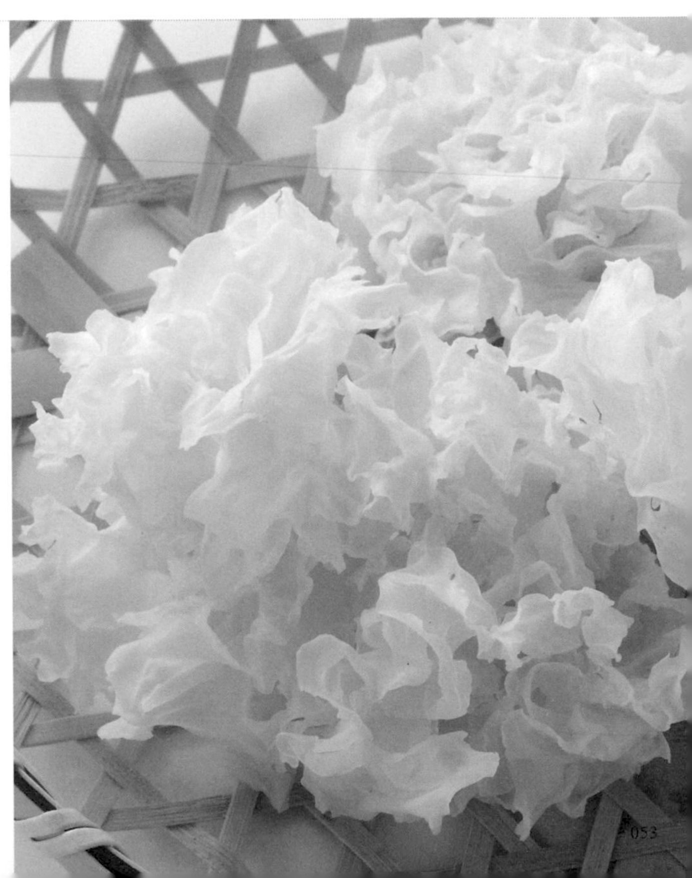

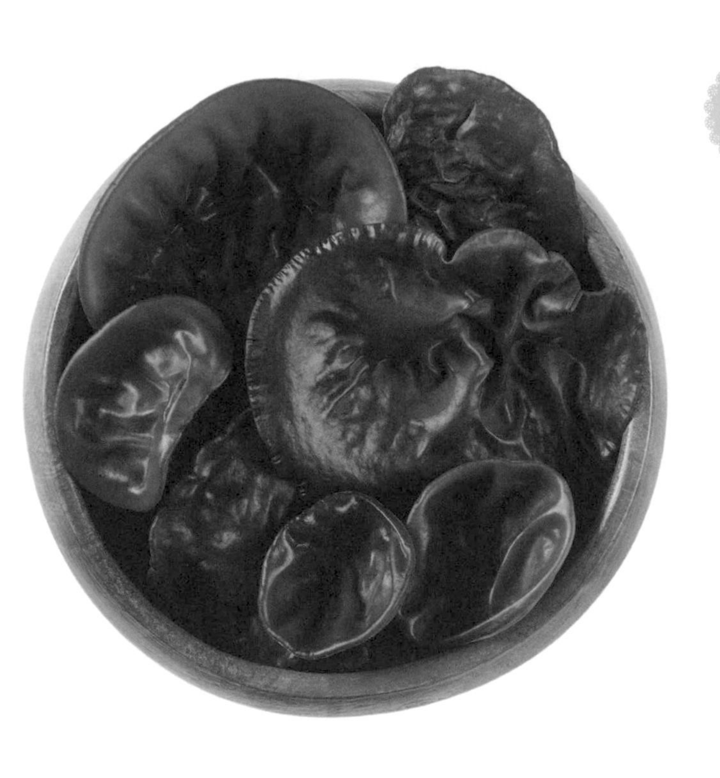

黑木耳

性味 甘、平。
功效 排毒解毒、活血止血。
禁忌 脾胃虛寒者少食。

《隨息居飲食譜》記載黑木耳「補氣耐飢，活血，治跌打損傷，凡崩淋血痢，痔患腸風，常食可瘳」。黑木耳可補氣血、潤肺虛血，常用來改善氣虛血虧、便祕等症。現代藥理來看，黑木耳能增強免疫力、清理腸胃，排毒功效佳。

大白菜

性味 甘、平。
功效 主治肥胖，可通利腸胃、防止宿便。
禁忌 脾胃虛寒者少食。

《本草綱目》記載大白菜「解熱除煩、通利腸胃，有補中消食、利尿通便、清肺止咳、解渴除瘴之功效」。民間有「百菜不如白菜」的說法，其富含的膳食纖維能潤腸通便、排毒，促進腸胃蠕動、助消化，可預防癌症、糖尿病、肥胖等問題。

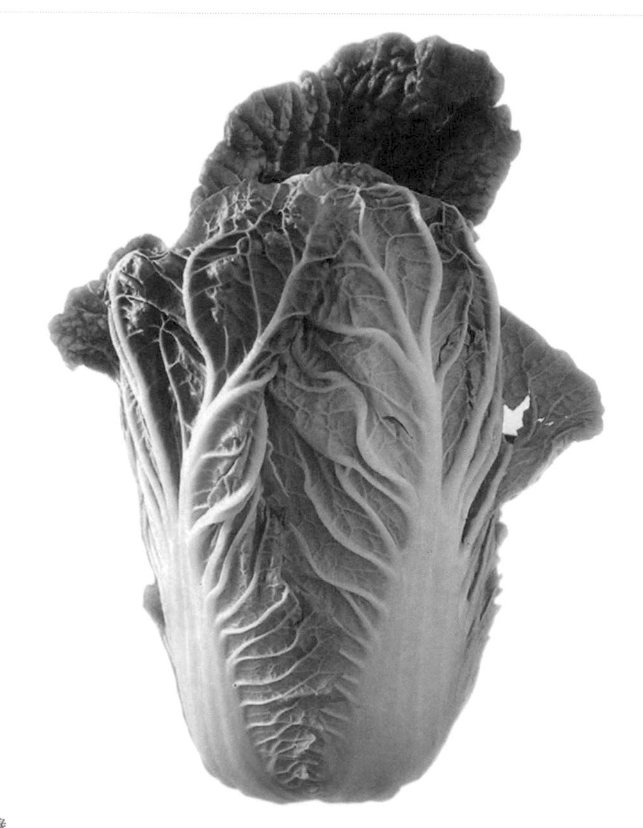

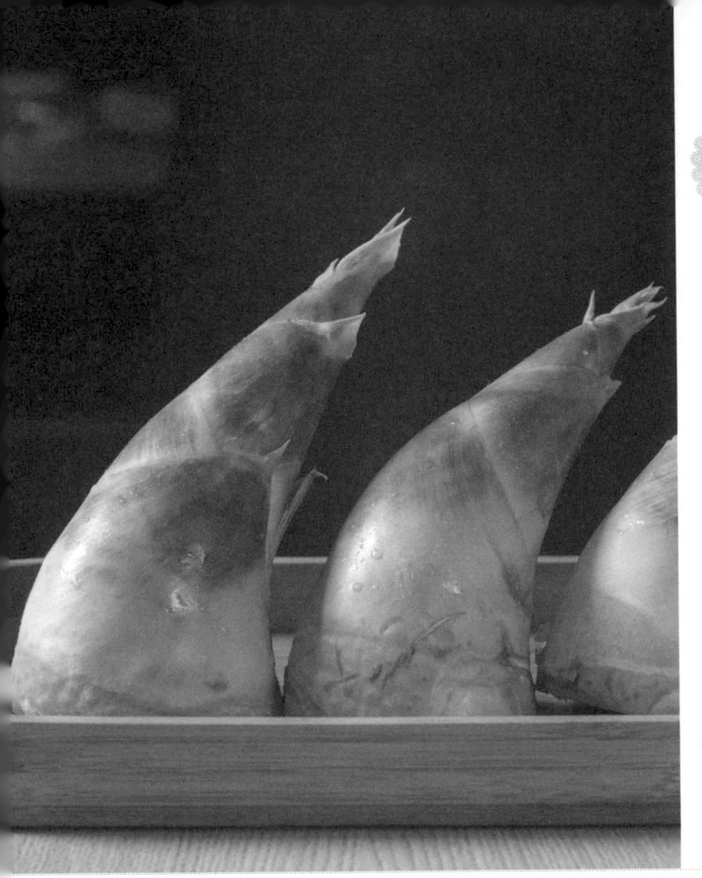

竹筍

性味 甘、酸，微寒。
功效 主治肥胖，可預防肥胖。
禁忌 脾胃虛寒者少食。

《本草綱目》記載竹筍「治消渴，利膈下氣，化熱消痰爽胃」，竹筍具有開胃、促進消化的作用，富含的膳食纖維能預防便祕、消痰化瘀滯，對預防高血壓、高血脂、高血糖等症狀有幫助。食用時要注意，因其竹筍草酸含量較高，會影響鈣的吸收，食用前建議先以開水川燙去除草酸。

芹菜

性味 甘、辛。
功效 主治高血壓、肥胖，具有袪濕、降血脂的作用。
禁忌 脾胃虛寒者少食。

芹菜種類非常多，最常見的為水芹、旱芹、西洋芹。藥用以旱芹為主，故又稱藥芹、香芹。《本草綱目》記載「旱芹，其性滑利」，這意思是指芹菜能清肝利水、幫助有毒物質排出體外。《本草推陳》記載芹菜「治肝陽頭痛，面紅目赤，頭重腳輕，步行飄搖等症」，具有平肝降壓、利尿消腫的效果。

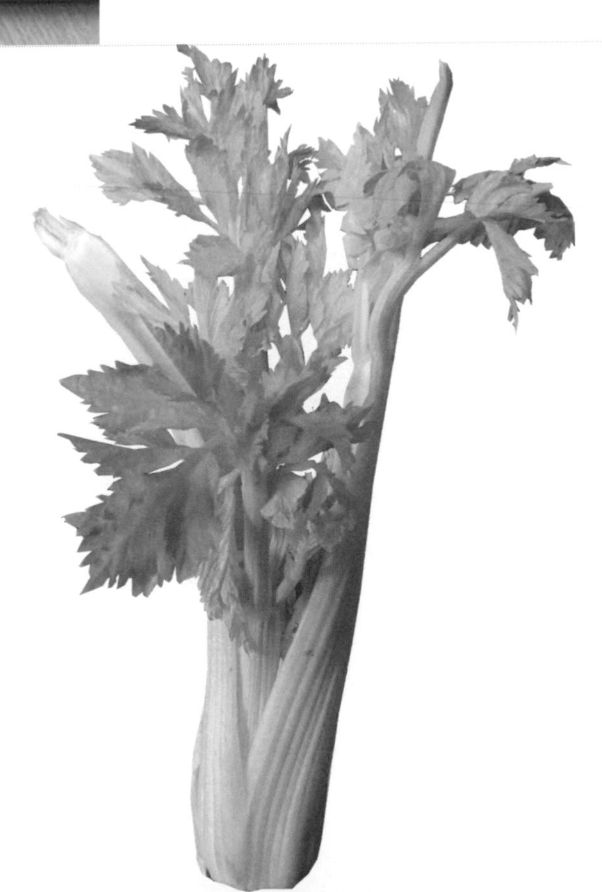

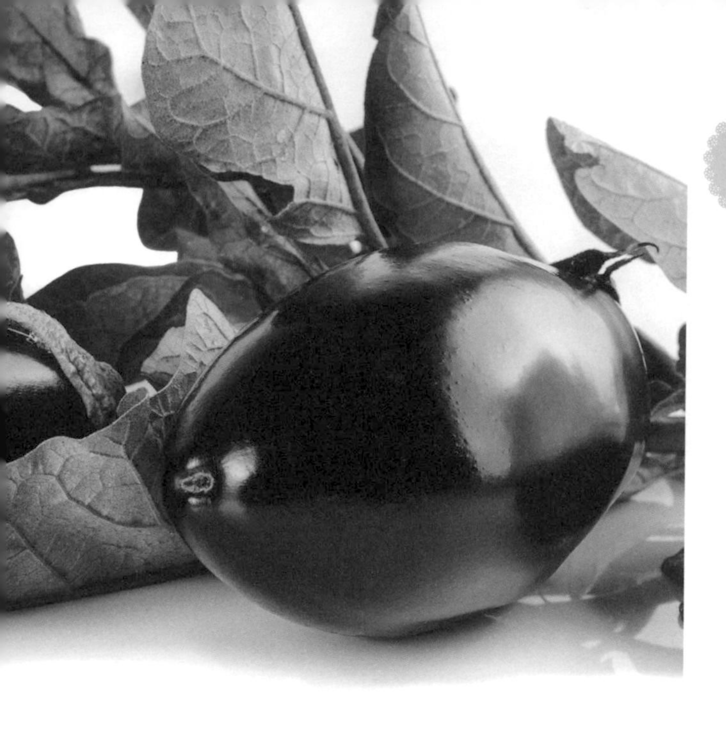

茄子

性味 甘、涼。
功效 主治高血壓、肥胖，可散瘀消腫、預防高血脂、肥胖。
禁忌 脾胃虛寒者少食。

茄子的紫皮含有非常豐富的營養，因此食用時要連皮一起吃，它具有消腫止痛、祛風通絡、降低膽固醇的功效。《滇南本草》記載茄子「能散血、消腫、寬腸」、《本草綱目》記載「茄性寒利，多食必腹痛下利」，代表它營養價值高，但容易腹瀉、腸胃不好的人要少吃。

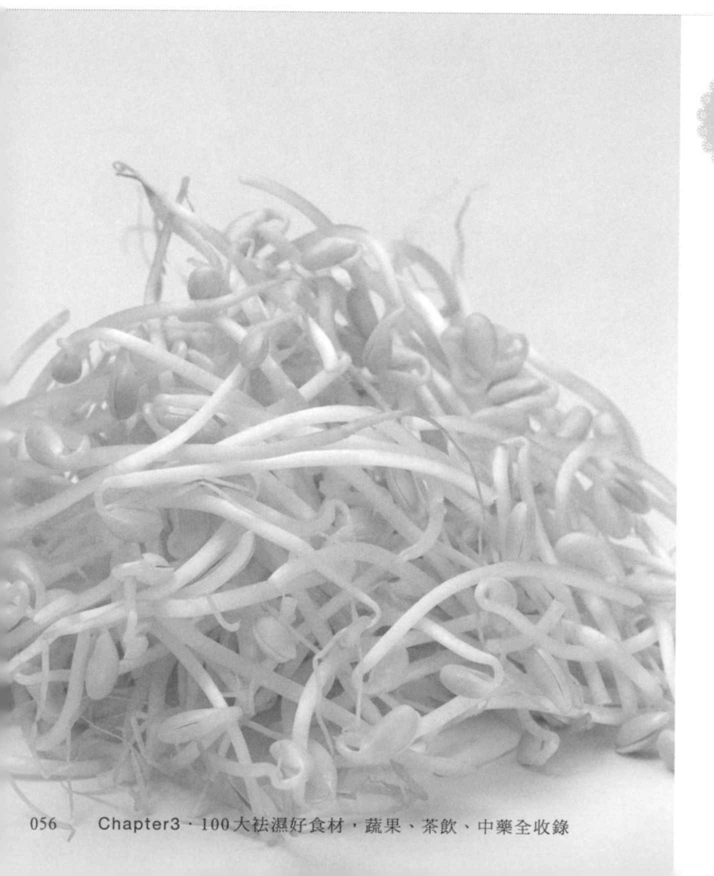

黃豆芽

性味 甘，涼。
功效 主治高血脂、肥胖，可利濕、降低膽固醇。
禁忌 脾胃虛寒者少食。

黃豆芽是非常營養的食材，不僅無膽固醇、低脂肪、高蛋白，還具有健脾養肝、清熱利濕、消腫的功效。《本草綱目》記載「惟此豆芽白美獨異，食後清心養身」，可見李時珍對它極為推崇。食用時要注意，因其屬涼性，烹煮時可放一點薑絲來中和其寒性。

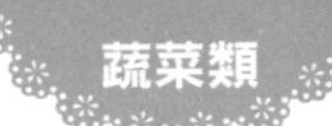

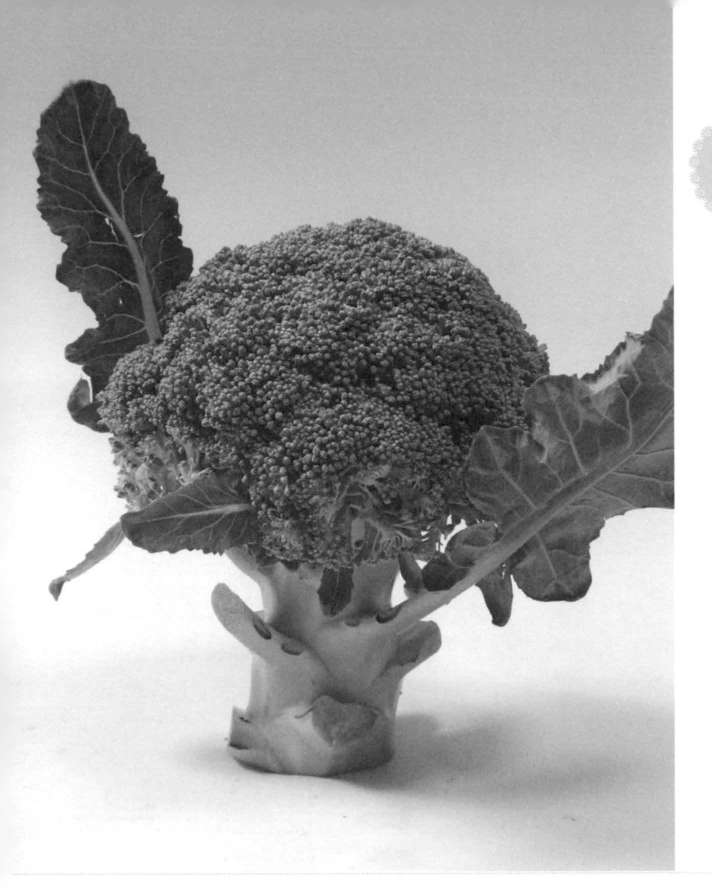

綠花椰

性味 甘、平。
功效 主治肥胖、痰濕，可補脾和胃、排宿便。
禁忌 有甲狀腺問題的人少食。

花椰菜屬於十字花科蔬菜，有白、綠兩種，而綠花椰營養豐富，更有「蔬菜皇冠」之美名。綠花椰具有很強的肝臟解毒能力，能提升人體免疫力、預防感冒、消除疲勞，現代藥理來看，綠花椰含有的「蘿蔔硫素」，具有防癌、抗腸癌的功效，能加強人體細胞對抗自由基的能力。

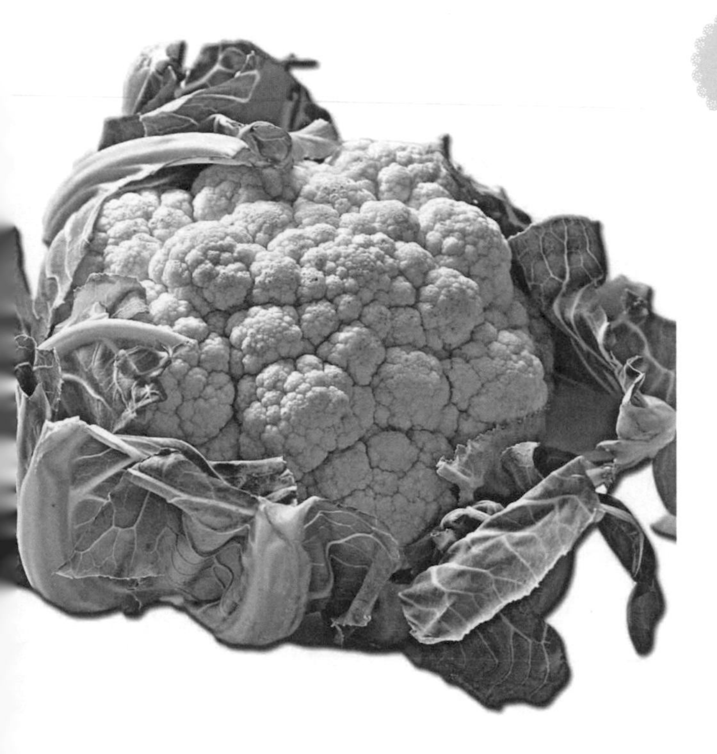

白花椰

性味 甘、平。
功效 主治肥胖，可補脾和胃、降低膽固醇。
禁忌 有甲狀腺問題的人少食。

白花椰屬十字花科蔬菜，富含維生素C、硒，具有良好的抗病能力，還能降血脂、降血糖、抗發炎，是天然抗癌良藥。烹調時要注意時間不宜過長，否則會流失防癌抗癌的營養成分，烹調方式可將其切成均勻的小塊，再放入淡鹽水中來消除菜蟲。

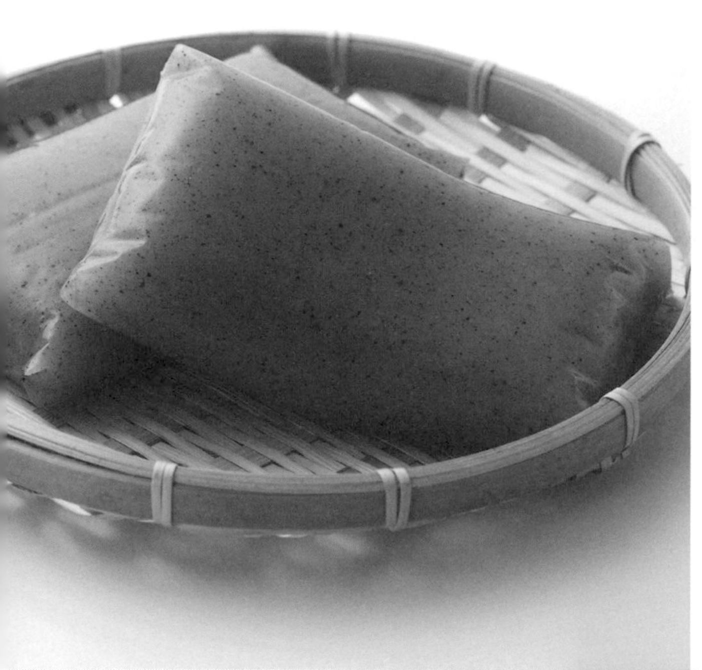

蒟蒻

性味 辛、溫，有小毒。
功效 主治瘧疾、閉經，可化痰消腫，是高纖維減肥食品。
禁忌 脾胃虛寒者少食。

蒟蒻又名魔芋，是塊莖草本植物，不可生吃，因含有大量草酸、生物毒性，必須經過磨碎、水洗等加工才可食用。它有「日本豆腐」、「胃腸清道夫」的美稱，具有化痰散積、去瘀消腫的功效，含有豐富的纖維，能增加飽足感、幫助腸胃蠕動。

昆布

性味 鹹、寒。
功效 主治痰濕，可降膽固醇、利水消腫。
禁忌 脾胃虛寒者少食。

昆布生長於溫帶海洋中，是褐藻門海帶屬的一種可食用藻類。它有軟堅散結、消炎、利水之功能，意指具有解毒、活血、散結、通絡等作用，中醫常將它與茯苓、澤瀉等利濕藥同用。

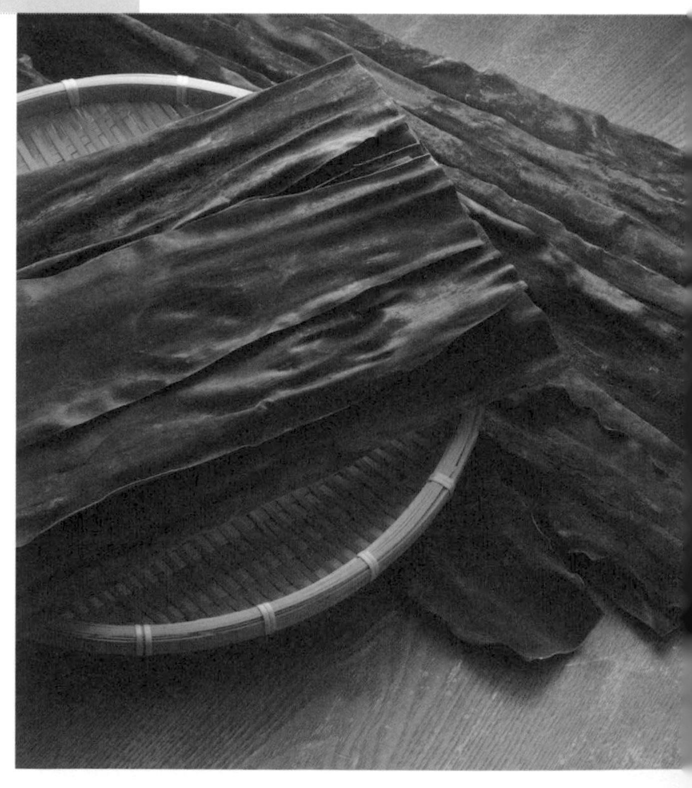

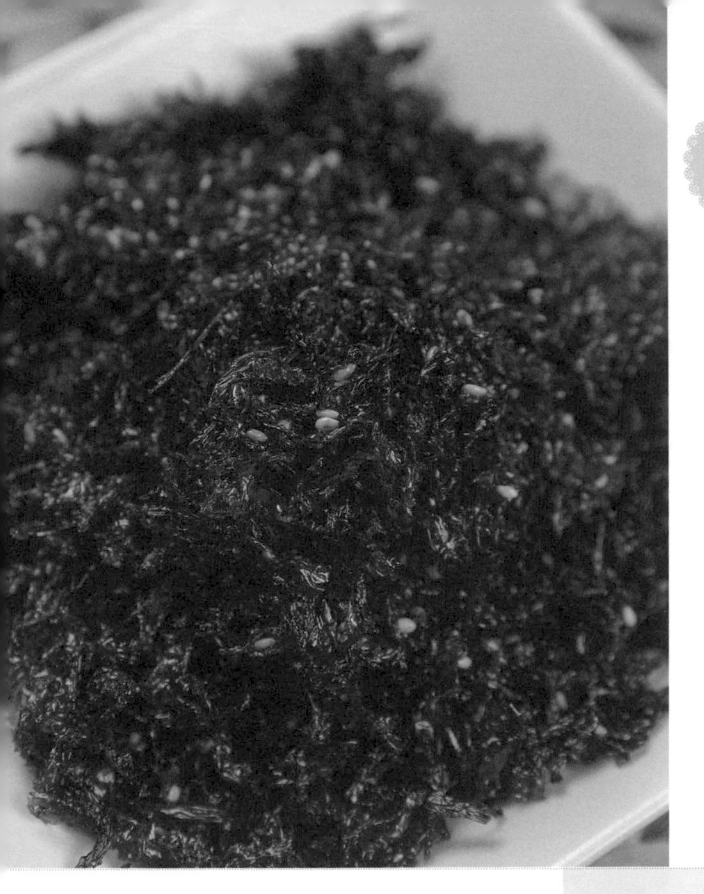

紫菜

性味 甘、寒。
功效 主治痰濕，可降膽固醇、化痰軟堅。
禁忌 腸胃弱、易腹瀉者少食。

《本草綱目》記載「紫菜主治熱氣，癭結積塊之症」，它性味甘寒，能化痰軟堅、清熱利水、補腎養心。適合有甲狀腺腫、水腫、四肢浮腫、高血壓等病症者食用，健康者食用也能增強精力、養顏明目、烏髮。

牛蒡

性味 辛、苦、寒。
功效 主治痰熱，可疏散風熱、降低血脂。
禁忌 體質虛寒、易腹瀉者少食。

《本草綱目》記載牛蒡「通十二經脈，除五臟惡氣」、「久服輕身耐老」。它又被稱為「蔬菜人參」，能提高免疫力、治療便祕，對疏風散熱、解毒消腫有良好的功效。除此之外，也可治療口乾舌燥、去除體內實火及煩悶多慮的現象。烹調時要注意，牛蒡削皮後容易氧化變黑褐色，切好後要立刻放入清水中浸泡才不會褐化。

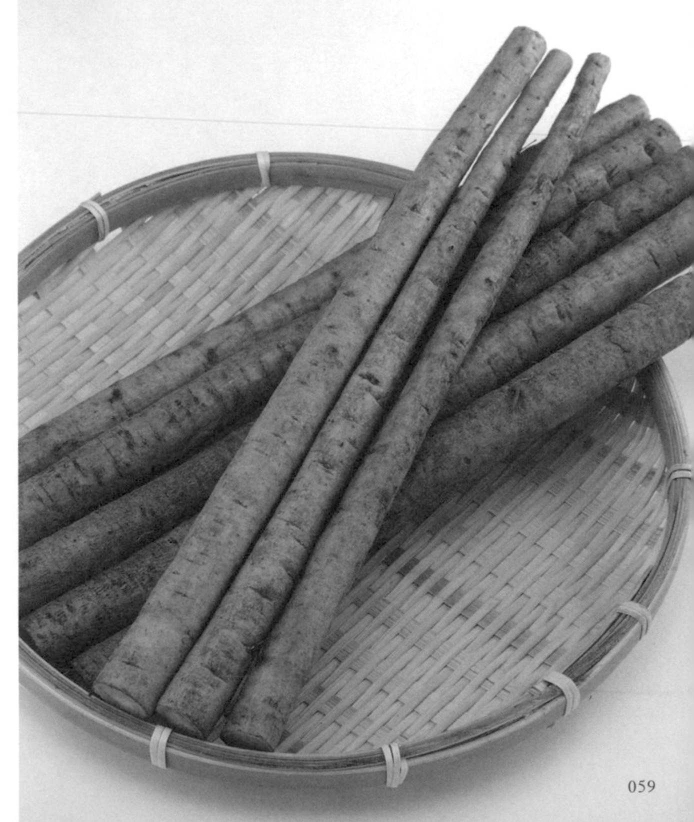

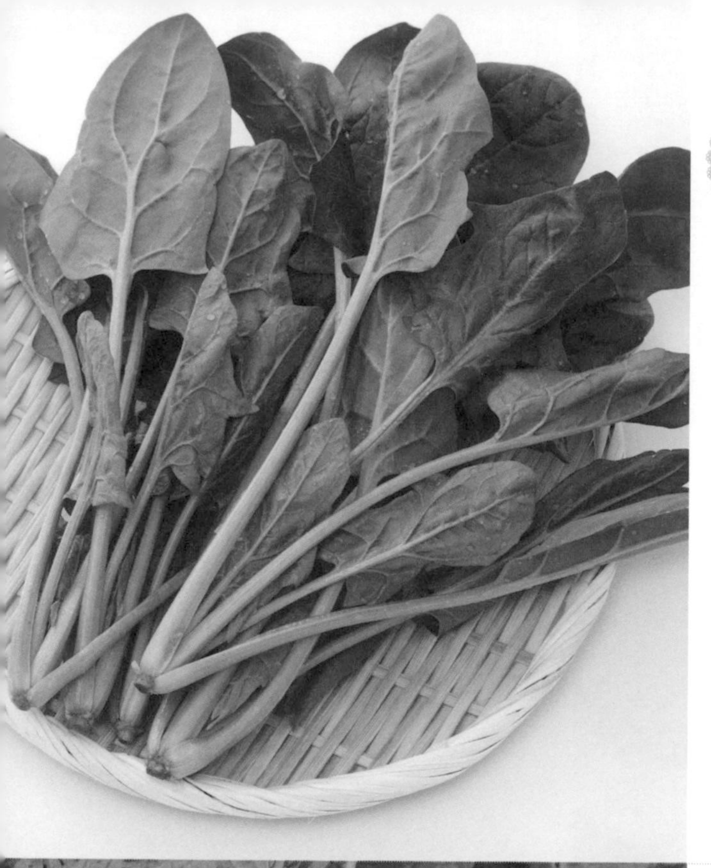

菠菜

性味 甘、涼。

功效 促進新陳代謝、通利腸胃、治便祕。

禁忌 腸胃虛寒、腎功能虛弱者少食。

《本草綱目》記載菠菜「通血脈、利胸膈，下氣調中，止渴潤燥，根尤良」。中醫認為，菠菜性味甘、涼，具有利五臟、活血脈、調中氣、止煩渴、滋陰平肝、助消化、清理腸胃熱毒等作用。但食用時要注意，因菠菜草酸含量較高，會抑制鐵質、鈣質吸收，甚至形成結石，建議在料理前可先用熱水汆燙，對去除草酸有幫助。

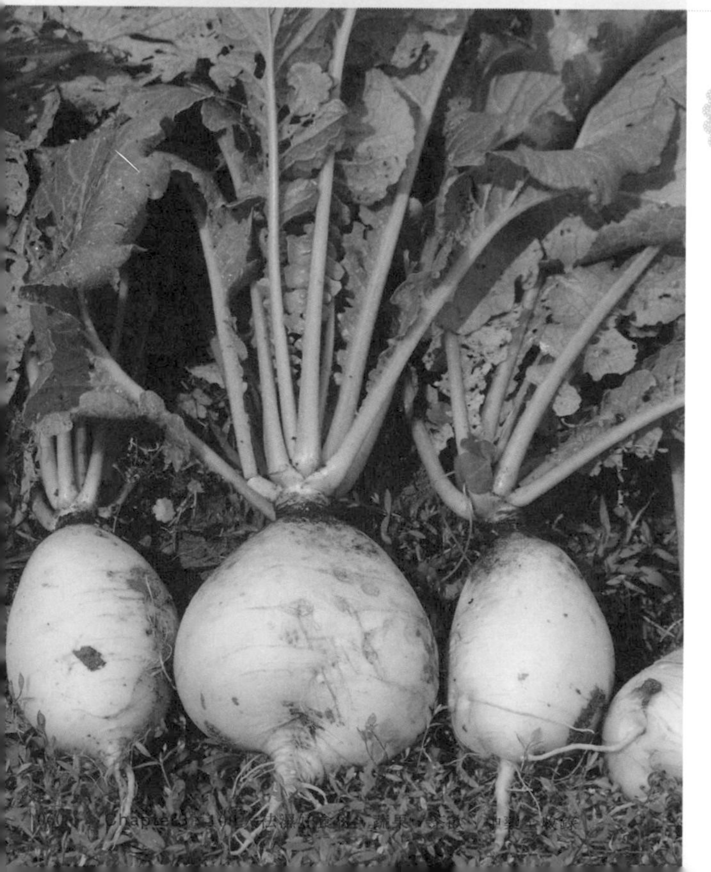

白蘿蔔

性味 甘、涼。

功效 健胃消食、通氣導滯、解毒散瘀。

禁忌 脾胃虛寒者少食。

《本草綱目》記載白蘿蔔「大下氣、消谷和中、去邪熱氣」，坊間也有「冬天蘿蔔賽人參」的說法，可見其營養功效極被推崇。中醫認為它具有補氣、順氣、促進消化等功能，它也有很強的消炎作用，可促胃液分泌，調整胃腸機能。

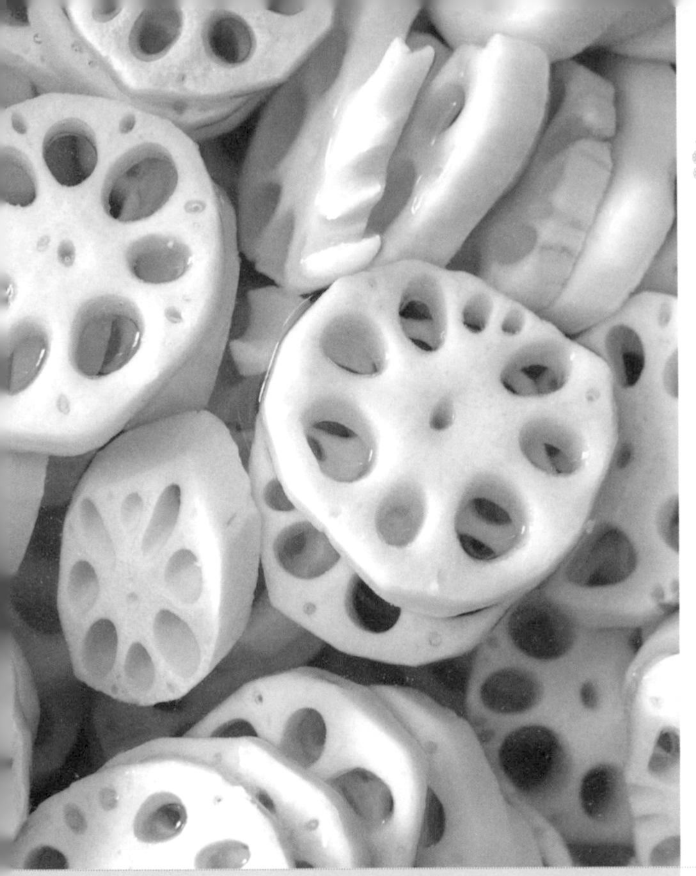

蓮藕

性味 甘、寒。
功效 止血補血、預防糖尿病、高血壓。
禁忌 消化不良者少食。

蓮藕口感微甜而脆，可生食也可入菜，中醫認為它能利耳目、除寒濕，具有養陰清熱、潤燥止渴、清心安神之功效。現代藥理來看，其富含膳食纖維，具有治療便祕、降膽固醇、降血糖的功效，能預防糖尿病、高血壓。

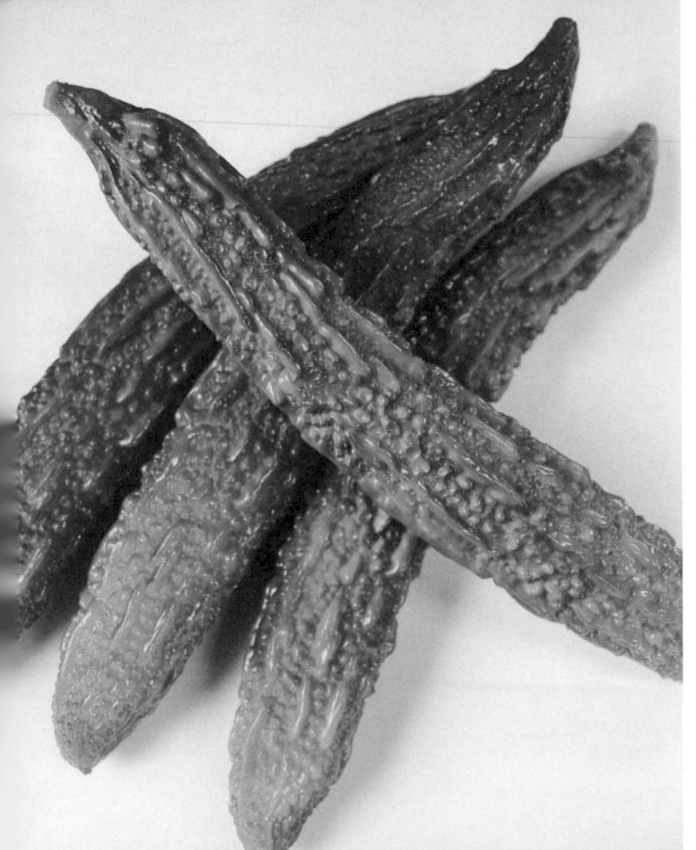

苦瓜

性味 苦、寒。
功效 除邪熱、解勞乏、清心明目。
禁忌 孕婦、脾胃虛寒者少食。

《本草綱目》記載苦瓜「除邪熱、解勞乏、清心明目」。青苦瓜、熟苦瓜各有不同功效，青苦瓜味苦、性寒，但能去暑解熱、明目清心；熟苦瓜味甘、性平，可養血滋肝、益脾補腎。現代藥理來看，苦瓜含有苦瓜苷、苦瓜素、奎寧等成分，能健脾開胃、降血糖、消炎退熱。

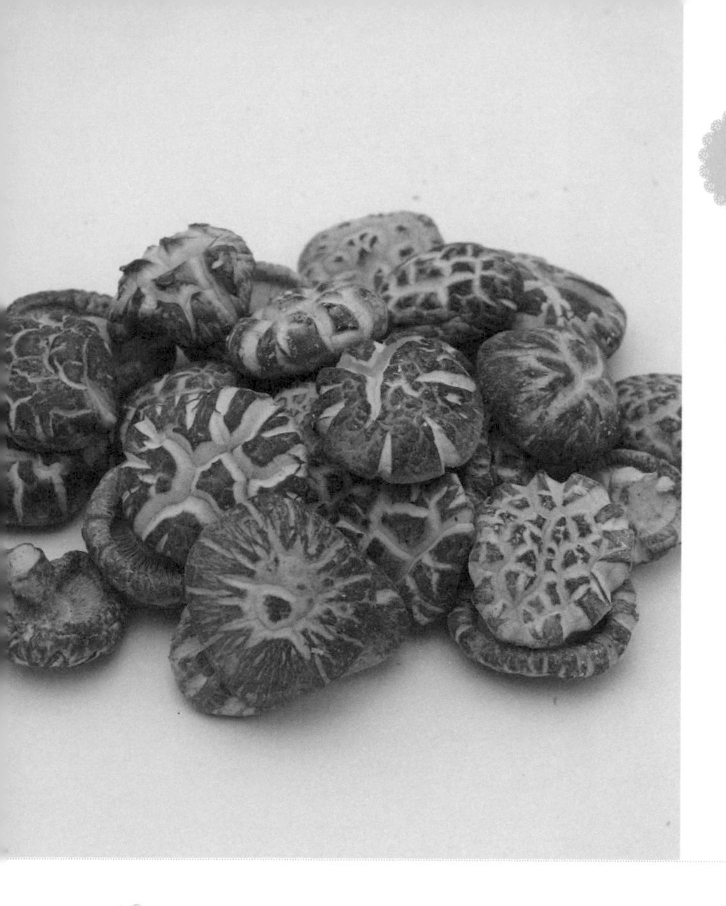

香菇

性味 涼。
功效 補氣血、降血脂、抗癌。
禁忌 脾胃虛寒者少食。

《本草綱目》記載「香菇乃食物中佳品，味甘性平，能益胃及理小便不禁」。香菇味道鮮美、營養豐富，可補肝腎、健脾胃、益智安神、美容養顏。現代藥理來看，香菇中的多糖物質，具有提高免疫力、延緩衰老、防癌抗癌等功效。

韭菜

性味 辛，溫。
功效 溫腎助陽、健胃暖中、散瘀活血。
禁忌 腸胃虛寒者少食。

韭菜又名韭子，味辛、性溫，有散瘀活血、解毒等功效。《本草綱目》記載韭菜「有補肝、腎，暖腰膝，壯腎固精之效」。現代藥理來看，韭菜含有膳食纖維、維生素 C、硫化物成分，有增強消化、治療便祕、預防腸癌等作用。

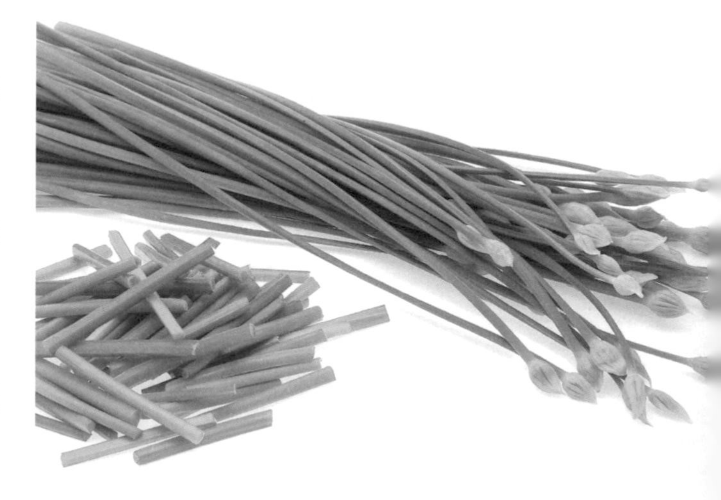

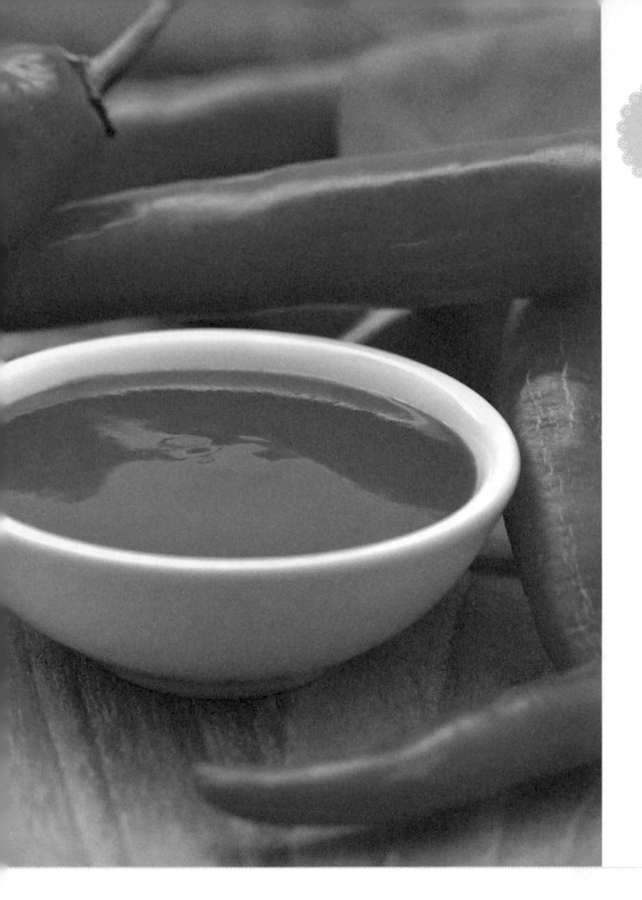

辣椒

性味 辛、熱。
功效 主治高血脂、肥胖，可溫中散寒，辣椒素有燃脂的功效。
禁忌 咳嗽、牙痛、痔瘡或有眼部疾病者，不宜食用。

《本草綱目拾遺》記載辣椒「性熱而散，亦能祛水濕」、《食療本草》記載辣椒「消宿食，解結氣，開胃口，辟邪惡，殺腥氣諸毒」，代表體質寒濕、陽虛的人吃辣椒，能祛濕、溫暖脾胃、促進血液循環。但食用時要注意，因為辣椒刺激性強，患有咳嗽、肺結核、胃潰瘍、痔瘡患者不宜食用。辣椒在保存方面要避免放置塑膠袋內，以免濕氣會加速腐爛，所以買回來清洗乾淨後，要晾乾用紙巾包好，放進冰箱冷藏延長保鮮期。

大蒜

性味 辛、溫。
功效 主治痰濕，可降低膽固醇、溫胃散寒。。
禁忌 陰虛火旺、慢性胃炎、潰瘍病患者應慎食。

《本草綱目》記載大蒜「通五臟、達諸竅、去寒溫、辟邪惡、消腫痛」，因其含有大蒜素，在殺菌、驅蟲、解毒、止瀉、健胃上，都有不錯的功效。大蒜可內服也可外用，生食、煨食、煮食、煎湯、搗泥為丸或制糖漿服用皆可；外用可搗敷，切片或隔蒜灸。

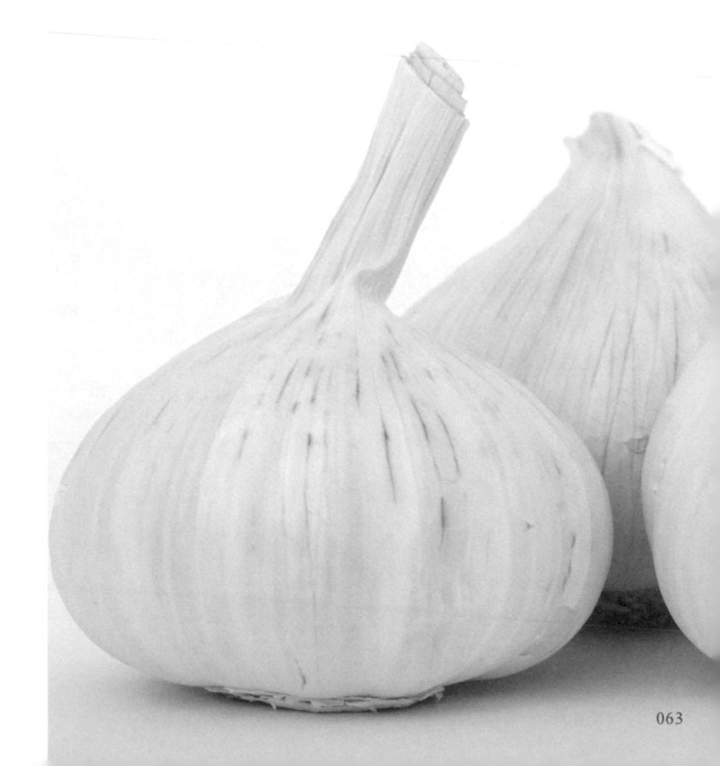

水果類

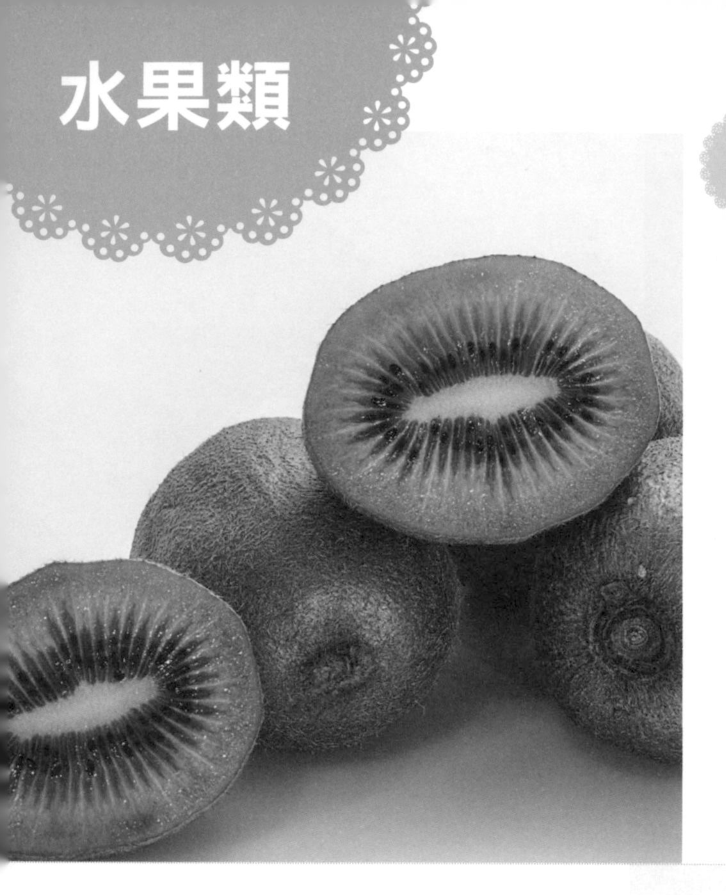

奇異果

性味 酸、甘，寒。。
功效 主治肥胖、便祕，可健脾止瀉、預防脂肪囤積。。
禁忌 脾胃虛寒、易腹瀉者少食。

《本草綱目》記載奇異果「止渴，解煩熱，下淋石，調中下氣」，它具有調中理氣、生津潤燥、解熱除煩的療效。現代藥理來看，它有「維生素C之王」的美名，含有豐富的維生素C、膳食纖維、抗氧化物質，對預防及治療便祕、改善肥胖有很好的效果。

蘋果

性味 甘、微酸，平。
功效 主治高血脂、肥胖，具有通利腸胃、降低下半身水腫的作用。
禁忌 腸胃不好的人勿空腹食用。

蘋果具有清熱化痰、生津潤肺、補中益氣的療效，《證類本草》記載蘋果「主補中焦諸不足氣，和脾。卒患食後氣不通，生搗汁服之」、「治飽食多，肺壅氣脹」，這裡指出蘋果汁具有調理胃腸、幫助消化的功能。食用時要注意，其富含的維生素、果膠、抗氧化物質多在表皮，因此食用前要洗淨，連皮一起吃才更營養。
※ 蘋果偏甜，不宜吃太多，建議取代主食食用。

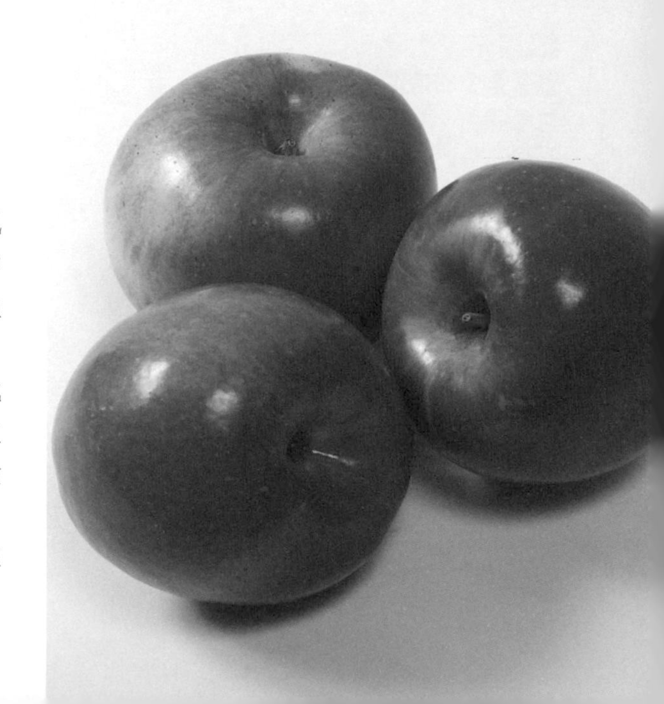

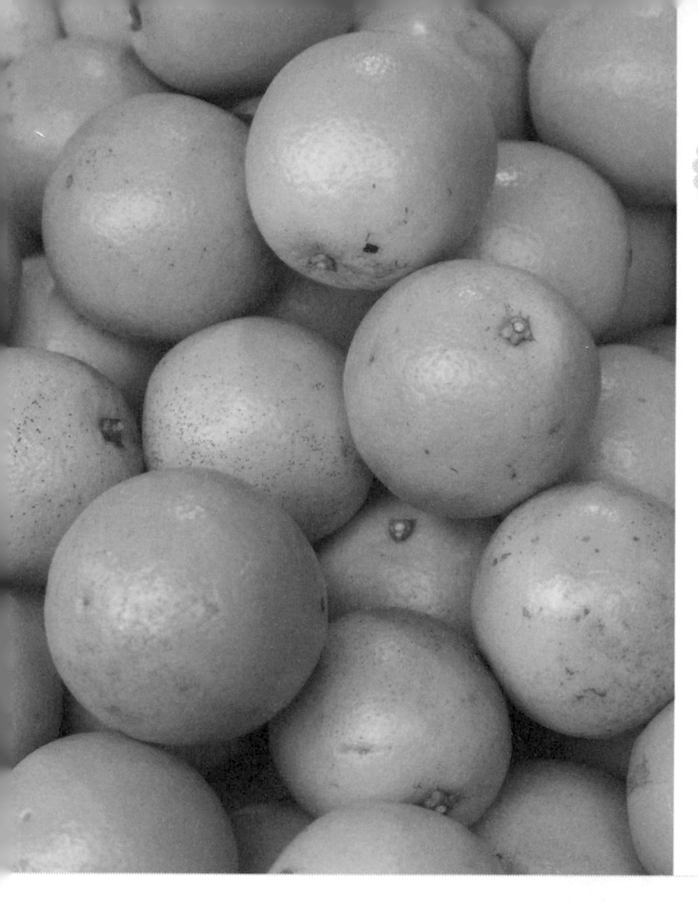

柳丁

性味 味甘、酸，涼。
功效 主治高血脂、肥胖，可通利腸胃、降膽固醇。
禁忌 容易腹瀉、腎臟病患者少食。

柳丁有助消化、開胃下氣、預防便祕、生津止渴的功效。《食性本草》記載柳丁「性微涼、味甘，藥味酸，主治食慾不振，胸腹脹滿作痛，腹中雷鳴（腹鳴）及便溏（水便）」。飯後吃柳丁可解油膩、消積食，而且柳丁的水分多，也有止渴作用。
※ 柳丁偏甜，不宜吃太多。

葡萄柚

性味 甘、酸，寒。
功效 主治高血脂、肥胖，具有化痰、潤腸通便的作用。
禁忌 體質虛寒者少食、服藥期間不宜食用。

葡萄柚具有增進食慾、美白、利尿、強化肝功能、增強記憶力的作用，尤其對於減肥有相當好的功效，除此之外，還能用於改善偏頭痛、膽結石、月經不調等症狀。從現代藥理來看，葡萄柚含有豐富的維他命C，有養顏美容的功效；還有天然果膠，可降低血液中的膽固醇。

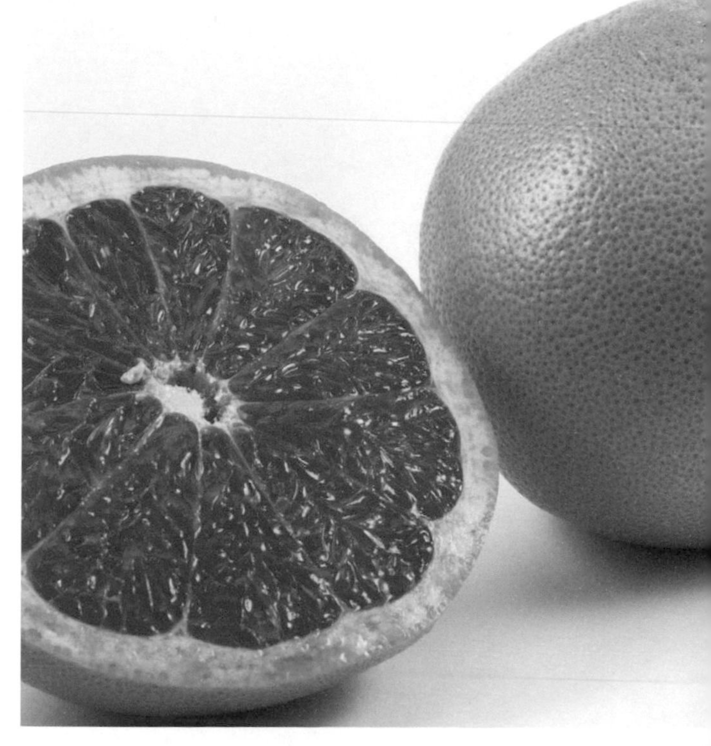

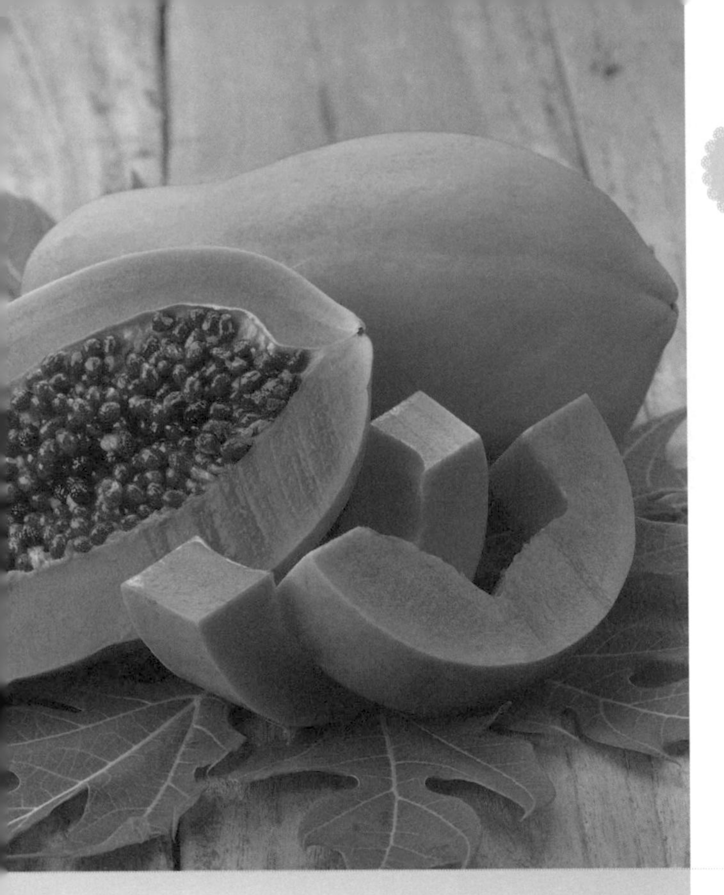

木瓜

性味 酸，溫。

功效 主治水腫、痰濕，具有化濕和胃、防止脂肪囤積下半身的作用。

禁忌 容易腹瀉、體質虛寒者少食。

《本草綱目》記載木瓜「性溫味酸，平肝和胃，舒筋絡，活筋骨，降血壓」。它具有生津止渴、活血通經、滋脾健胃等功能，還有治濕脾、腳氣、水腫等作用。現代藥理來看，木瓜富含維生素C、多種氨基酸，能分解脂肪、消化蛋白質、抗癌，因此有「百益之果」、「水果之皇」、「萬壽瓜」的美名。

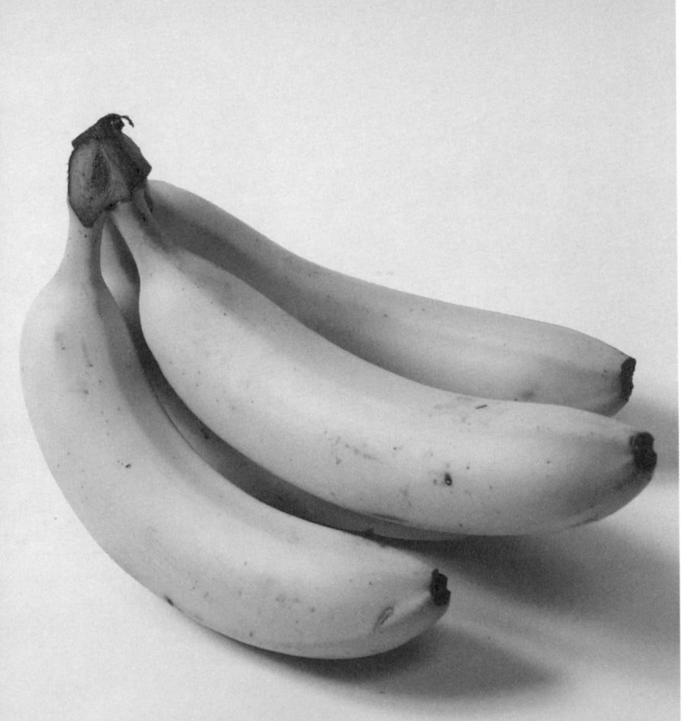

香蕉

性味 甘，寒。

功效 主治肥胖，可潤腸通便、降低脂肪囤積。

禁忌 脾胃虛寒者少食。

《本草求原》記載香蕉「止渴潤肺解酒，清脾滑腸」，具有止煩渴、潤肺腸、通血肺的食療作用。從現代藥理來看，因其含有色氨酸，會轉化成血清素，令人放鬆心情，因此又有「快樂水果」的美名。除此之外，其含有的纖維、果膠都有調節腸胃、預防便祕的功能。

※ 香蕉偏甜，不宜吃太多，建議取代主食食用。

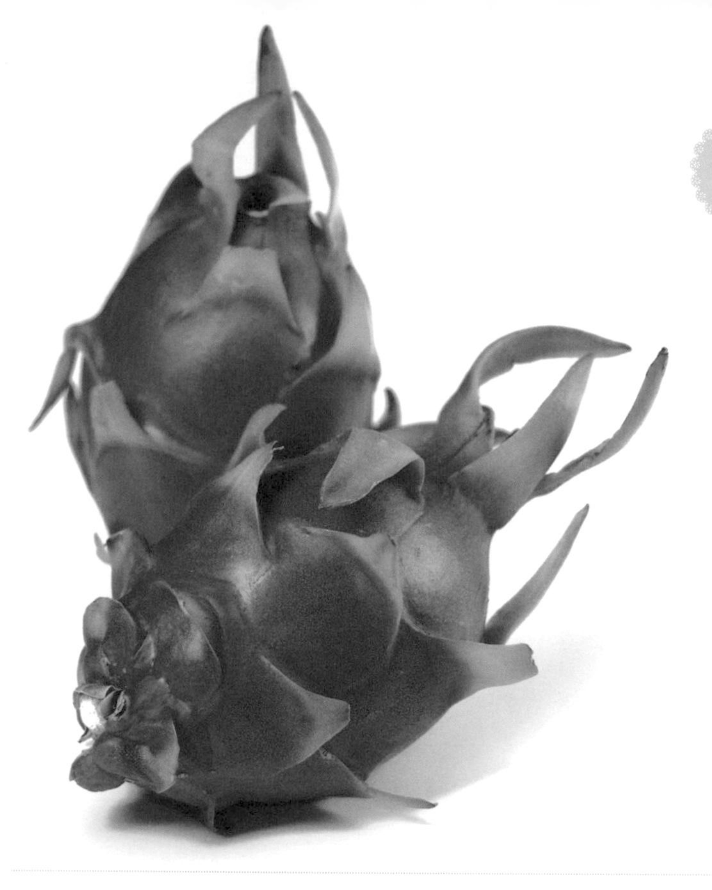

火龍果

性味 甘、酸，涼。
功效 止血補血、預防糖尿病、高血壓。
禁忌 消化不良者少食。

火龍果又稱「紅龍果」、「吉祥果」，常見種類為紅皮白肉、紅皮紅肉兩種。中醫認為它有清熱潤肺、潤腸滑腸、延年益壽的功效，但體質虛冷者不宜吃太多。從現代藥理來看，火龍果含有植物性白蛋白、花青素、水溶性膳食纖維，對改善便祕、降血壓、降膽固醇都有不錯的作用。

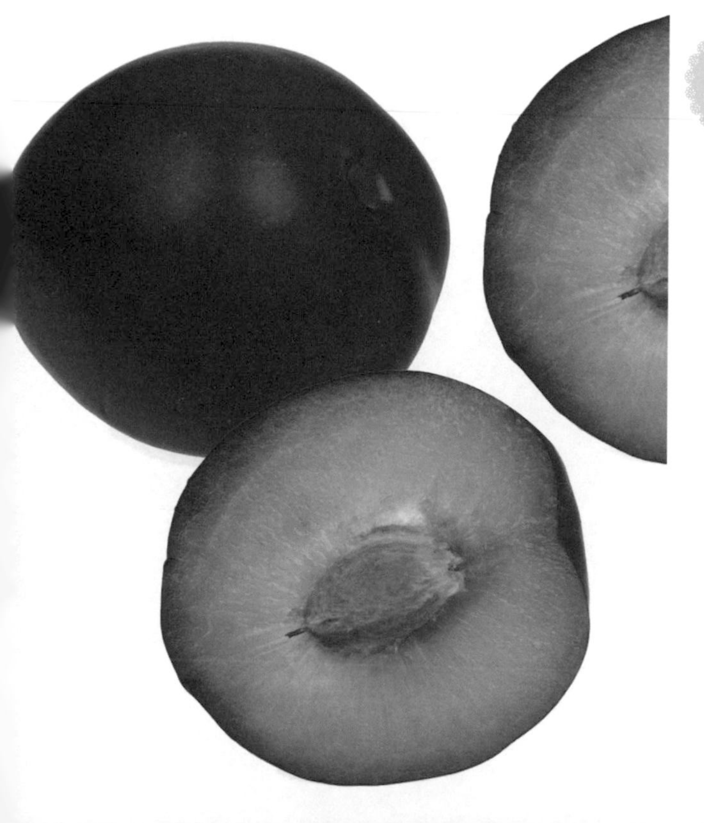

李子

性味 甘、酸，平。
功效 主治肥胖，可利水消腫、分解油脂。
禁忌 脾胃虛弱者少食。

《泉州本草》記載李子「清濕熱，解邪毒，利小便，止消渴。治肝病腹水，骨蒸勞熱，消渴引飲等症」，代表吃李子有降低悶 、輔助治療肝硬變腹水的功效。除此之外，李子也有生津止渴、清肝除熱、利水的作用，對清濕熱、消腫、治肥胖有不錯的效果。

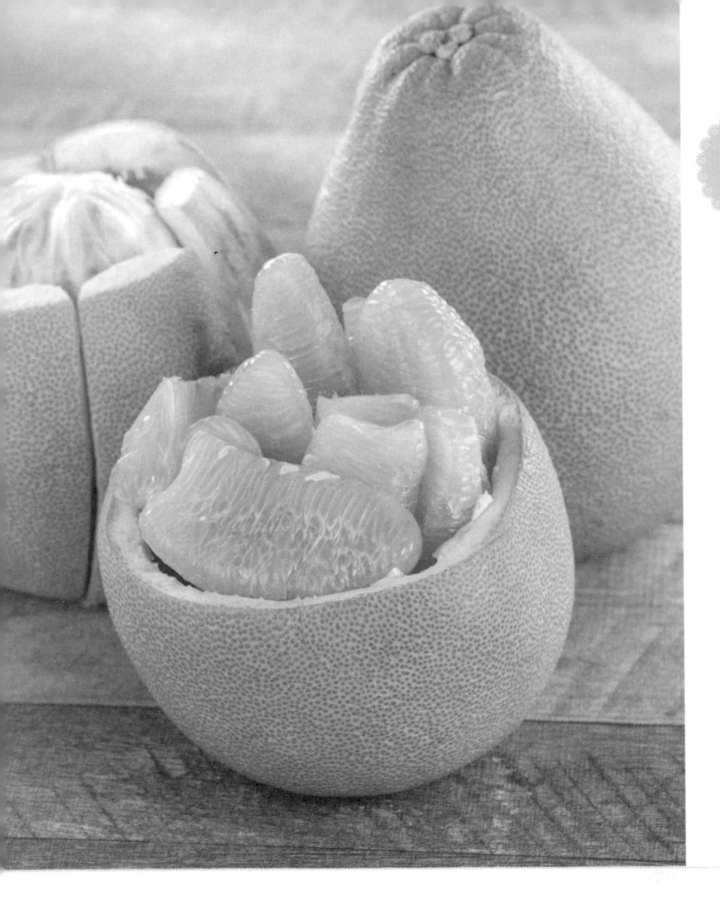

柚子

性味 甘酸、寒。
功效 潤肺清腸、補血健脾。
禁忌 脾虛、容易拉肚子、服藥期間禁食。。

《本草綱目》記載柚子「消食快膈、散憤懣氣」，柚子有理氣化痰、潤肺清腸、生津止渴、補血健脾開胃等功效，其葉、皮、花、果肉、核皆有藥用價值。現代藥理來看，柚子富含的營養能夠降低血中脂肪、膽固醇含量，對改善心血管疾病、體重過重有幫助。

桑椹

性味 甘酸、微寒。
功效 益腎滋陰、降血脂。
禁忌 脾胃虛弱者少食。

《本草經疏》記載桑椹「性寒而下行利水，故利水氣而消腫」。桑椹性微寒，入心、肝、腎經，能滋補強壯、養心益智，具有補血滋陰、潤腸燥的作用。現代藥理來看，桑椹中的脂肪酶、白藜蘆醇，有降低血脂、防癌的功效。

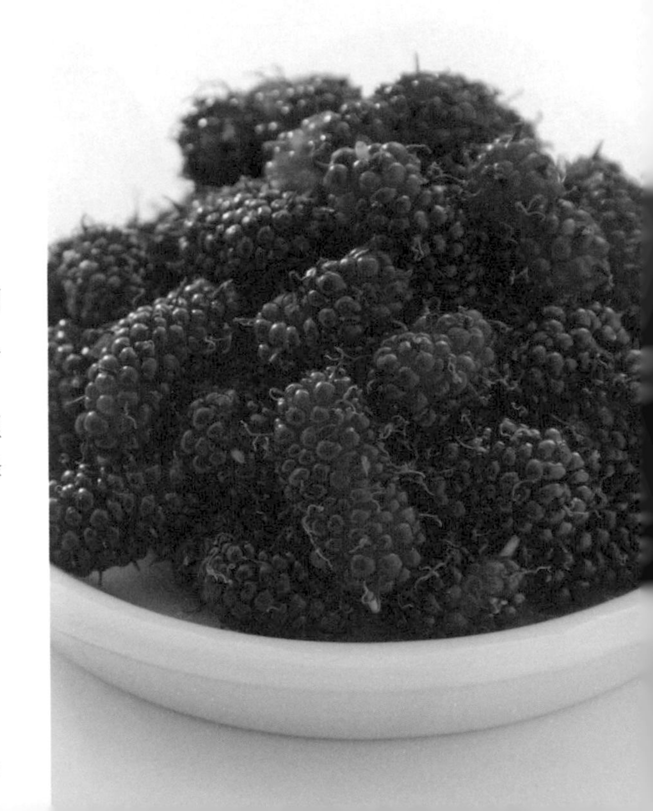

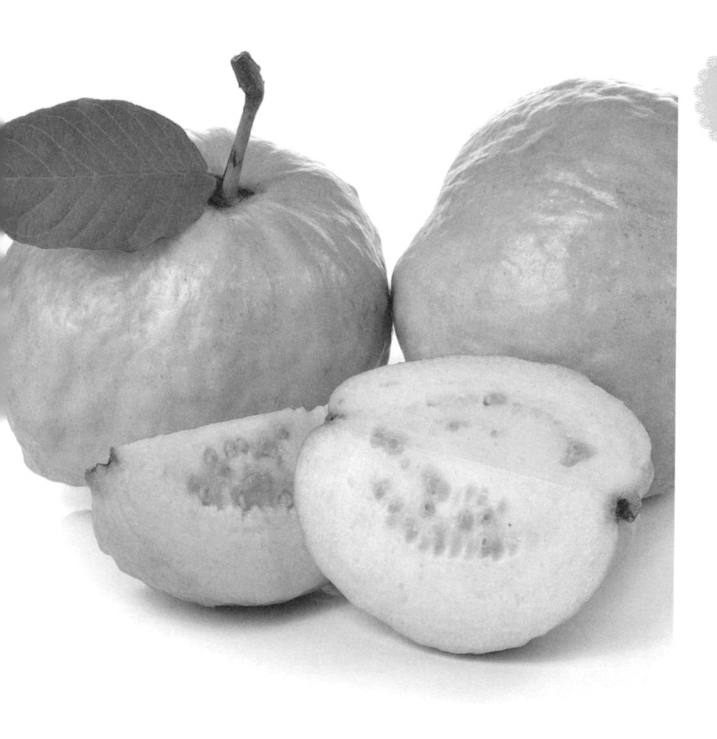

芭樂

性味 甘、澀，平。
功效 健脾消積、澀腸止瀉。
禁忌 內熱容易便祕者少食。

芭樂又名番石榴，《本草綱目》記載芭樂「果實可生食，根可治胃病、腹痛、痢疾、糖尿病，葉也可治糖尿病、腹痛、風濕、解熱、胃痛、驅蟲、霍亂、嘔吐、下瀉、腸炎等」。現代藥理來看，芭樂能抗老化、排出體內毒素、促進新陳代謝，還有降血糖作用。

檸檬

性味 酸、甘，涼。
功效 化痰止咳、生津健胃。
禁忌 腸胃虛弱者少食。

檸檬又名益母果、益母子，《本草綱目拾遺》記載檸檬「性平味酸，生津止渴，祛暑安胎」。檸檬有化痰止咳、生津健脾的功效，可治支氣管炎、中暑煩渴、食欲不振、懷孕婦女胃氣不和等症。現代藥理來看，檸檬富含維生素C，具有預防感冒、抗癌等作用。

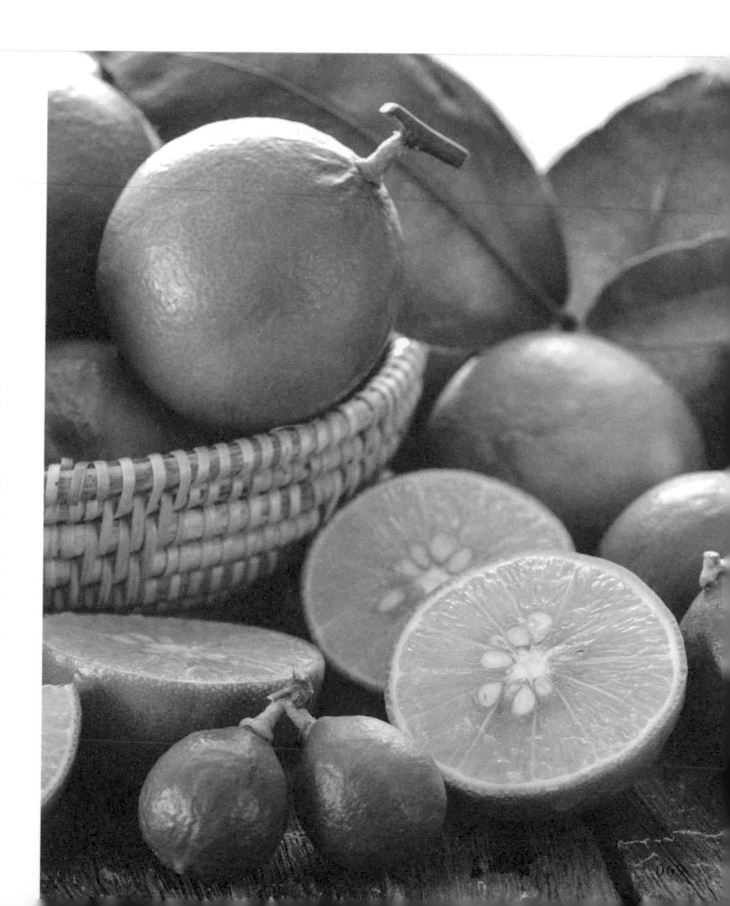

雜糧類

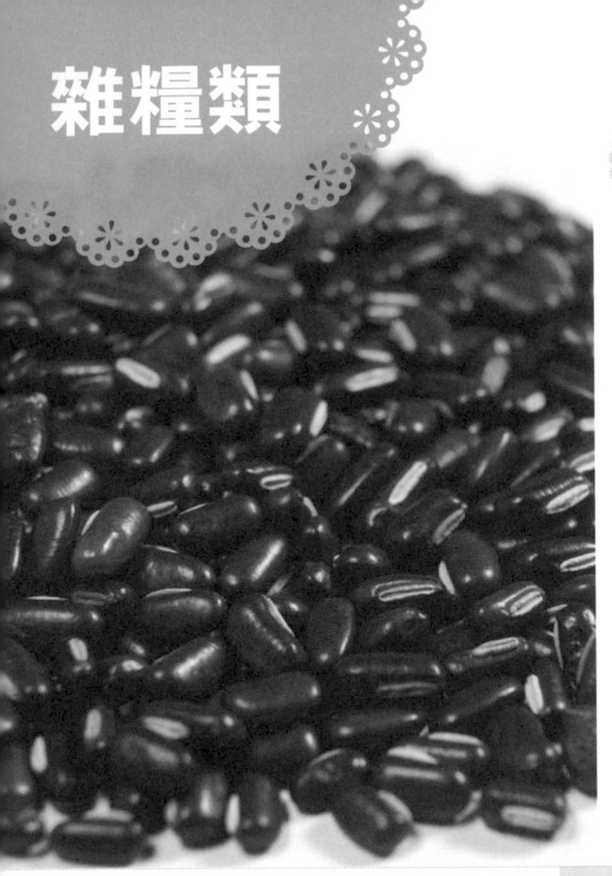

赤小豆

性味 甘酸，平。
功效 主治痰濕、肥胖，可治水腫、消腫解毒。
禁忌 腸胃功能弱、體虛尿頻者不宜多食。

《本草再新》記載赤小豆「清熱和血，利水通經，寬腸理氣」。赤小豆主要用於中藥材，常與紅豆混用，但是赤小豆藥效較佳。赤小豆可健脾、養胃、利尿消腫、通氣除煩，常用於改善疲勞、肥胖、大便不暢、水腫脹滿等症。現代藥理來看，赤小豆具有抗菌、降血糖、降血壓、降血脂等作用。另外，赤小豆中含有「酶」，較容易使人有脹氣的感覺，建議可添加少許鹽來煮，有助於排出脹氣。

黃豆

性味 甘，平。
功效 主治痰濕，能健脾化濕、預防心血管疾病。
禁忌 痛風、積食腹脹者少食。

《食物本草會纂》記載黃豆「寬中下氣，利大腸，消水腫毒」。《本草綱目》裡也曾提到「豆有五色、各之五臟」，意思是豆類主要有五種顏色，分別對應人體五臟，可用來調節人體不同經絡、平衡五臟。黃色食物多入脾，因此脾胃虛弱的人吃黃豆，可以增強脾胃功能，有補氣健脾的功效。

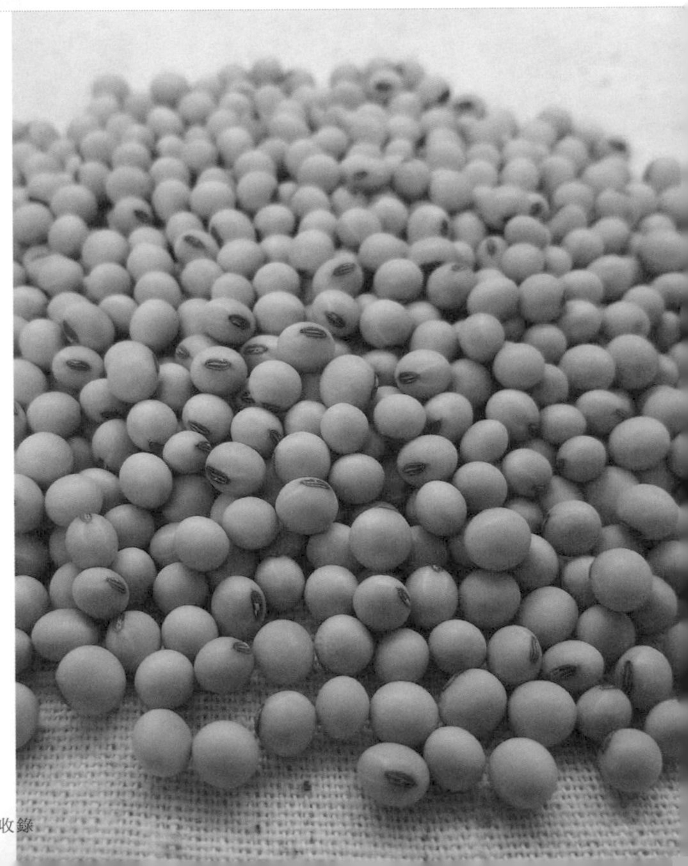

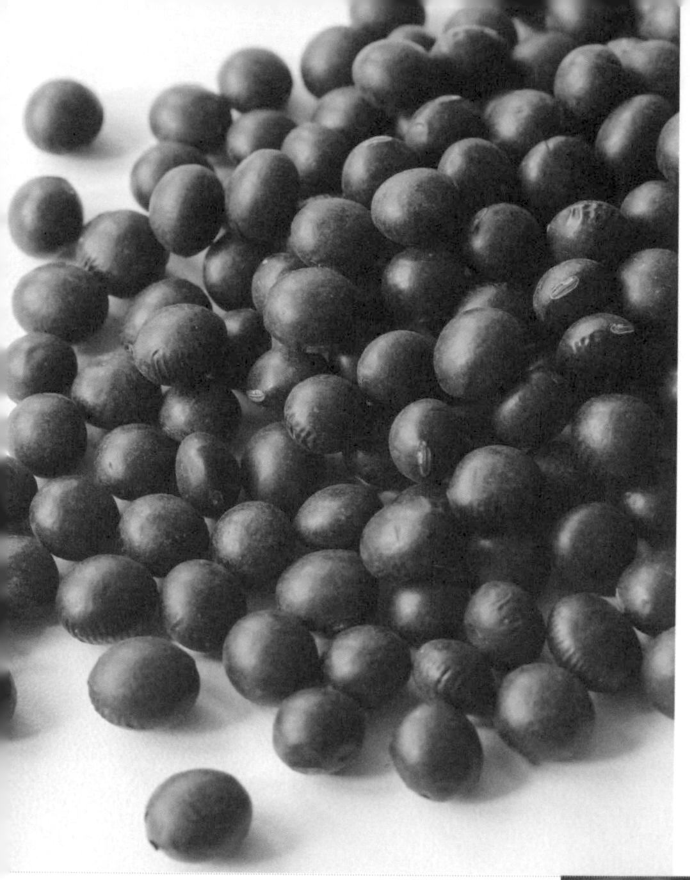

黑豆

性味 甘，平。

功效 主治痰濕，能健脾化濕、降低血脂。

禁忌 容易胃脹、消化不良者少食。

《本草綱目》記載黑豆「入腎功多，故能治水、消脹、下氣、制風熱而活血解毒」。中醫認為黑色屬水，水走腎，因此黑豆適合用來治療脾虛水腫、體虛多汗、腎虛、夜尿多、白髮早生等症狀。但食用時要注意，黑豆炒熟後，多食易上火、損傷脾臟，因此容易胃脹者不宜多食。

綠豆

性味 甘，涼。

功效 主治肥胖，可利水消腫、降低血脂。

禁忌 脾胃虛寒者少食。

本草綱目》記載綠豆「厚腸胃，除吐逆，治痘毒，利腫脹。」指出綠豆具有益氣、清熱解毒的功效，對解暑熱、利水、治療水腫，都有非常好的藥用價值，又被稱為「濟世之食穀」。夏天喝綠豆湯可清熱解暑、止渴利尿，但因綠豆性寒，腸胃虛弱的人不宜多食。

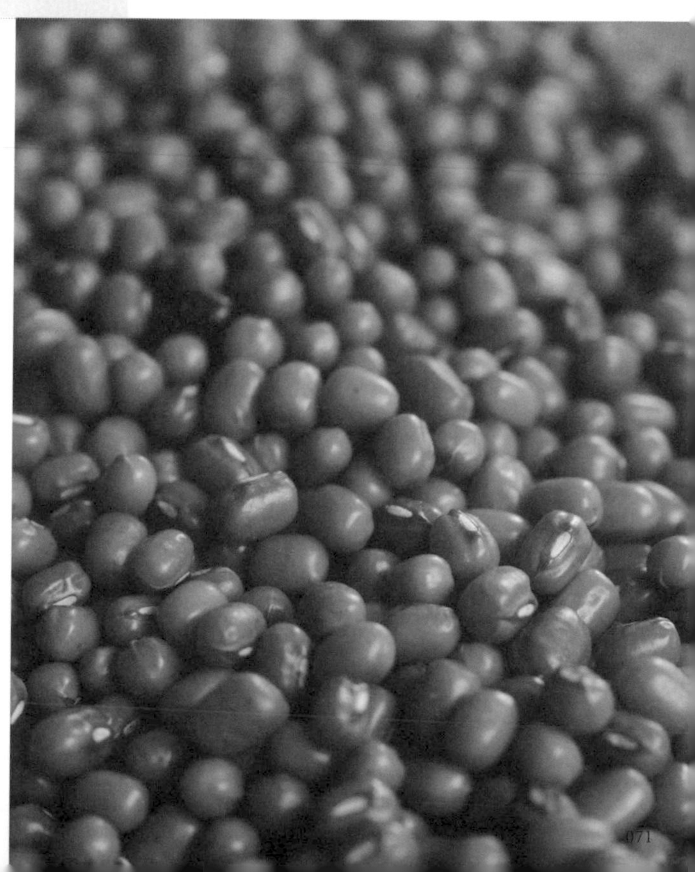

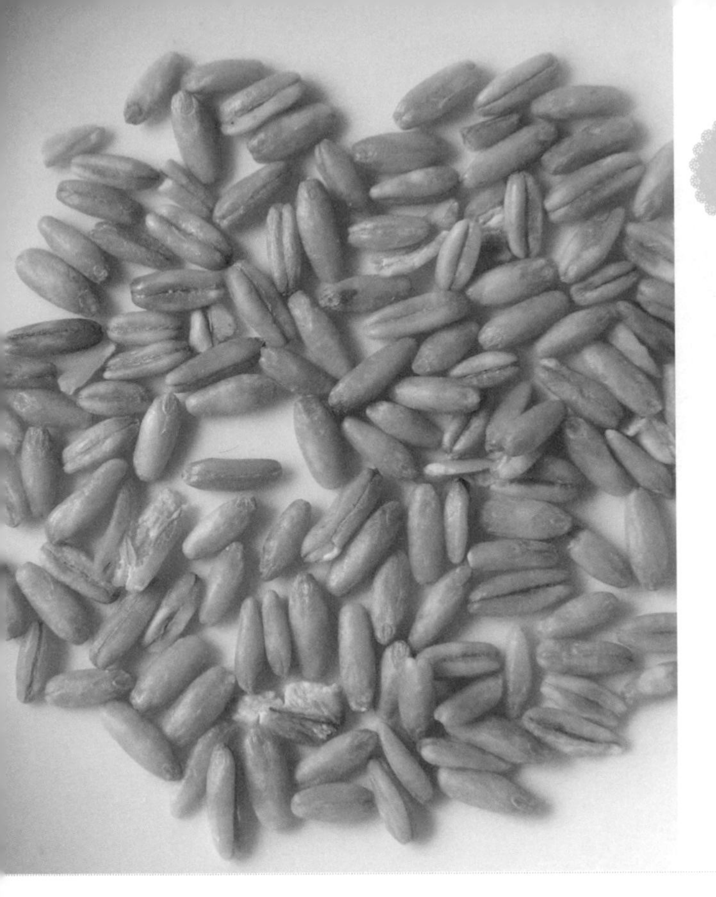

燕麥

性味 甘，平。
功效 主治肥胖，可補益脾胃、降低膽固醇。
禁忌 容易胃脹氣、消化不良者少食。

《本草綱目》記載燕麥「性味甘，平，無毒，有潤腸、通便作用，治難產等症」、《本草逢原》記載燕麥「益肝和脾」。現代藥理來看，燕麥富含許多纖維、維生素、β-葡聚醣、皂苷，對降膽固醇、預防便祕、心臟病、糖尿病都有很好的功效。

藜麥

性味 苦，溫。
功效 主治肥胖，能利濕、降血脂。
禁忌 腸胃功能不佳者少食。

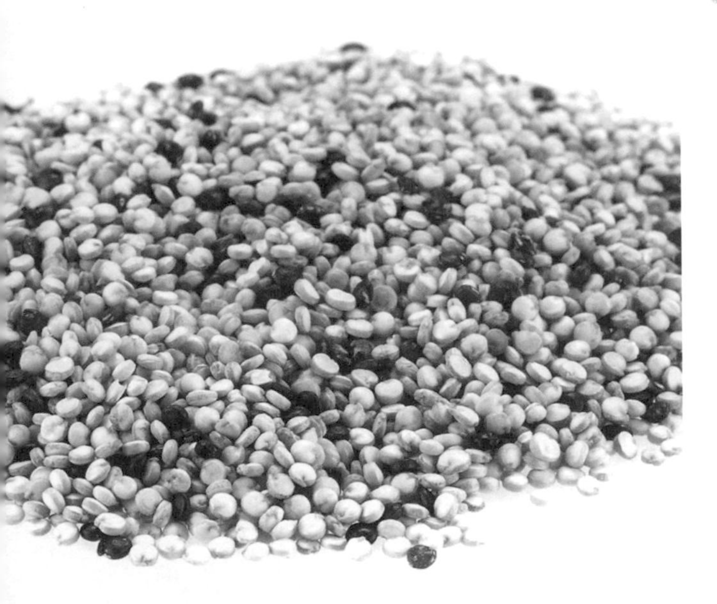

藜麥主要有黑、紅、白這幾種顏色，而紅藜又名台灣藜，有「穀物界紅寶石」之稱。中醫認為藜麥具有清熱退燒、止瀉痢，止癢、除濕熱、利水的作用。現代藥理來看，藜麥營養價值高，含有豐富的膳食纖維、鉀離子，具有控血糖、降膽固醇的功效，更是非常好的素食蛋白來源，很適合搭配糙米、薏仁等全穀類食物一起食用。

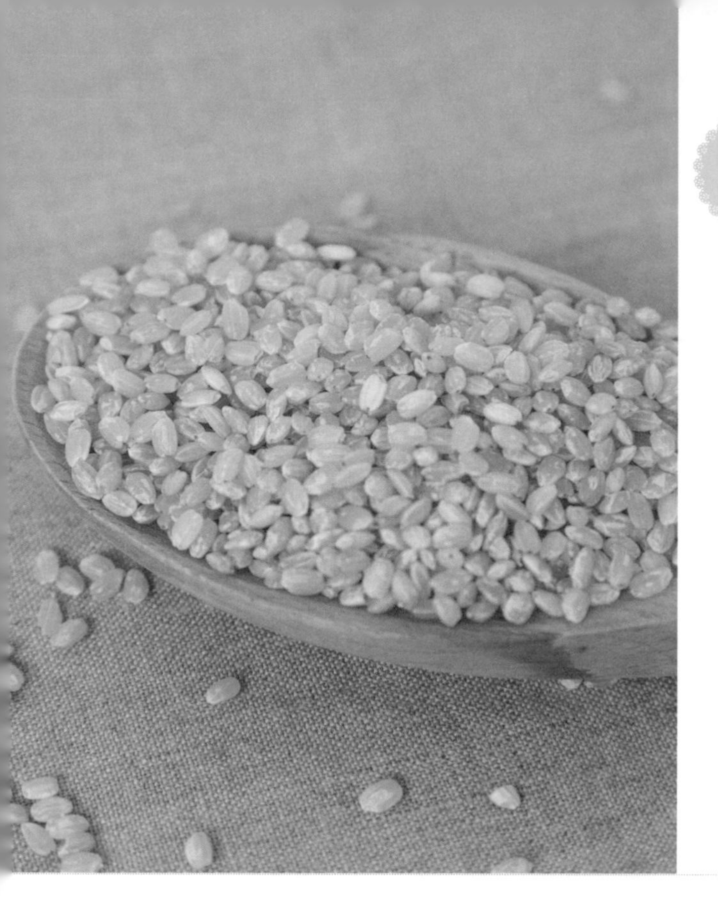

糙米

性味 甘，溫。
功效 主治肥胖、高血脂，可健脾、降低血脂。
禁忌 腸胃消化弱者少食。

糙米又名穀芽、全米，《本草綱目》記載糙米「快脾開胃，下氣和中，消食化積」。現代藥理來看，糙米因為外穀保留了全穀粒，因此營養價值比白米高，含有大量的膳食纖維、維生素、微量元素，可促進腸胃蠕動、預防便祕、提升免疫力，還能預防心血管疾病。

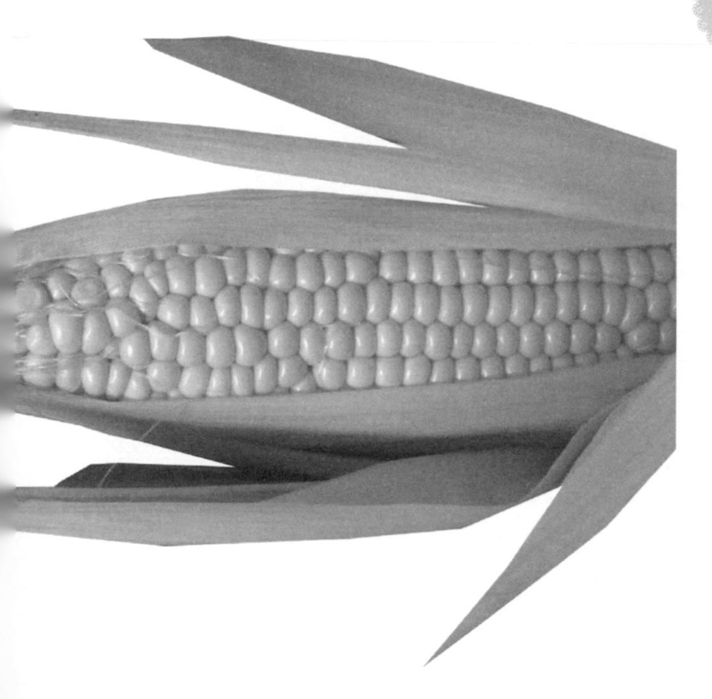

玉米

性味 甘、淡，平。
功效 主治痰濕、肥胖，可健脾利尿、代謝脂肪。
禁忌 容易腹脹者少食。

《本草推陳》記載玉米「為健胃劑，煎服亦有利尿之功」、《本草綱目》記載玉米「開胃調中」。玉米有健脾開胃、防癌、健腦的功效，現代藥理來看，玉米富含膳食纖維、穀氨酸、鎂、硒等營養，能預防便祕、腸炎、防癌、降膽固醇。玉米鬚還有降血脂、降血壓、消水腫的效果。

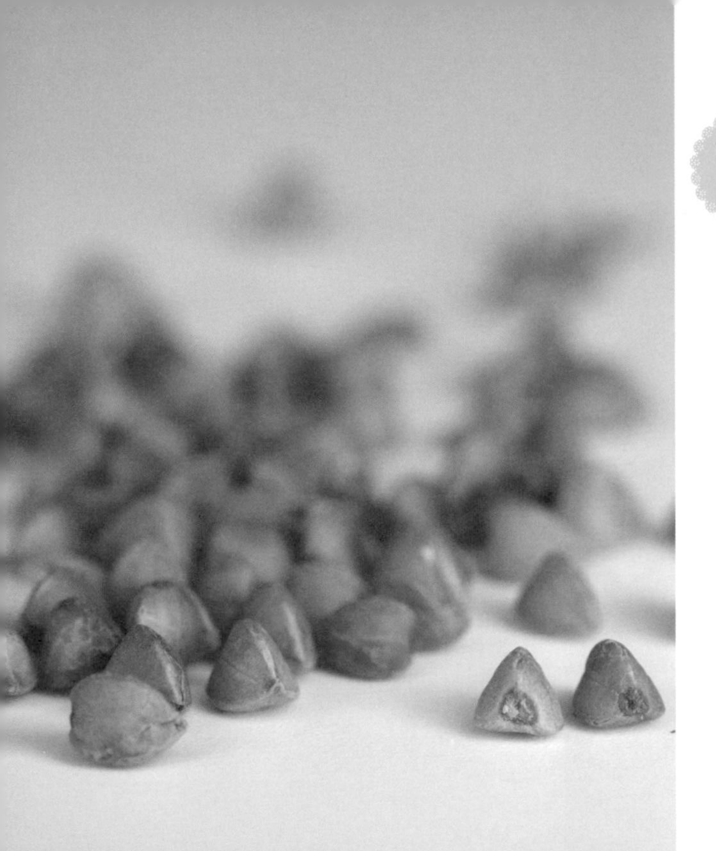

蕎麥

性味 甘，涼。

功效 主治肥胖，可健脾化濕、降低膽固醇。

禁忌 脾胃虛弱者少食。

《本草綱目》記載蕎麥「氣盛有濕熱者宜之」，它的營養價值豐富，有利耳目、益氣力、健胃、殺菌消炎的作用，更有「消炎糧食」美名。現代藥理來看，它富含維生素E、膳食纖維、蘆丁，有降膽固醇、降血脂、預防高血壓、糖尿病等作用。

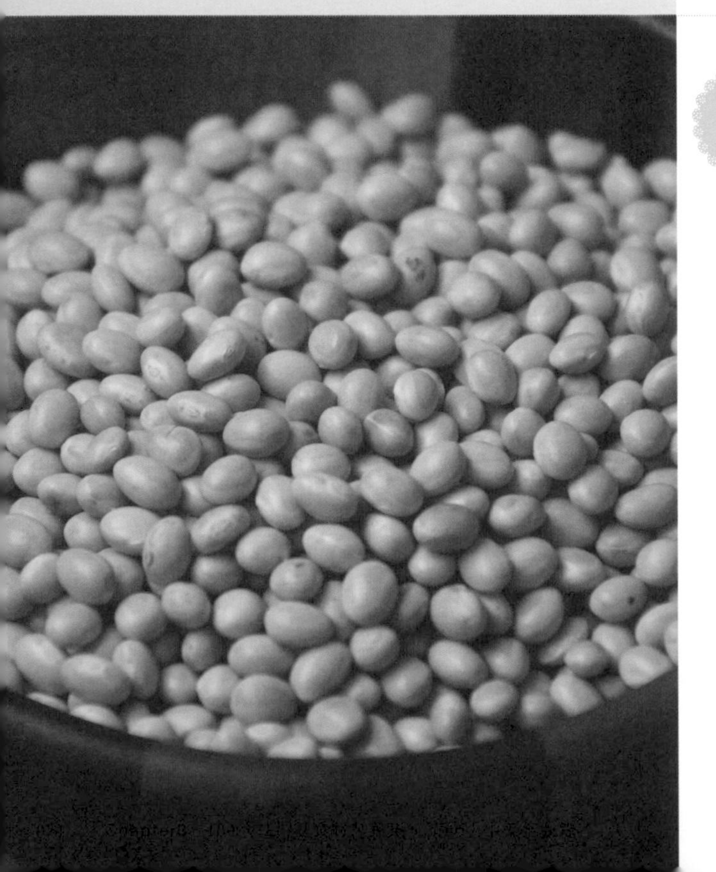

白扁豆

性味 甘，涼。

功效 主治肥胖，可健脾化濕、降低膽固醇。

禁忌 脾胃虛弱者少食。

《本草綱目》記載扁豆「白而微黃，其氣腥香，其性溫平，得乎中和，脾之穀也」。白扁豆主治健脾、化濕、消暑，可和中消暑、利尿消腫、清肝明目、治療暑濕吐瀉的症狀。現代藥理來看，它含有的營養成分可消暑止瀉，還具有抗癌的作用。

肉蛋奶&飲品類

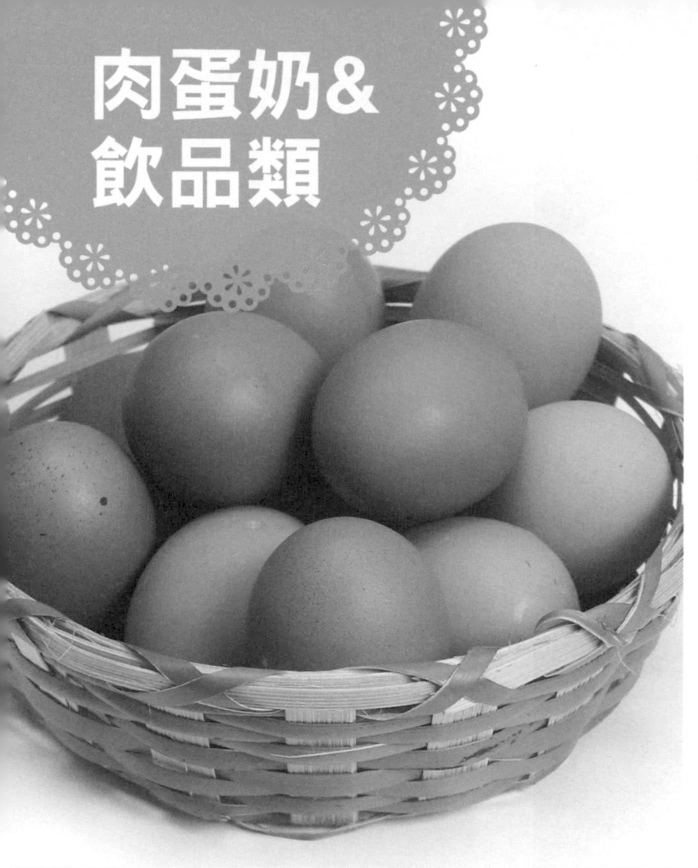

雞蛋

性味 甘，平。

功效 主治滋陰潤燥、補中益氣、補氣血。

禁忌 易腹瀉者少食用。

《本草綱目》記載「卵白，其氣清，其性微寒；卵黃，其氣渾，其性溫。精不足者，補之以氣，故卵白能清氣，治伏熱，目赤，咽痛諸疾。形不足者，補之以味，故卵黃能補血，治下痢，胎產諸疾」。中醫認為蛋白能潤肺利咽、清熱解毒；蛋黃則有養陰、寧心、補脾胃的作用。

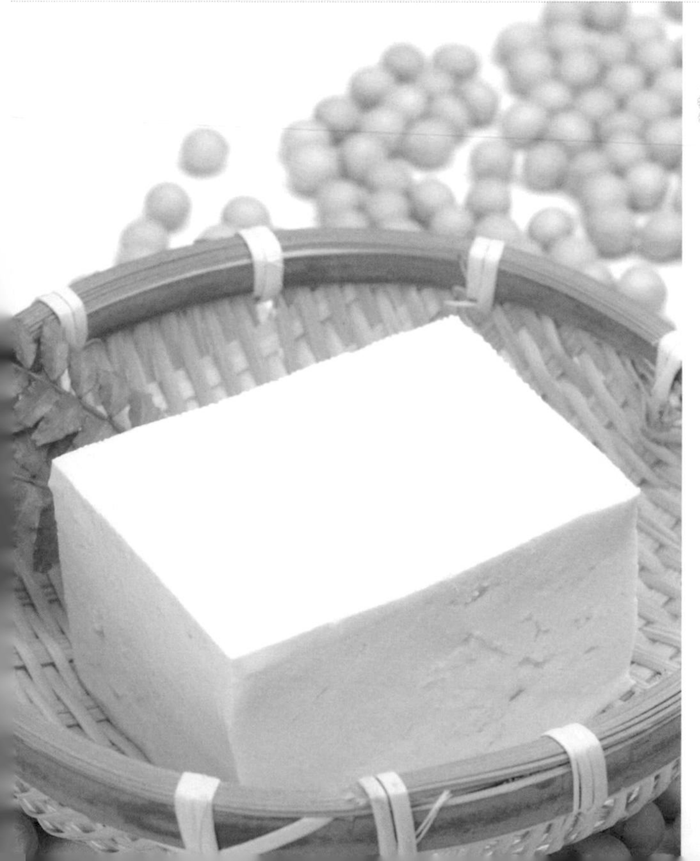

豆腐

性味 甘，涼。

功效 主治痰濕，可健脾化濕、降低膽固醇。

禁忌 尿酸高者少食。

豆腐具有補中益氣、和脾胃、消脹滿、下大腸濁氣、清熱散血的作用，可清熱潤燥、生津止渴、清潔腸胃。現代藥理來看，豆腐低熱量、低脂肪，富含蛋白質、維生素等營養，能降低體內膽固醇，還有助於神經、血管、大腦的發育生長。

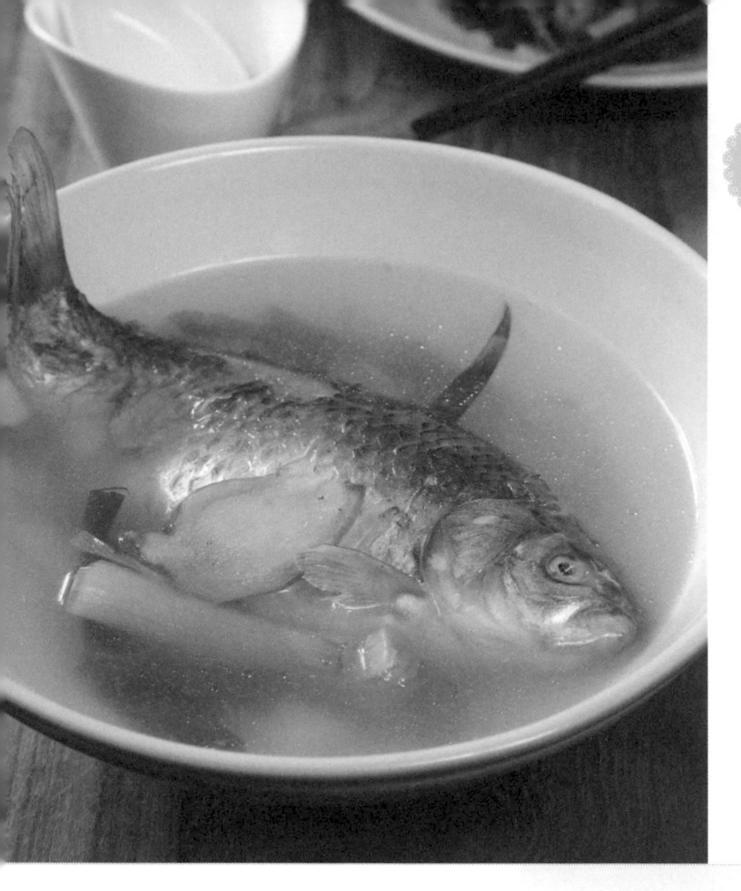

鯽魚

性味 甘，溫。
功效 補脾益氣、利水通乳。
禁忌 感冒忌食。

《醫林纂要》記載鯽魚「性和緩，能行水而不燥，能補脾而不清」。鯽魚是很常見的淡水魚類，民間很常用鯽魚湯催乳，它可和中補虛、除濕利水、溫中下氣。現代藥理來看，它含有核酸、蛋白質齊全，能抗衰老、增強抵抗力。

鴨肉

性味 甘，涼。
功效 滋陰補虛、養胃利水。
禁忌 腹瀉、感冒者忌食。

《本草綱目》記載鴨肉「主大補虛勞，最消毒熱，利小便，除水腫，消脹滿，利臟腑，退瘡腫，定驚癇」。中醫認為鴨肉能滋陰補虛、養胃利水，所以可養胃、補腎、清熱、消腫，尤其適合有大便乾結、水腫症狀者食用。

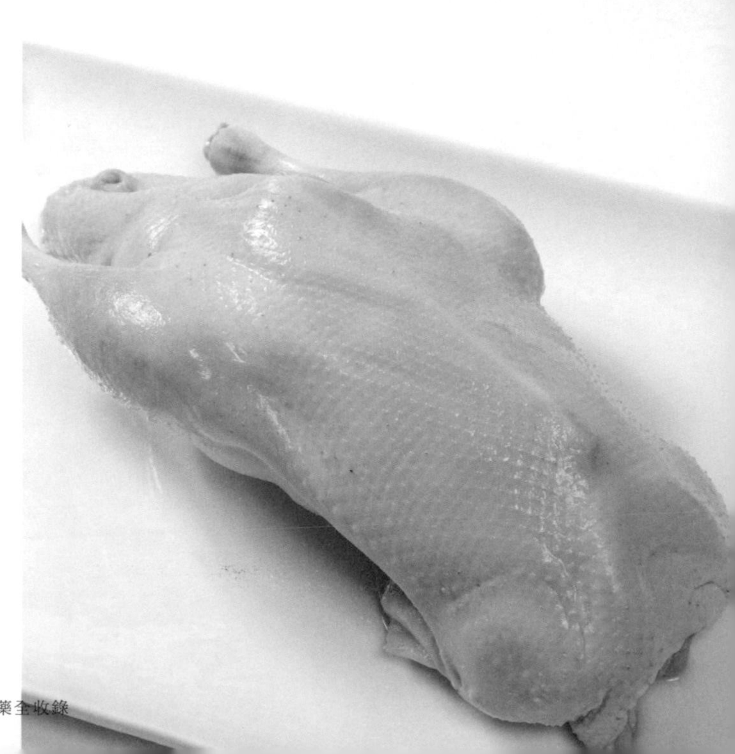

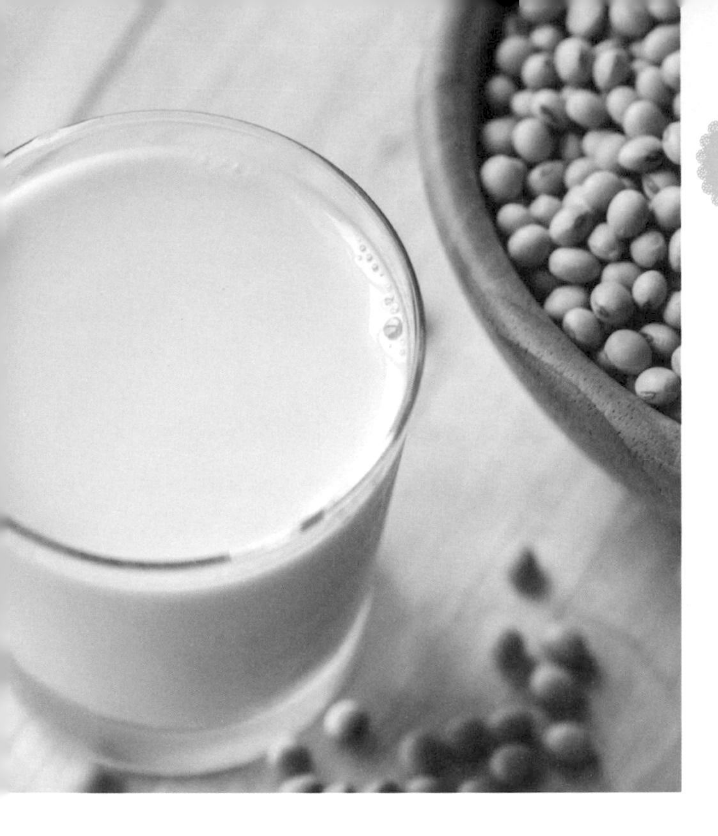

豆漿

性味 甘，平。
功效 主治肥胖，可健脾益氣、降低血脂。
禁忌 痛風、腎臟病、脾胃虛弱者少食。

《本草綱目》記載「豆漿，利氣下水，制諸風熱，解諸毒」。中醫認為豆漿有滋陰潤燥、利水下氣、養顏補虛的作用。現代藥理來看，豆漿含有植物蛋白、維生素、礦物質，能預防高脂血症、高血壓、動脈硬化症等疾病。

綠茶

性味 甘、苦，微寒。
功效 主治痰濕、高血脂，可化痰利尿、促進新陳代謝。
禁忌 懷孕、脾胃虛寒者少食。

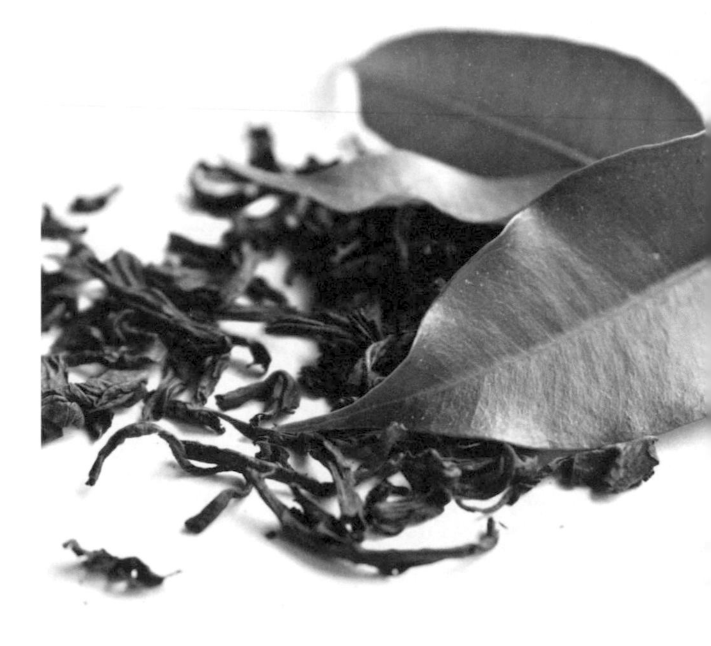

《本草綱目》記載「茶味苦甘微寒無毒，主治瘻瘡，利小便，去痰熱，止渴令人少眠，有力悅志，下氣消食」。中醫認為喝茶可清熱降火、解毒止渴、消脹氣、消除疲勞的作用。從現代藥理來看，綠茶含有豐富的兒茶素、咖啡因、茶氨酸，具有調控血壓、降體脂肪、降血糖的功效。

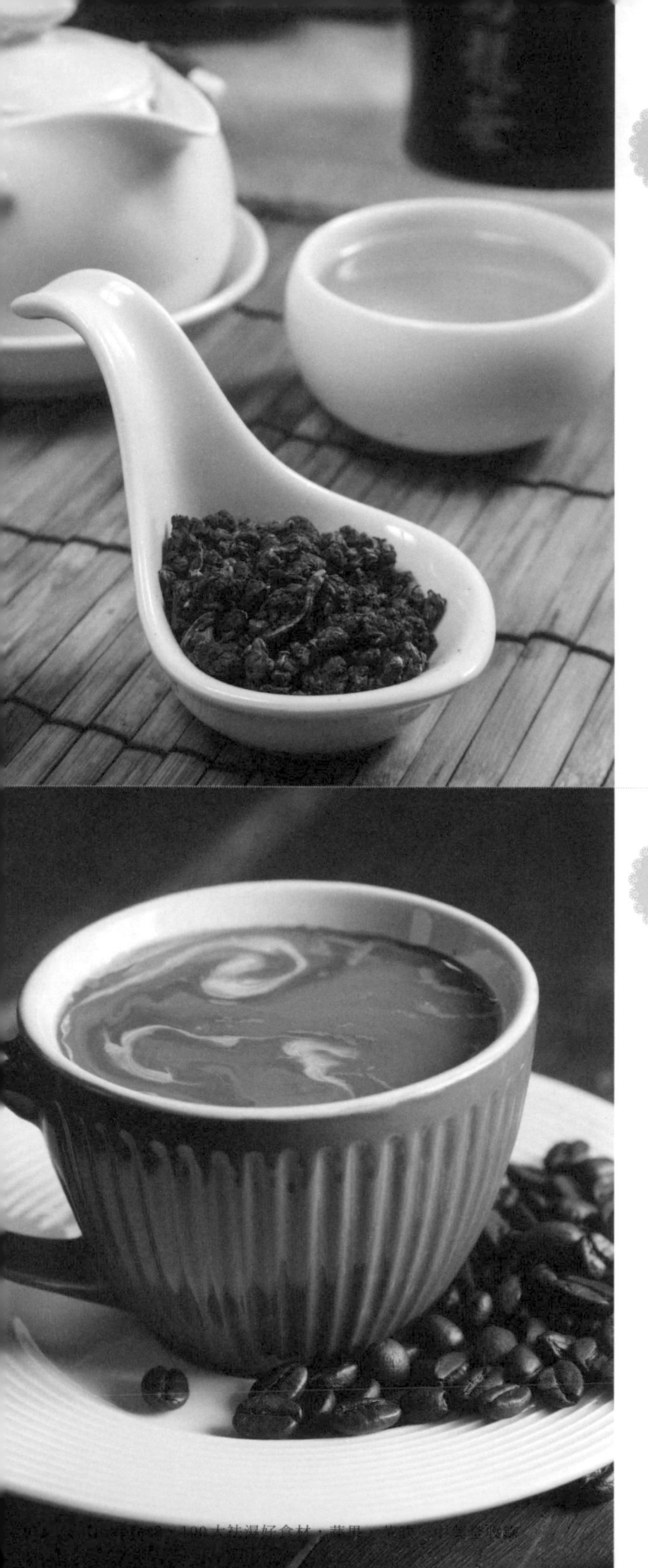

烏龍茶

性味 甘、苦，微寒涼。

功效 主治肥胖，可化痰消食下氣、降低三酸甘油酯和膽固醇。

禁忌 懷孕、脾胃虛弱者少食。

《本草備要》記載「茶苦甘微寒。下氣消食，去痰熱，除煩渴，清頭目，醒昏睡。解酒時油膩，燒炙之毒，利大小便。多飲消脂，寒胃」。烏龍茶屬於半發酵青茶，具有促進分解血液中脂肪的功效，也能降低膽固醇的含量，所以對降高血壓、高血糖、高血脂有不錯的作用。

咖啡

性味 苦、澀，平。。

功效 主治痰濕肥胖，可利尿、降低血脂。

禁忌 高血壓。

《食物中藥與便方》記載「酒醉不醒：濃咖啡茶頻頻飲服。慢性支氣管炎，肺氣腫，肺原性心臟病：咖啡豆（炒）每日 6 ～ 10 克，濃煎服」。咖啡具有強心、利尿、提神醒腦的作用，而茶與咖啡都可幫助消除水腫，但腸胃不好者要避免空腹、過量飲用。

中藥類（活血降脂藥）

※活血降脂藥能降壓消脂，屬於補益藥品。
使用中藥材前，請先徵詢醫師診斷。

芡實

性味 甘、澀，平。
功效 益腎固精，健脾除濕。
禁忌 容易便祕、腹脹者少食。

《神農本草經》記載芡實「主治濕痺腰脊膝痛，補中，除暴疾，益精氣，強志，令耳目聰明」。芡實有「水中人蔘」之稱，甘澀收斂、益腎固精，能健脾除濕，又能收斂止瀉，其生用、炒用也各有不同功效，生芡實可補腎、炒芡實則能健脾開胃。

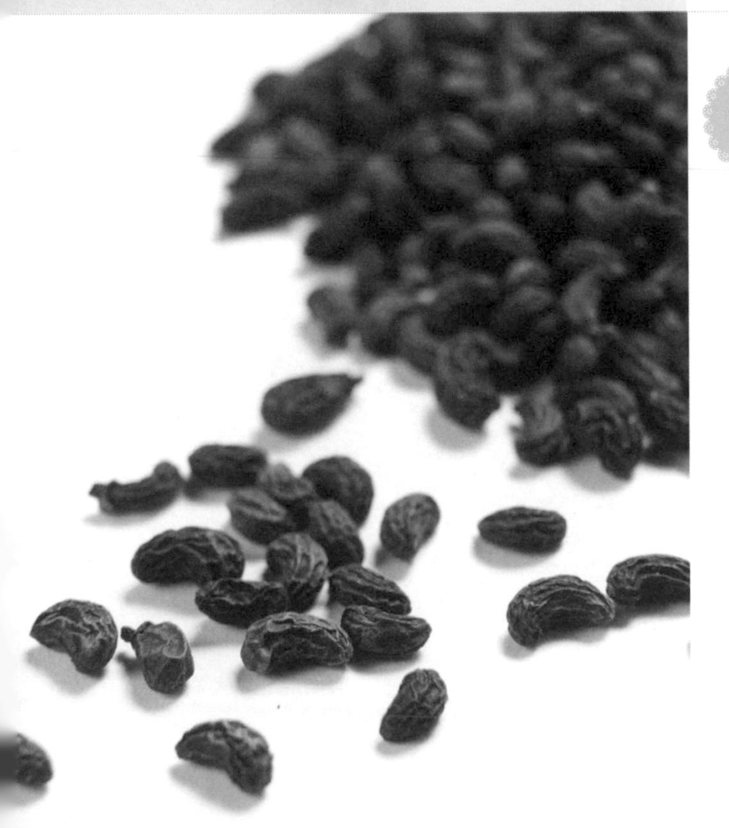

女貞子

性味 甘、苦，涼。
功效 主治高血脂，可滋陰補腎、降低膽固醇。
禁忌 脾胃虛弱者少食。

《神農本草經》記載女貞子「主補中，安五臟，養精神，除百疾。久服肥健」、《本草綱目》記載女貞子「強陰，健腰膝，發白髮，明目」。女貞子可用來補腎滋陰、養肝明目、健腰膝、滋養通便，還具有降脂減重、降低三酸甘油酯、降膽固醇的作用。

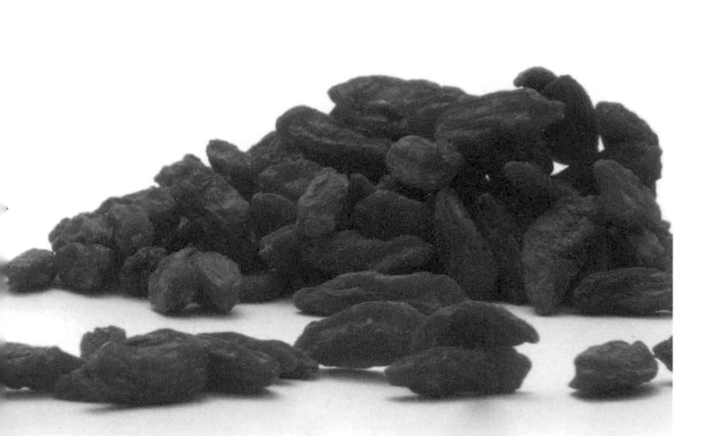

枸杞子

性味 甘、平。
功效 主治高血脂、脂肪肝，可益精明目。
禁忌 脾胃虛弱、易腹瀉者少食。

枸杞能補肝腎、益精血、明目，《本草經疏》記載枸杞子「潤而滋補，兼能退熱，而專於補腎、潤肺、生津、益氣，為肝腎真陰不足、勞乏內熱補益之要藥」。現代藥理來看，枸杞含有多種胺基酸，對保肝、降血糖、降血脂、改善脂肪肝有很好的療效。

山茱萸

性味 酸、澀，微溫。
功效 主治汗症，可收斂止汗
禁忌 小便不利者忌食。

山茱萸又名山萸肉、萸肉，是具有補益、收澀作用的常用藥。《神農本草經》記載山茱萸「主心下邪氣，寒熱，溫中，逐寒濕痺，去三蟲」。山茱萸能滋補腎肝、澀精氣、固虛脫、降血脂、減脂，治療腰膝痠痛、頭暈目眩等功效。

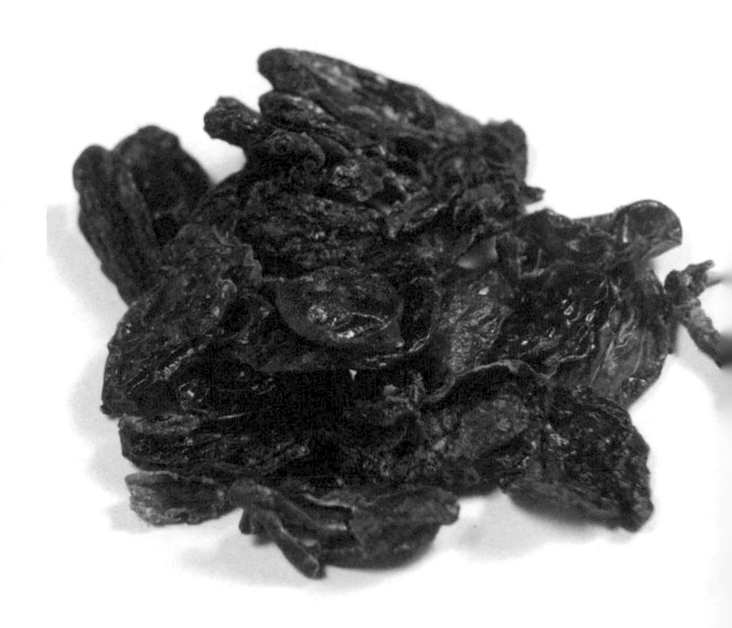

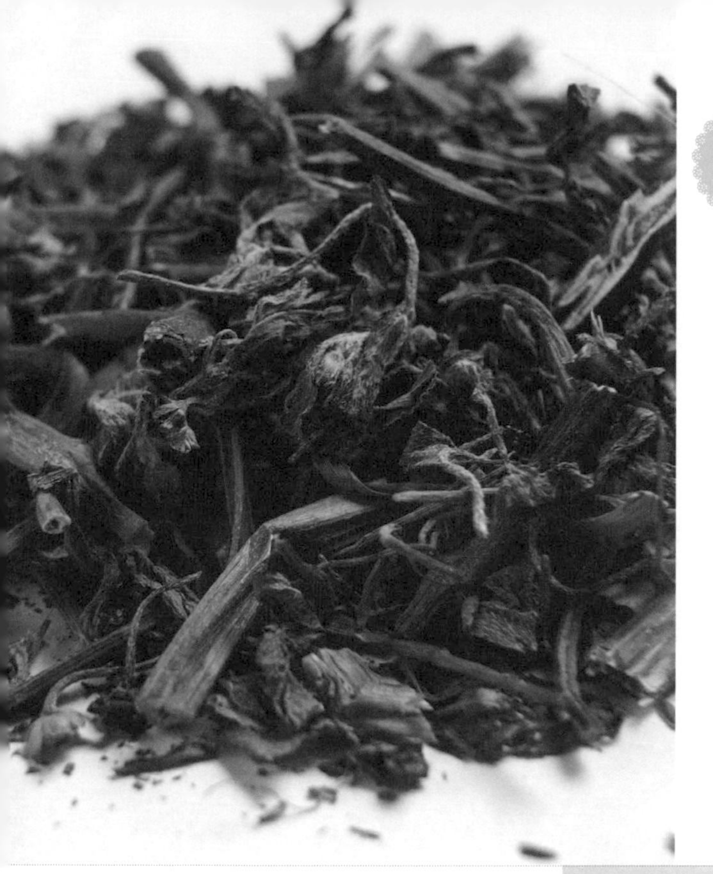

旱蓮草

性味 甘、酸，寒。
功效 主治養陰肝腎。
禁忌 脾胃虛弱者少食。

《本草綱目》記載旱蓮草「烏鬚髮，益腎陰」。它具有補肝腎陰、涼血止血的作用，主要用於治療肝腎陰虛的頭暈目眩、鬚髮早白、腰膝酸軟等症，能補肝腎之陰。現代藥理來看，旱蓮草含有皂苷、煙鹼、鞣質、維生素A等成份，具有保肝作用，外敷也有良好止血作用。

桃仁

性味 苦、甘，平。
功效 活血化瘀、促進血液循環。
禁忌 脾胃虛弱者少食。

《神農本草經》記載桃仁「主治瘀血，血閉瘕邪氣，殺小蟲」。桃仁有破血祛瘀、潤腸通便功效，常用於血閉痛經、閉經、腸燥便祕等症，可提高腸黏膜潤滑，並改善浮腫、肝功能等作用。現代藥理來看，桃仁含有苦杏仁苷，有鎮咳、抑制癌細胞等作用。

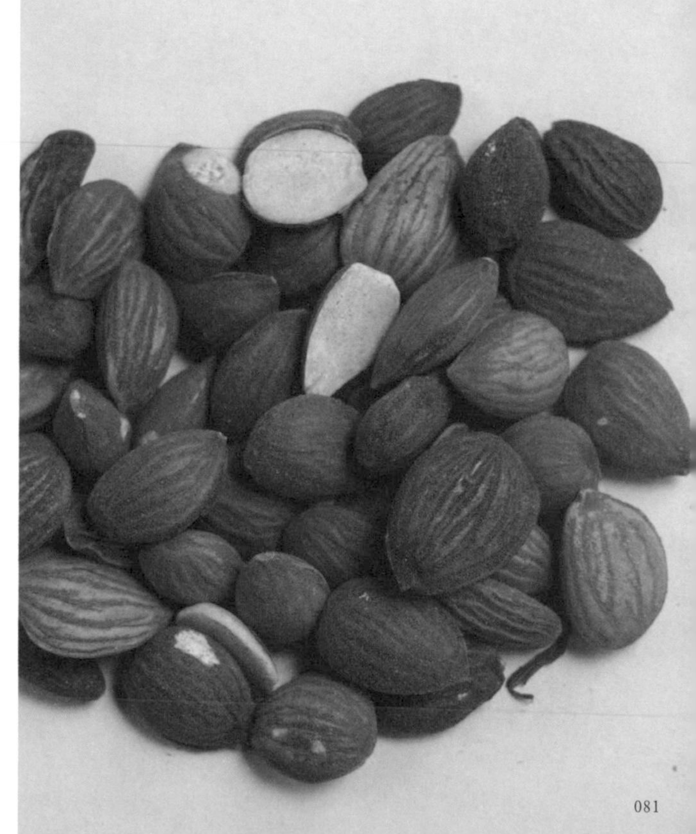

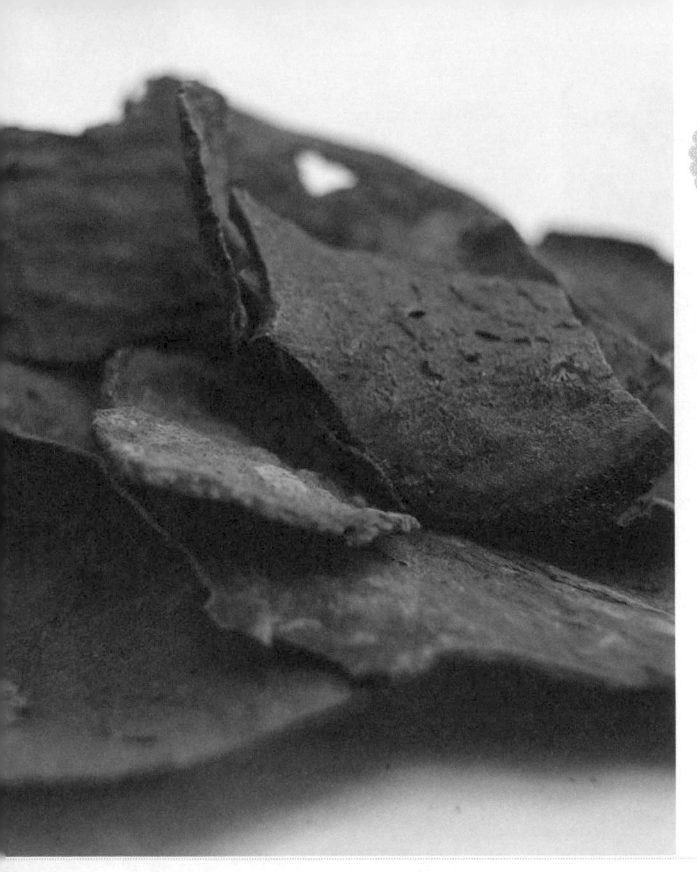

何首烏

性味 苦、甘，溫。

功效 主治高血脂，可潤腸通便、防止動脈粥樣硬化。

禁忌 容易腹瀉者少食。

《本草綱目》記載何首烏「此物氣溫味苦澀，苦補腎，溫補肝，澀能收斂精氣，所以能養血益肝，固精益腎，健筋骨，烏髭發，為滋補良藥。不寒不燥，功在地黃、天門冬諸藥之上」。何首烏常用來治療腰膝痠軟疼痛、高血脂等症，它具有改善肥胖、降血壓、降血脂的功效。

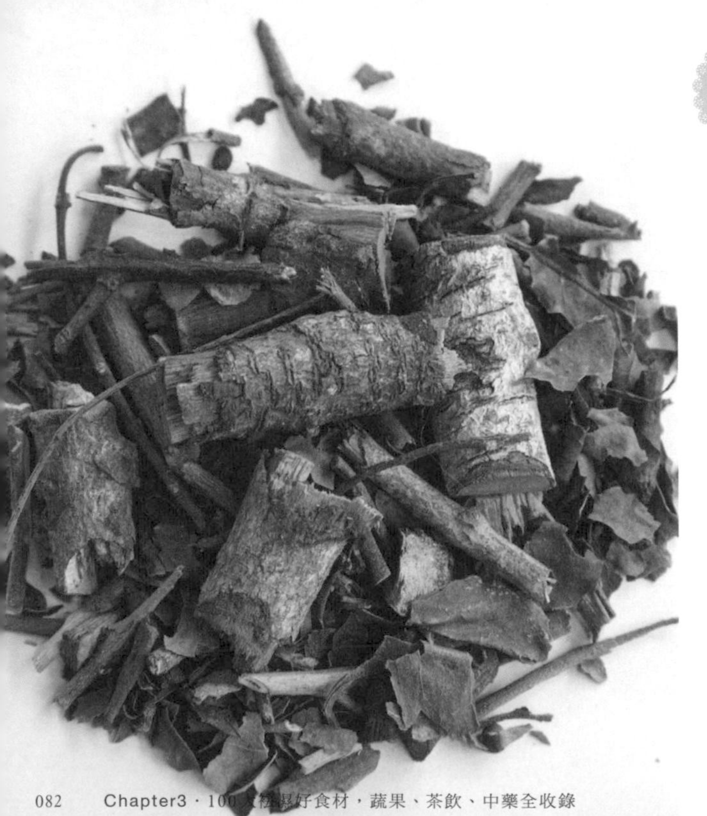

桑寄生

性味 苦。

功效 主治高血壓，可祛風通絡、降低血脂。

禁忌 體質虛寒者少食。

《本草綱目》記載桑寄生「助筋骨、利腰膝，下乳安胎、活血除痺，為強壯劑」。桑寄生是常用中藥，具有補肝腎、強筋胃、祛風濕、安胎作用，常用於治療風濕痺痛、腰膝痠軟、筋骨無力、崩漏經多、妊娠漏血、胎動不安及高血壓等症狀。

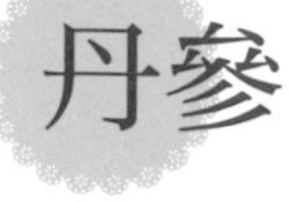

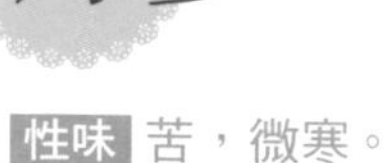

丹參

性味 苦，微寒。
功效 主治高血脂、脂肪肝，可降脂減重、降低膽固醇。
禁忌 孕婦忌食。

丹參是常用的活血化瘀中藥，還有「一味丹參，功同四物」之說。《神農本草經》將丹參列為上品，記載「主心腹邪氣，腸鳴幽幽如走水，寒熱積聚；除瘕、止煩渴，益氣」。臨床上常使用於安神寧心、活血祛瘀、養血安神等作用。

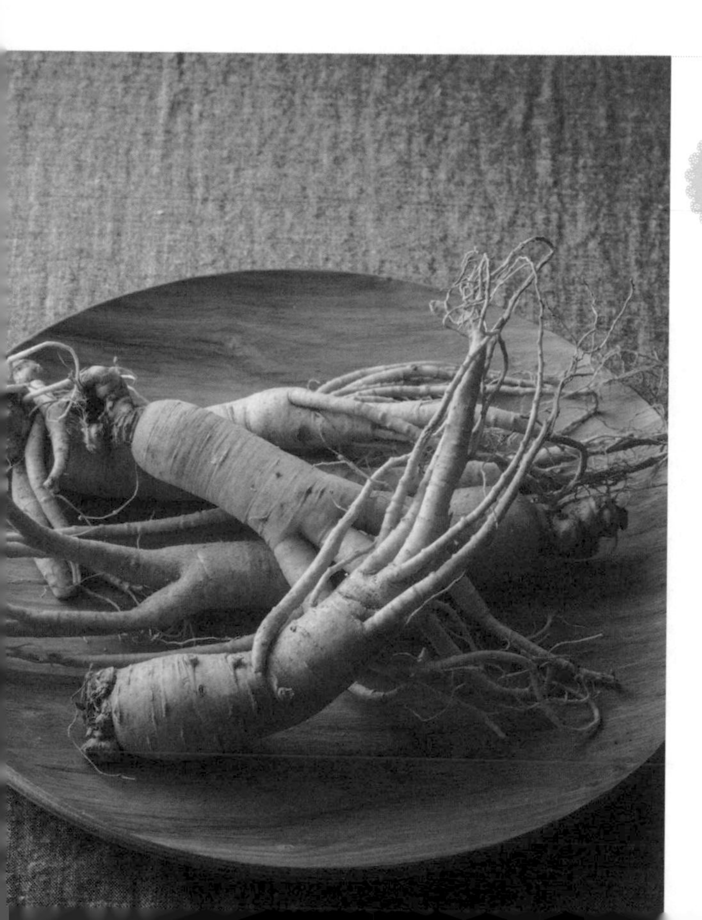

人參

性味 苦，微寒。
功效 補元氣、補脾益肺。
禁忌 感冒、過敏體質少食。

《神農本草經》記載「參味甘，微寒。主補五臟，安精神，定魂魄，止驚悸，除邪氣，明目，開心益智」，久服輕身延年。人參主要是補元氣、補脾益肺，生津、安神。現代藥理來看，人參含有人參皂苷，有舒緩疲勞、恢復元氣、抑制癌細胞的作用。

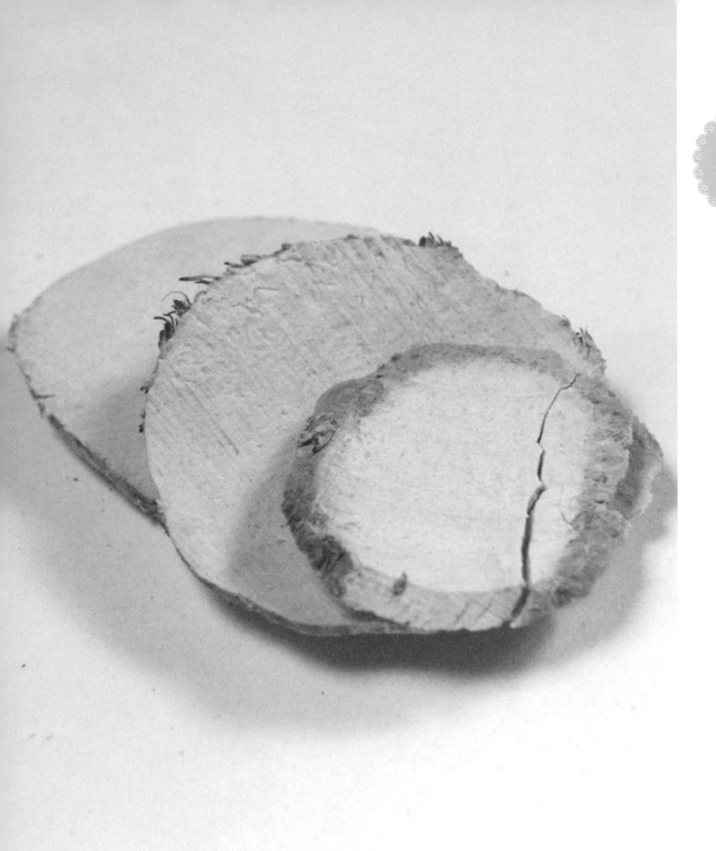

三棱

性味 辛、苦，平。
功效 主治食積脹痛，可促進血液循環、降脂減重。
禁忌 孕婦忌食、脾胃虛弱者少食。

《本草綱目》記載三棱「能破氣散結，故能治諸病」、《本草備要》記載三棱「瀉，行氣，破血，消積」。三棱有破血行氣、消積止痛的作用，能改善飲食脹滿，氣滯腹痛等症。現代藥理來看，三棱有抗血栓形成的作用，能讓血管擴張、血流速度加快，達到較好的抗炎作用。

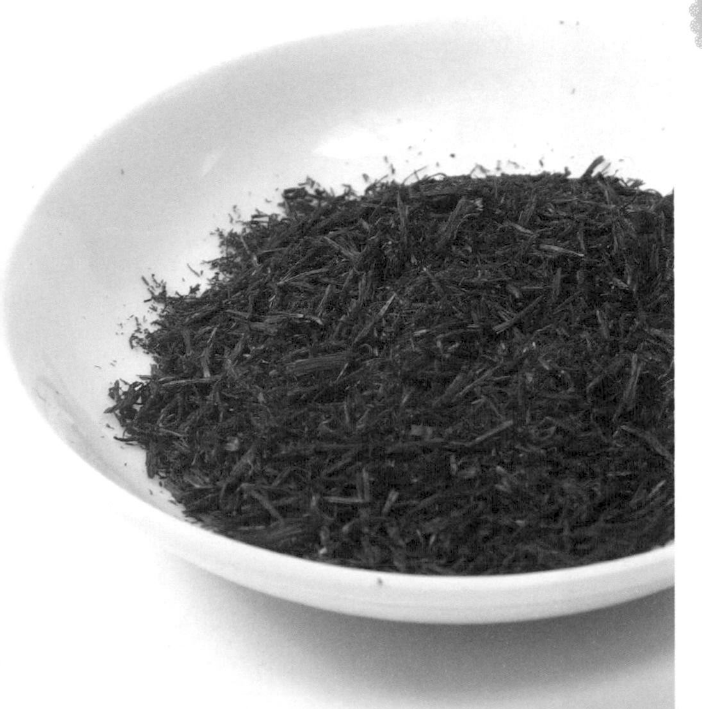

紅花

性味 辛，溫。
功效 主治瘡瘍腫痛，可祛瘀止痛、降低三酸甘油酯。
禁忌 孕婦忌食。

《本草綱目》記載紅花「活血潤燥，止痛，散腫，通經」。紅花能活血通經、祛瘀止痛，用於血滯經閉，痛經，產後瘀滯腹痛等症。現代藥理來看，紅花含有紅花黃素、紅花苷、紅花素、紅花油，有降低血脂的作用。

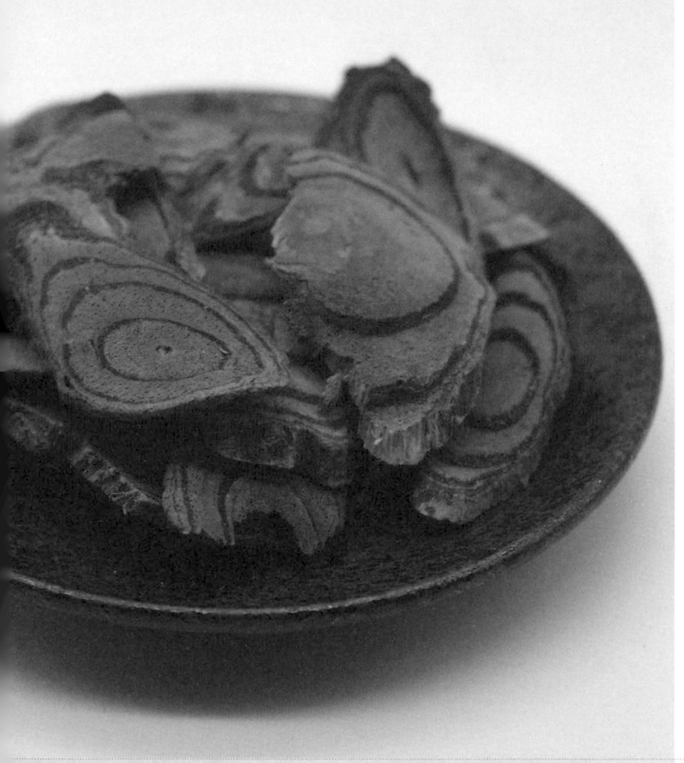

雞血藤

性味 苦、甘，溫。
功效 主治風濕痺痛，可疏通經絡、舒筋活絡。
禁忌 孕婦忌食。

雞血藤可行血補血、調經、舒筋活絡，《飲片新參》記載雞血藤「去瘀血，生新血，流利經脈。治暑痧，風血痺症」。雞血藤主要用於月經不調，經行不暢、痛經、血虛經閉等症，有活血化瘀調經作用。現代藥理來看，雞血藤含雞血藤醇、鐵質、菜油甾醇、豆甾醇、谷甾醇成分，有補血、抗炎等作用。

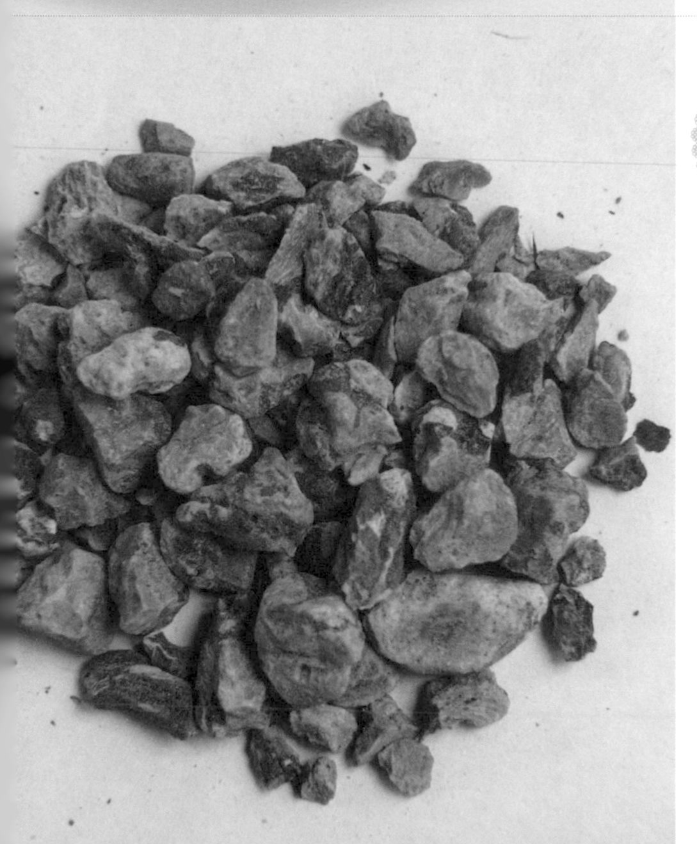

川芎

性味 辛，溫。
功效 主治風濕痺痛，可活血行氣。
禁忌 孕婦忌食。

川芎既能活血又能行氣，為「血中氣藥」，可「下調經水，中開鬱結」，是婦科活血調經常用藥，主治婦女月經不調、經閉、痛經、產後瘀滯腹痛等症。《神農本草經》記載川芎「主中風入腦頭痛，寒痺，筋攣緩急，金瘡，婦人血閉無子」，代表它也能治頭痛，具有祛風活血止痛之作用。

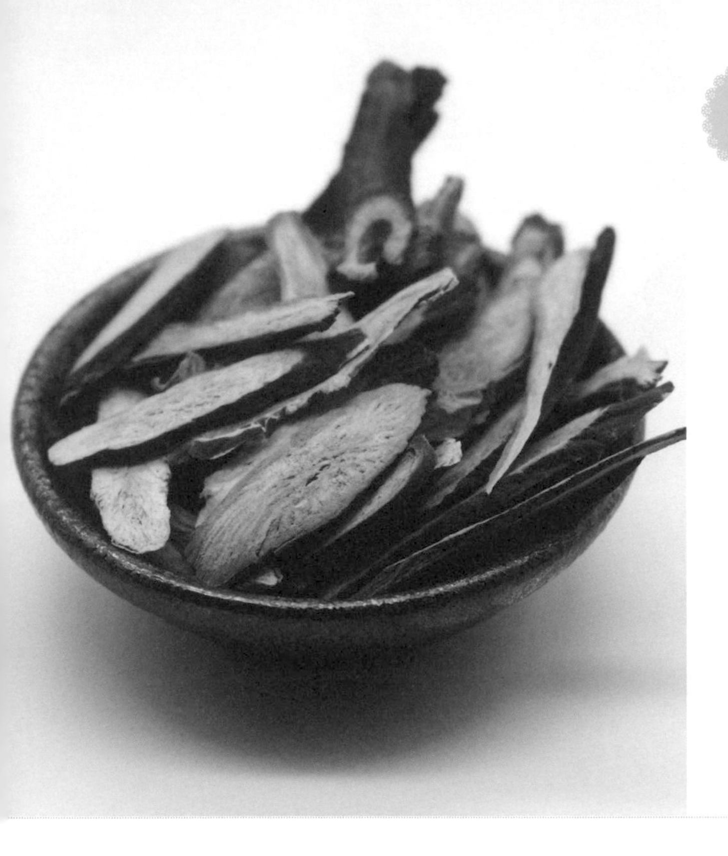

赤芍

性味 苦，微寒。
功效 主治目赤腫痛，可清熱涼血。
禁忌 孕婦忌食。

《神農本草經》記載赤芍「主邪氣腹痛，除血痺，破堅積，寒熱疝瘕，止痛，利小便」，具有清熱涼血、散瘀止痛作用。現代藥理來看，其成分含有芍藥苷、牡丹酚等，對鎮靜、抗炎、鎮痛、解熱、抗潰瘍和降壓都有不錯的作用。

廣地龍（蚯蚓）

性味 苦，微寒。
功效 主治目赤腫痛，可清熱涼血。
禁忌 孕婦忌食、脾胃虛寒者少食。

廣地龍為蚯蚓的中藥名，《本草綱目》記載：「性寒而下行，性寒故能解諸熱疾，下行故能利小便，治足疾而通經絡也」、「主傷寒瘧疾，大熱狂煩，及大人小兒小便不通，急慢驚風，歷節風痛」。廣地龍具有清熱息風、通絡活絡、平喘、利尿的功效，常用來治療風寒濕痺、氣虛血滯等症。

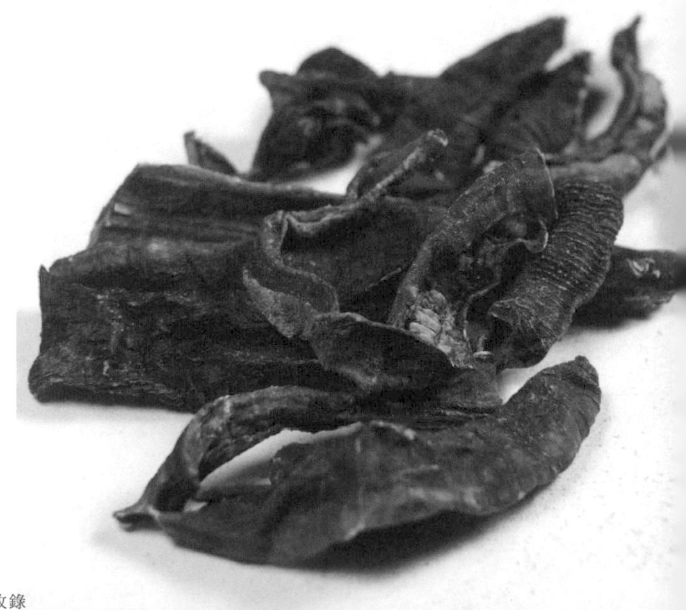

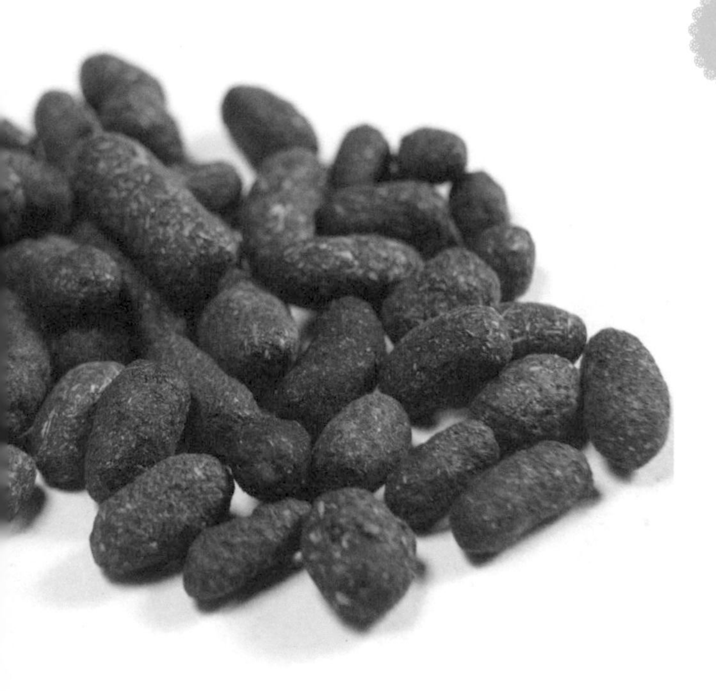

五靈脂

性味 苦、鹹、甘，溫。
功效 活血止痛、化瘀止血。
禁忌 孕婦忌食。

五靈脂是鼯鼠的乾燥糞便，李時珍釋其名曰：「其糞名五靈脂者，謂狀如凝脂而受五行之氣也」。五靈脂可內服也可外用，內服活血散瘀，常用於心腹淤血作痛、痛經、血瘀經閉、產後淤血腹痛等症；外用則治跌打損傷，蛇、蟲咬傷。

牛膝

性味 苦，平。
功效 主治肥胖，可散瘀血、逐瘀通經。
禁忌 孕婦忌食。

《神農本草經》記載牛膝「主寒濕痿痺，四肢拘攣，膝痛不可屈伸，逐血氣，傷熱火爛」。牛膝為草本植物懷牛膝、川牛膝的根，具有活血通經、補肝腎、強筋骨、利水通淋等作用，可用於瘀血阻滯的經閉、痛經、月經不調、產後腹痛等症。

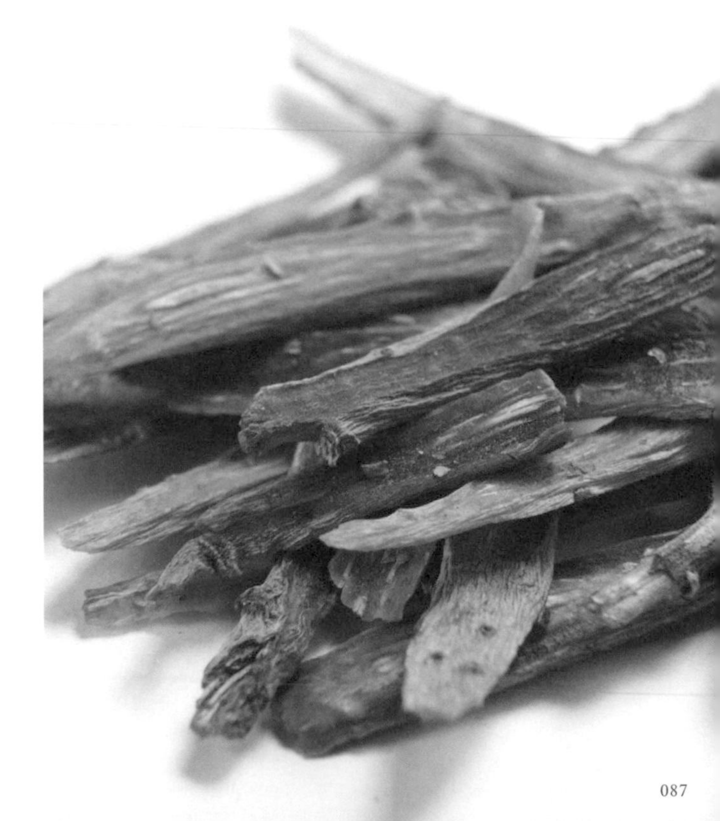

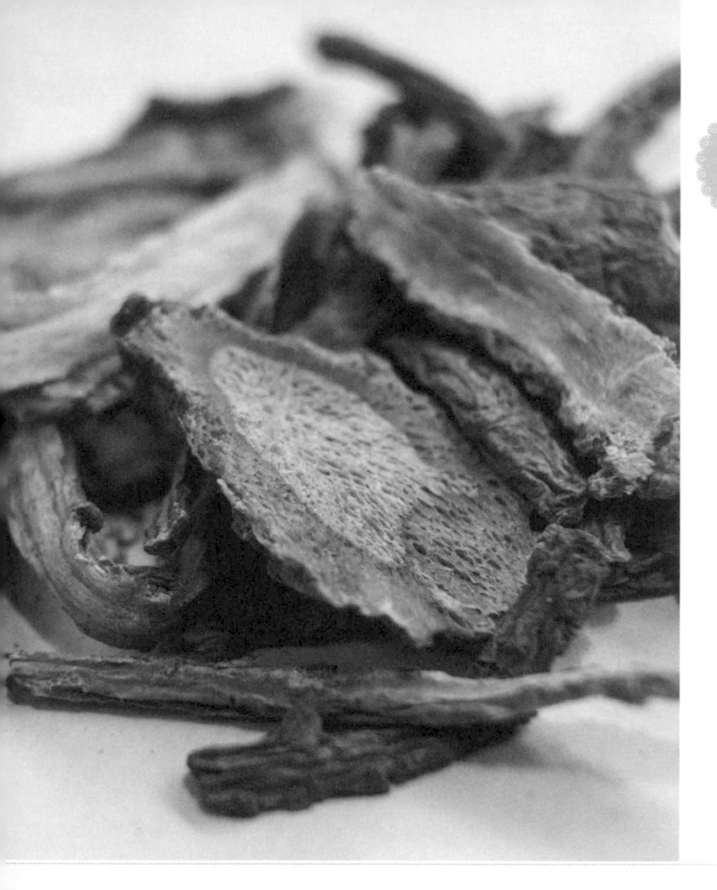

當歸

性味 甘、苦，溫。
功效 主治高血脂，可降血壓、潤腸通便。
禁忌 脾胃虛弱、易腹瀉者少食。

《景岳全書．本草正》記載「當歸，其味甘而重，故專能補血；其氣輕而辛，故又能行血。補中有動，行中有補，誠血中之氣藥，亦血中之聖藥也」。當歸具有補血活血、調經止痛、潤腸等作用，可治療心肝血虛、月經不調、消腫止痛、腸燥便祕等症。

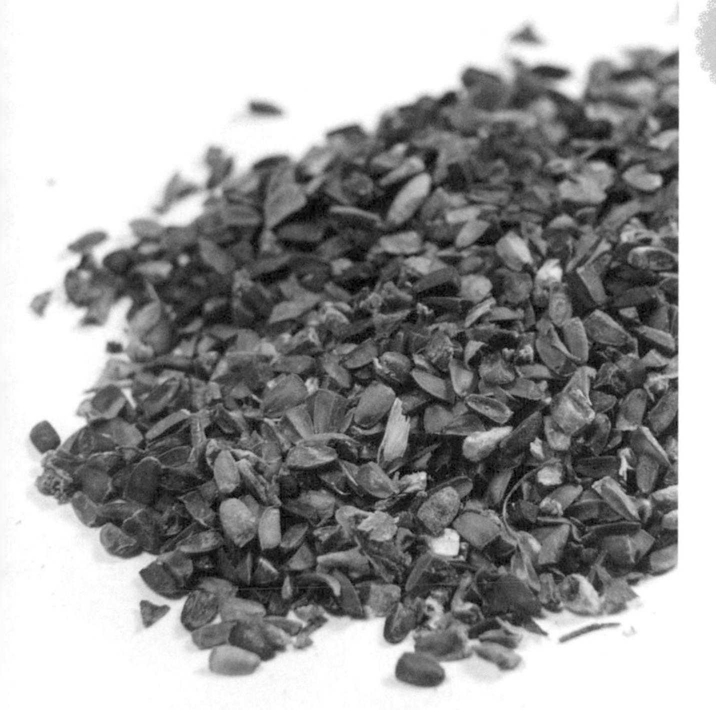

茺蔚子

性味 辛、苦，微寒。
功效 活血化瘀、清肝明目。
禁忌 孕婦忌食。

茺蔚子是益母草的乾燥成熟果實，主要作用為活血調經、清肝明目。《神農本草經》記載茺蔚子「主明目，益精，除水氣，久服輕身」、《本草綱目》記載茺蔚子「治風解熱，順氣活血，養肝益心，安魂定魄，調女人經脈，崩中帶下，產後胎前諸疾」，可治療婦女月經不調、痛經、閉經、產後瘀滯腹痛、肝熱頭痛、頭暈，目赤腫痛等症。

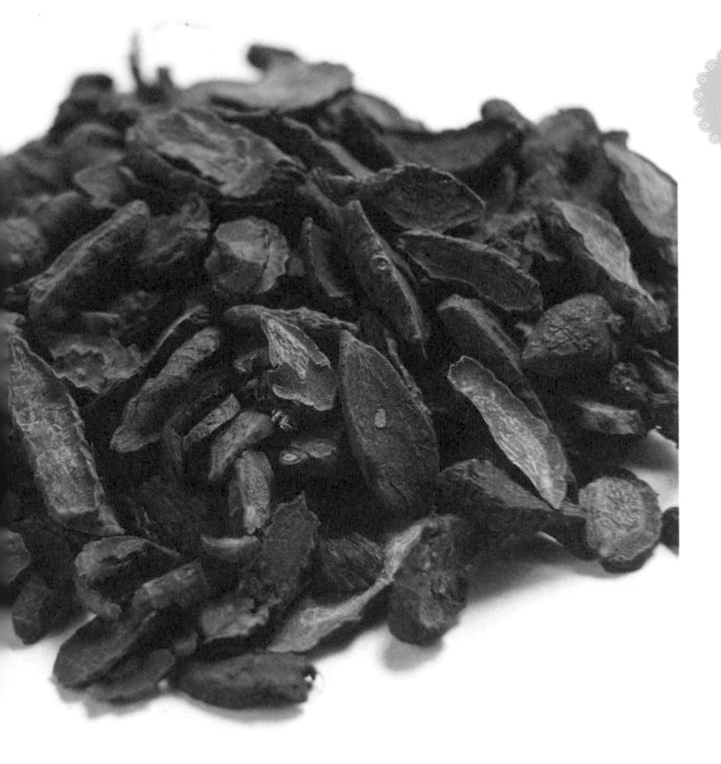

香附

性味 辛、微苦、微甘，平。
功效 主治疏肝理氣，調經止痛。
禁忌 氣血虛弱者忌食。

《本草綱目》記載香附「利三焦，解六鬱，消飲食積聚、痰飲痞滿，胕腫腹脹，腳氣，止心腹、肢體、頭目、齒耳諸痛…婦人崩漏帶下，月候不調，胎前產後百病」。香附主要用於氣滯脅痛、腹痛，為疏肝解鬱、行氣止痛、調經止痛之藥。

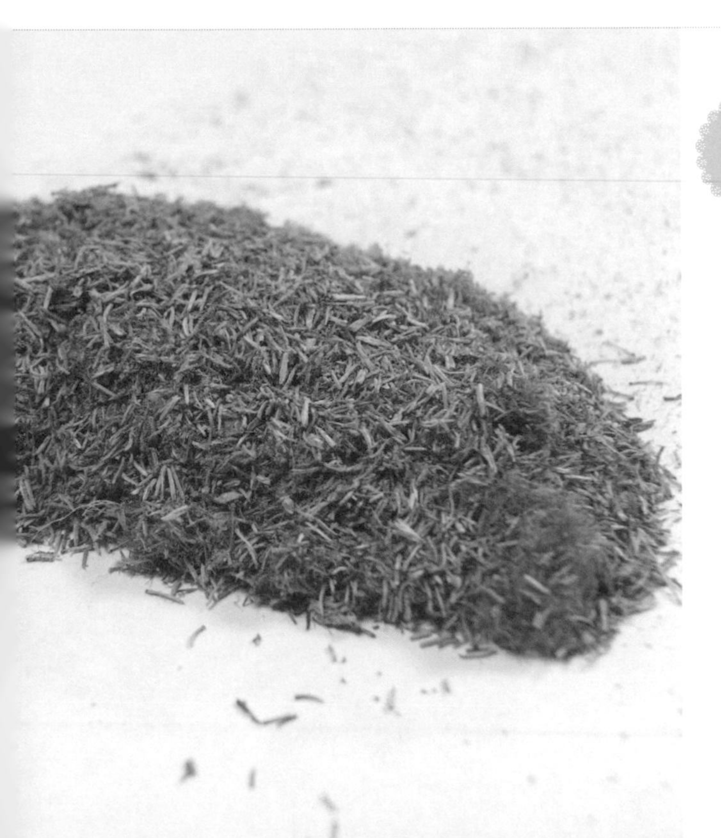

蒲黃

性味 甘，平。
功效 主治痛經，能活血化瘀、降膽固醇。
禁忌 孕婦忌食。

《神農本草經》記載蒲黃「主心腹膀胱寒熱，利小便，止血，消瘀血」，可化瘀止血、利尿。現代藥理來看，蒲黃含黃酮、棕櫚酸、異鼠李素、甾醇酚類等成分，可抑制腸道吸收膽固醇、促進凝血作用、降血壓等功效。

中藥類（利水滲濕藥）

※利水滲濕藥的作用是袪濕，幫助排出體內多餘水分，服後可增加排尿量，解濕熱、消水腫。使用中藥材前，請先徵詢醫師診斷。

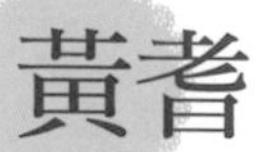

黃耆

性味 甘，微溫。
功效 主治體虛肥胖，可利水消腫、消炎、利尿。
禁忌 感冒、孕婦少食。

《本草綱目》記載「耆，長也，黃耆色黃，為補藥之長，故名」、《本草求真》記載黃耆「補氣諸藥之最」，具有補氣升陽、益衛固表的功效。醫書認為黃耆可補一身之氣，若與黨參、太子參、人參一起服用，補氣的作用更佳，適合氣虛的人食用。

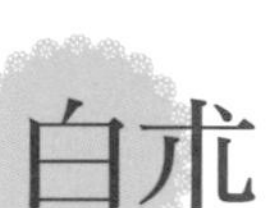

白朮

性味 甘，溫。
功效 主治痰濕肥胖，可燥濕利水、健脾化濕。
禁忌 腎虛、消化不良者少食。

《本草匯言》記載「白朮，乃扶植脾胃，散濕除痺，消食除痞之要藥也。脾虛不健，朮能補之，胃虛不納，朮能助之」、《神農本草經》記載白朮「主風寒濕痺」。白朮具有健脾燥濕、補中益氣的作用，常食用者能補體、增強氣力，還可改善腹脹、水腫。

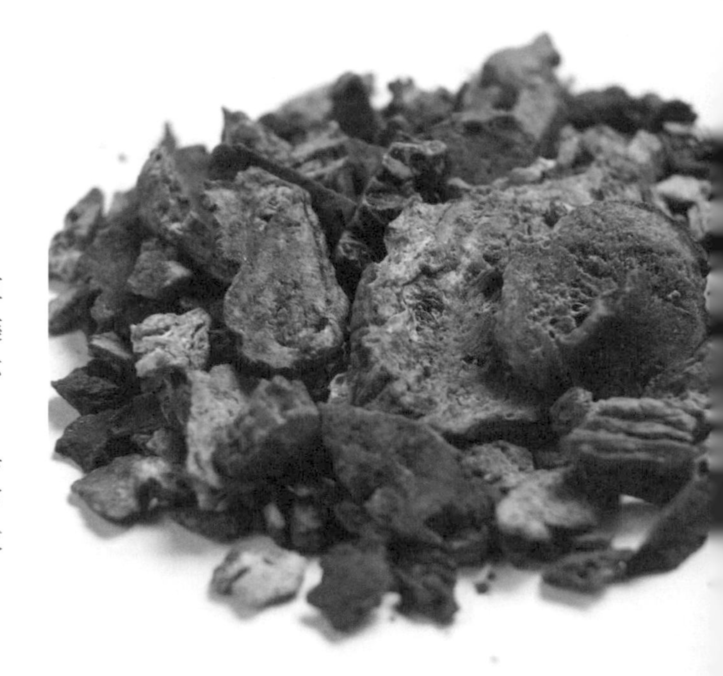

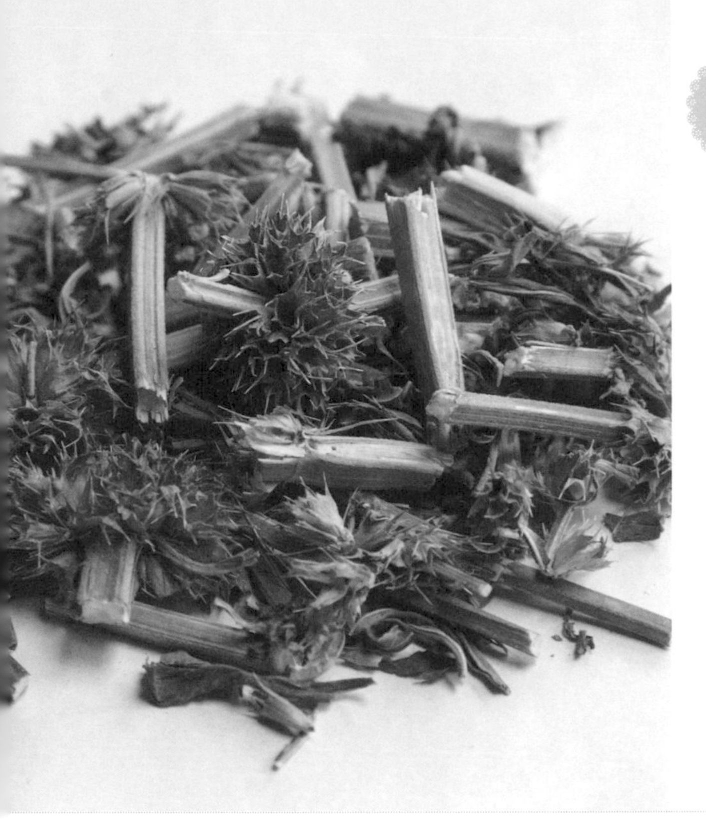

益母草

性味 辛、微苦，微寒。
功效 主治水腫尿少、治療痰濕肥胖、消脂減重。
禁忌 孕婦忌食、肝腎功能較弱者少食。

《本草綱目》記載益母草「活血、破血、調經、解毒。治胎漏難產，胎衣不下，血暈，血風，血痛，崩中漏下，尿血，瀉血，疳、痢、痔疾，打扑內損瘀血，大便小便不通。」益母草是婦科經產藥，故有益母之名，除此之外它也有調經、利水消腫、活血化瘀、清熱解毒的作用。

半夏

性味 味辛、微苦，溫、有小毒。
功效 燥濕化痰、外用可消腫止痛。
禁忌 孕婦忌食。

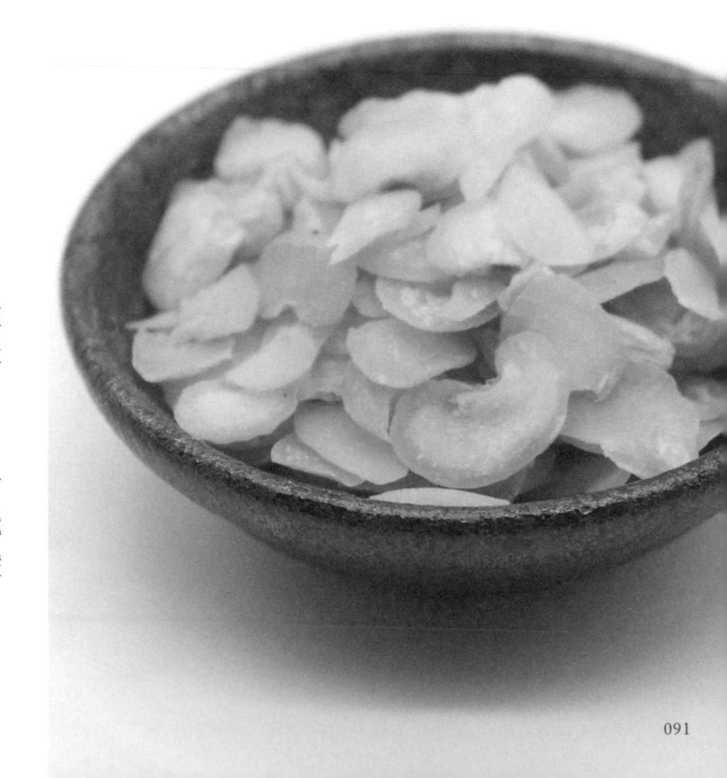

半夏內服能消痰散結、外用能消腫止痛，是應用非常廣泛的中藥。《本草綱目》記載「脾無留濕不生痰，故脾為生痰之源，肺為貯痰之器。半夏能主痰飲及腹脹者，為其體滑而味辛性溫也。涎滑能潤，辛溫能散亦能潤，故行濕而通大便，利竅而洩小便。所謂辛走氣，能化液，辛以潤之是矣」。

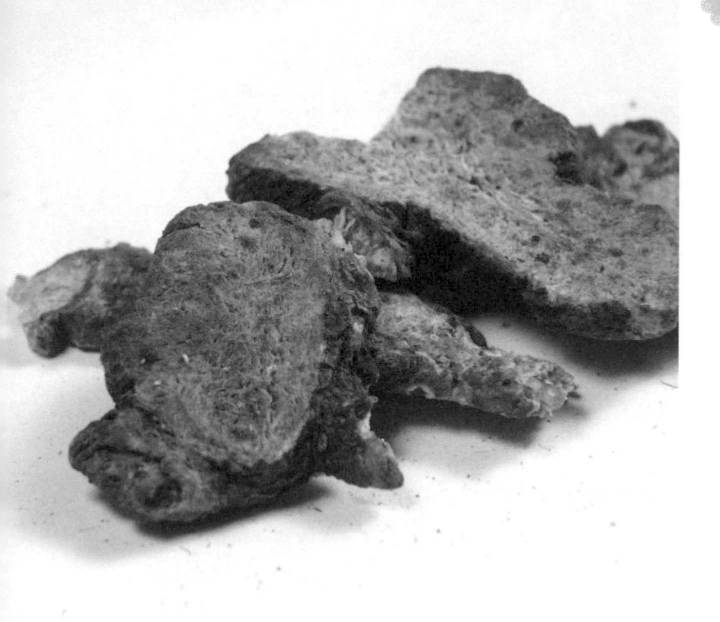

蒼朮

性味 辛、苦，溫。

功效 主治痰濕、水腫、燥濕，可降血糖。

禁忌 體質虛弱者少食。

《本草綱目》記載蒼朮「治濕痰留飲，或挾瘀血成窠囊，及脾濕下流，濁瀝帶下，滑瀉腸風」。蒼朮具有健脾除濕、解鬱、治療食慾不振、嘔吐、腹瀉、水腫、風寒濕痺的作用。現代藥理來看，它有揮發油成分、蒼術醇、茅木醇等營養，對治療水腫、降血糖、降血脂、減重有良好的作用。

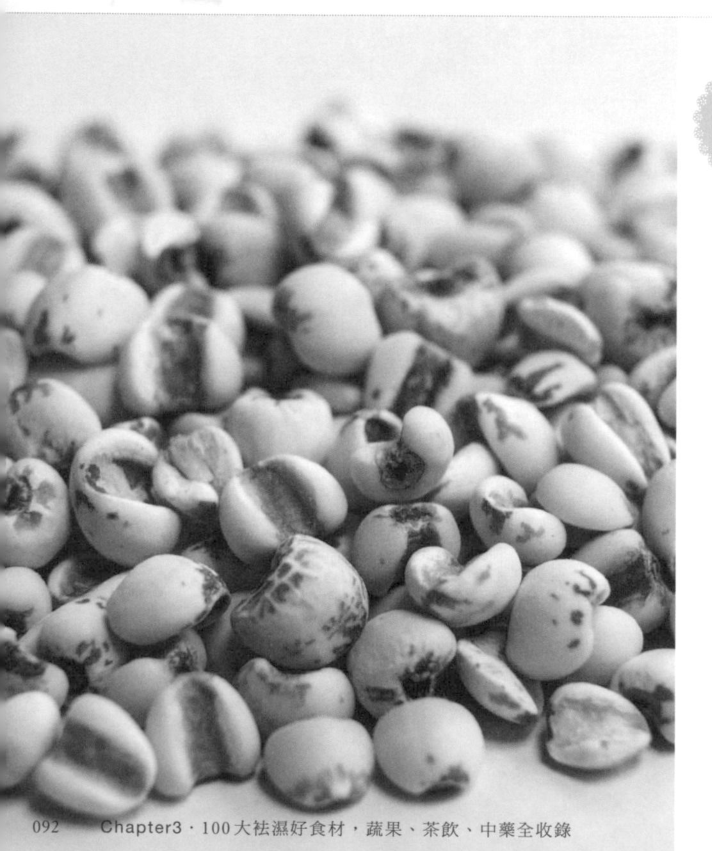

薏苡仁

性味 甘、淡，微寒。

功效 主治痰濕，可健脾滲濕、降血脂。

禁忌 孕婦、脾胃虛弱者少食。

薏苡仁又名薏仁、薏米，是很常用的中藥，《本草綱目》記載「健脾益胃，補肺清熱，去風去濕」，具有利水消腫、健脾去濕、舒筋除痺、清熱排膿的作用。除此之外，它也是良好的美容食材，有美白祛斑的功效。

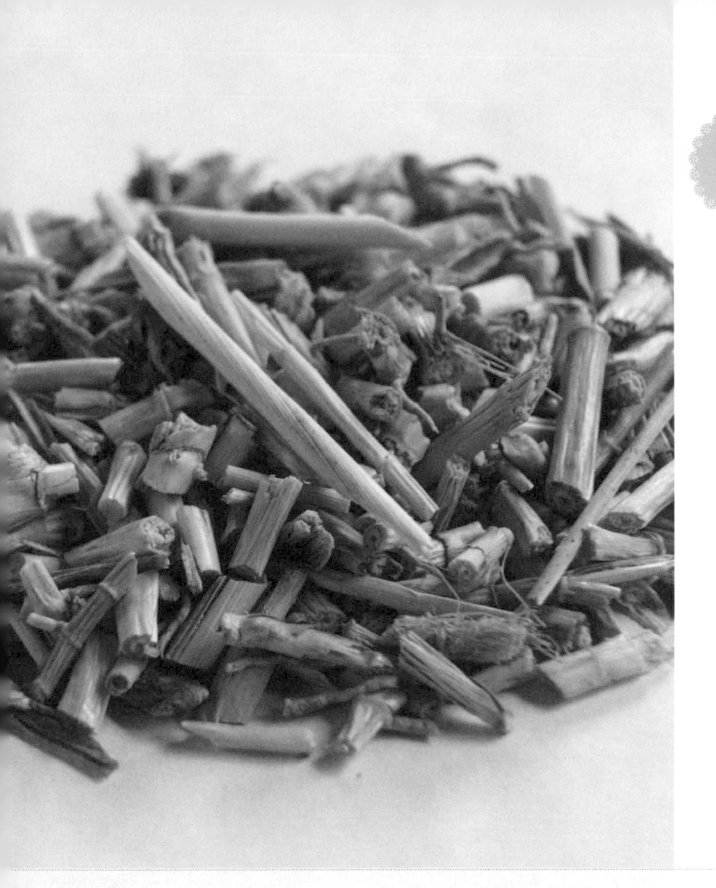

茅根

性味 甘，寒。
功效 主治水腫、祛濕。
禁忌 脾胃虛寒者少食。

《本草綱目》記載「白茅根消黃疸、解酒毒」。茅根具有清熱生津、涼血止血、逐濕利水、輕身降脂的作用，中醫認為它能熱病煩渴、胃熱嘔、肺熱咳嗽，清肺胃之熱，還有利尿作用，可用於水種等症狀。現代藥理來看，它具有良好的止血、利尿、抗感染作用。

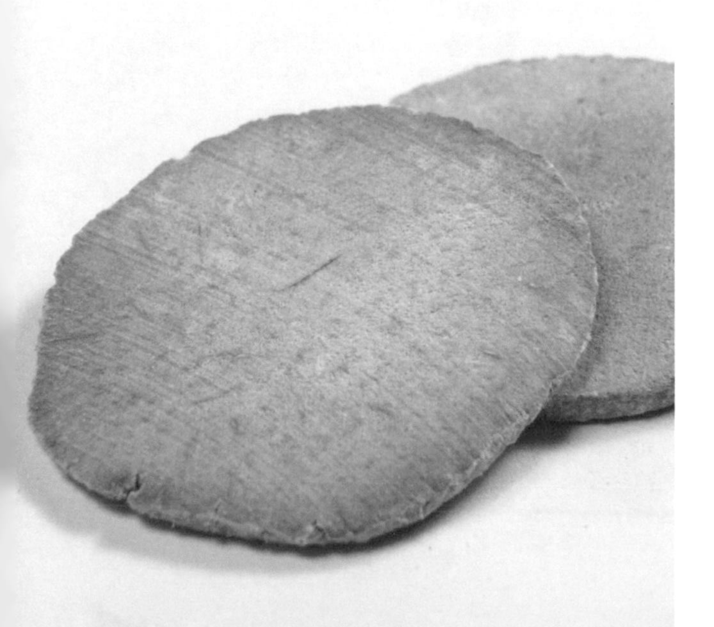

澤瀉

性味 甘鹹，甘寒。
功效 痰濕、化濁降脂。
禁忌 脾胃虛寒者少食。

《本草綱目》記載澤瀉「滲濕熱，行痰飲，止嘔吐、瀉痢，疝痛，腳氣」。澤瀉常與茯苓、薏苡仁等藥同用，它有利尿、治水腫、降膽固醇、高血壓、糖尿病等症狀。除此之外，澤瀉也有明顯降低脂肪肝的作用。

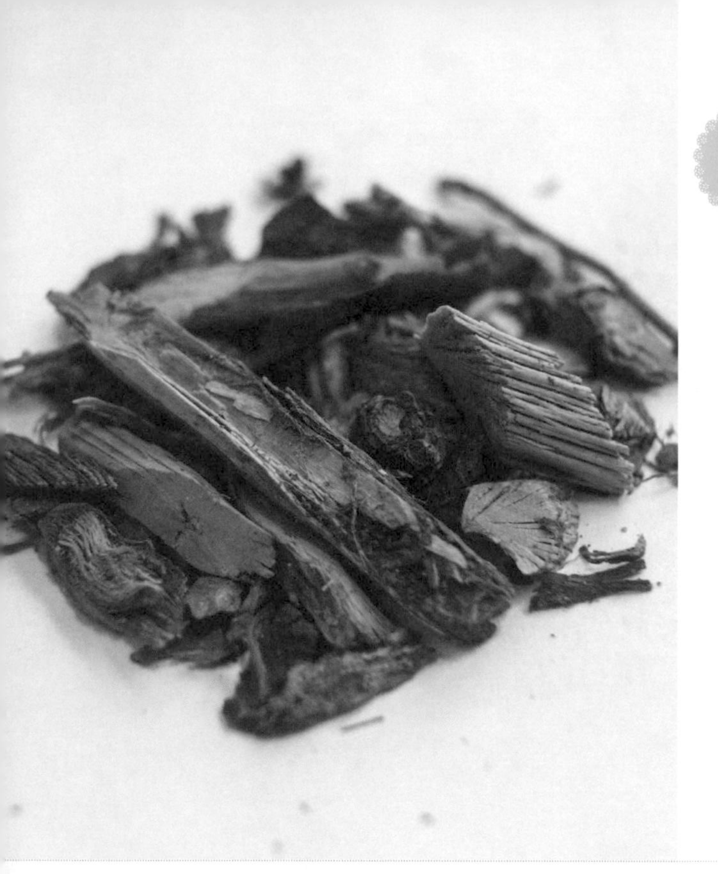

麻黃

性味 辛、微苦，溫。
功效 主治水腫，可利水消腫、利尿發汗。
禁忌 肺腎虛喘者忌食、高血壓少食。

麻黃是中藥的發散風寒藥，《本草經疏》記載「麻黃，輕可去實，故療傷寒，為解肌第一。專主中風傷寒頭痛，溫瘧，發表出汗」。麻黃有發汗解肌、開毛孔、利尿的作用，也是氣喘病患常用之藥，可治療水腫肥胖、咳嗽、流鼻水、頭痛、水便不利、不易流汗等症狀。

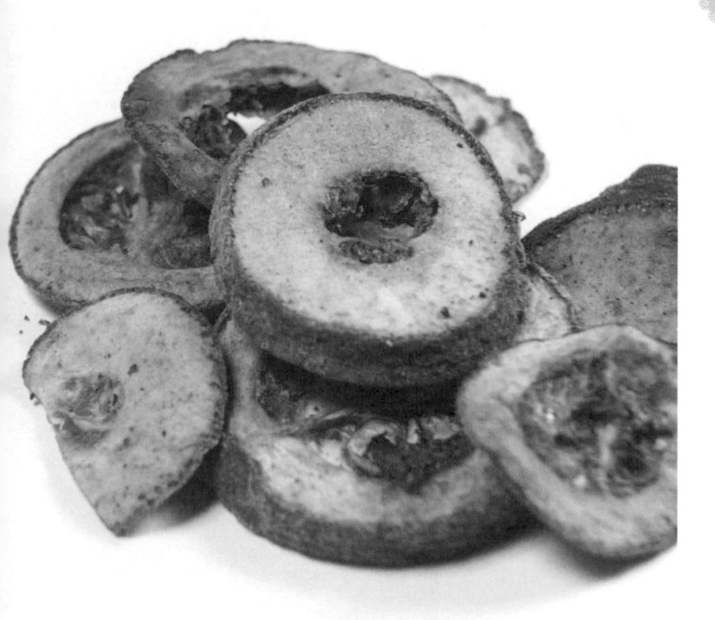

枳實

性味 苦，微寒。
功效 主治水腫積滯內停，可化痰、利尿消腫。
禁忌 孕婦忌食、脾胃虛弱少食。

《神農本草經》記載枳實「除寒熱結，止痢，長肌肉，利五臟，益氣輕身」。它具有下氣通便、利水消腫之功效，專治上腹部脹滿疼痛、腳氣、水腫、大便祕結等症。現代藥理來看，枳實具有利尿作用，可增加尿量、提高腎血管阻力，因此能治療水腫肥胖。

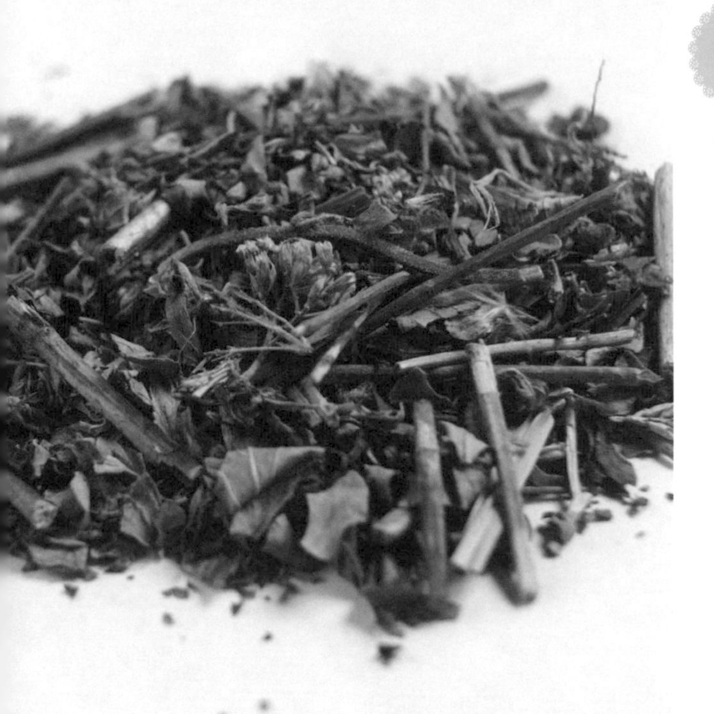

茵陳

性味 苦，平、微寒。
功效 主治黃疸，可清熱利濕、降脂。
禁忌 腸胃虛弱者少食。

《神農本草經》記載茵陳「主風濕寒熱邪氣，熱結黃疸」、《醫林纂要》記載茵陳「堅腎，燥脾濕，去鬱，解熱」。茵陳有散熱發表功用，可預防流感，治中暑、感冒、頭痛身重、腹痛、嘔吐、胸膈脹滿、氣阻食滯、腹瀉、皮膚搔癢及水腫等症狀。

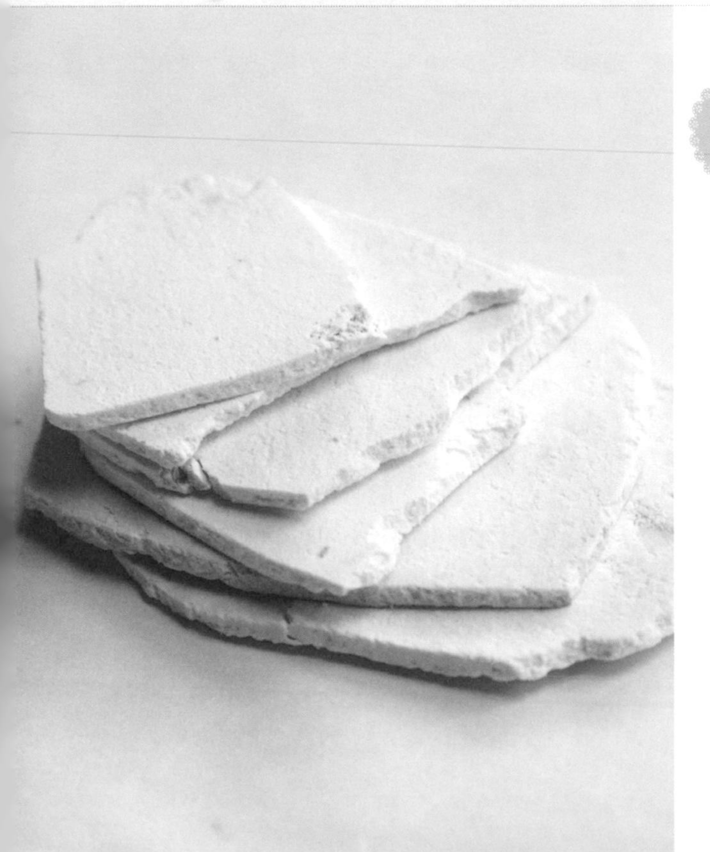

茯苓

性味 甘、淡，平溫。
功效 主治水腫脹滿、痰多，可利水、降血糖。
禁忌 腎虛多尿者忌食。

《本草綱目》記載茯苓「逐水緩脾，生津導氣，平火止泄，除虛熱，開腠理。瀉膀胱，益脾胃，治腎積奔豚」。它有健脾安神、利水滲濕等功效，可治療小便不利、水腫及痰飲等水濕證、脾虛證。現代藥理來看，茯苓具有增強免疫力、降血糖、保肝、鎮靜、增強心肌收縮力等作用。

厚朴

性味 苦、辛，溫。
功效 主治燥濕化痰、制菌利尿。
禁忌 氣虛者、孕婦少食。

《本草綱目》記載厚朴「主肺氣脹滿，膨而喘咳」、《神農本草經》記載厚朴「主中風傷寒，頭痛，寒熱，驚悸，氣血痺」。厚朴有燥濕化痰、寬中化滯的功效，能治療肥胖者兼有胸腹悶脹、嘔吐反胃的症狀。

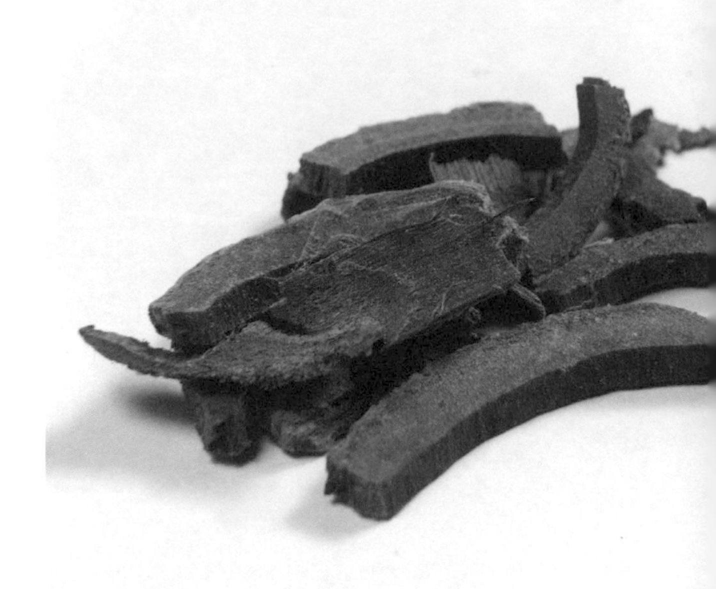

中藥類（疏肝消導藥）

※疏肝消導的作用是消積滯，幫助分解油膩。使用中藥材前，請先徵詢醫師診斷。

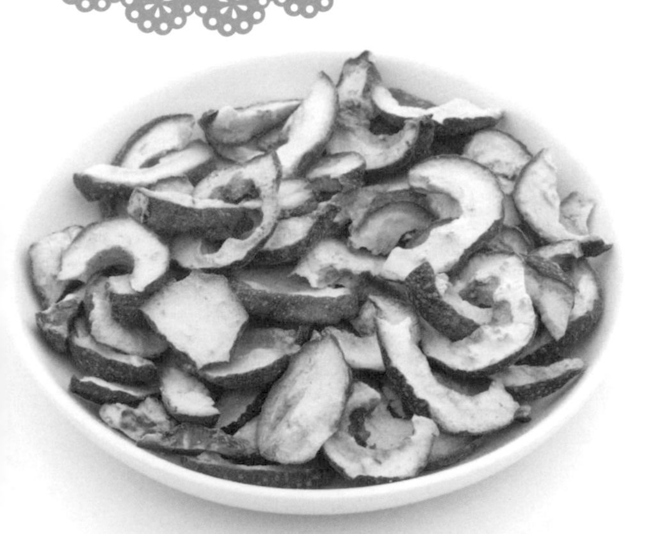

山楂

性味 酸、甘，微溫。
功效 主治高脂血症，可消食化積、治療高血脂。
禁忌 脾胃虛弱者少食。

《本草備要》記載山楂「健脾行氣散瘀化痰，消食磨積」、《本草綱目》記載「山楂化飲食，消肉積…凡脾弱食物不克化，胸腹酸刺脹悶者，於每食後嚼二三枚絕佳」，代表山楂具有活血化瘀、消食化積的功能。現代藥理認為，山楂有降血脂、降膽固醇、強心、抗菌、減重等療效。

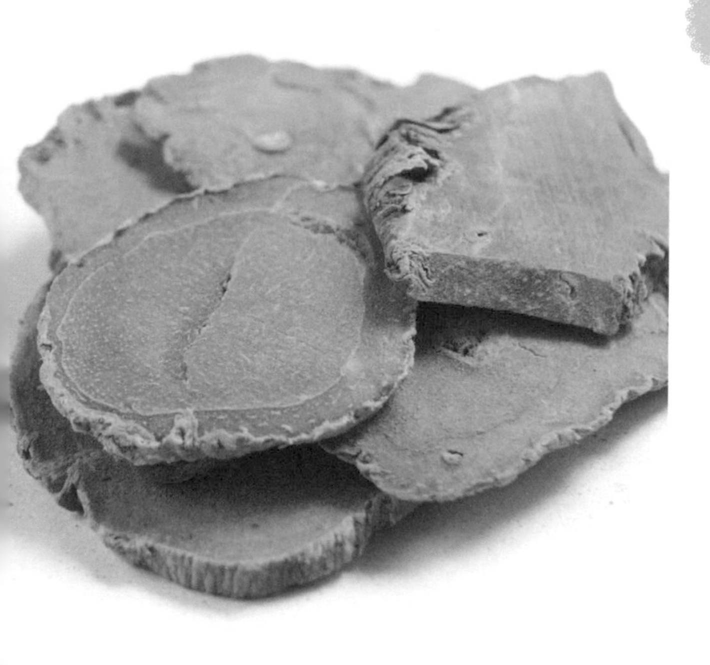

薑黃

性味 苦、辛，溫。
功效 主治痛經，能破血行氣、促進新陳代謝。
禁忌 脾胃虛弱者少食。

薑黃具有活血行氣、通經止痛之效，《本草綱目》記載薑黃「治風痺臂痛」，能外散風寒濕邪、治療風濕臂痛等症。鬱金與薑黃的功效相似，都有活血行氣止痛的作用，塊根作鬱金、根莖為薑黃，但鬱金性寒，能清心涼血利膽；而薑黃性溫，能治寒痺臂痛。

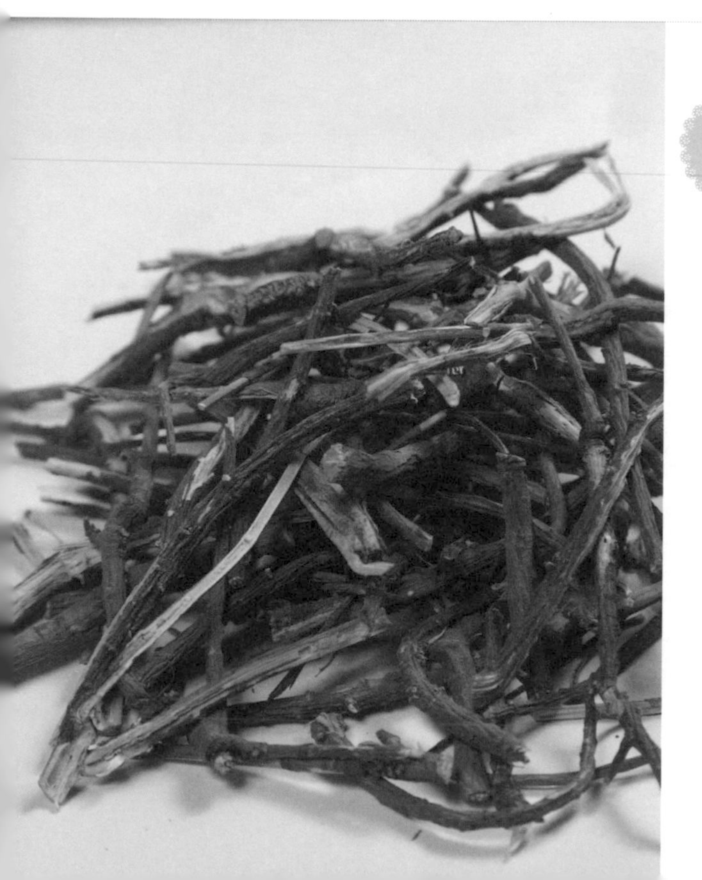

柴胡

性味 苦，微寒。
功效 主治心情鬱悶，可疏散退熱、和解表裡。
禁忌 陰虛火旺者忌食。

《神農本草經》記載柴胡「主治心腹，去腸胃中結氣，飲食積聚，寒熱邪氣，推陳致新」、《本草綱目》記載柴胡「治陽氣下陷、肥氣寒熱、經水不調」。現代藥理來看，柴胡具有解熱、抗發炎、降膽固醇、瘦身的作用。

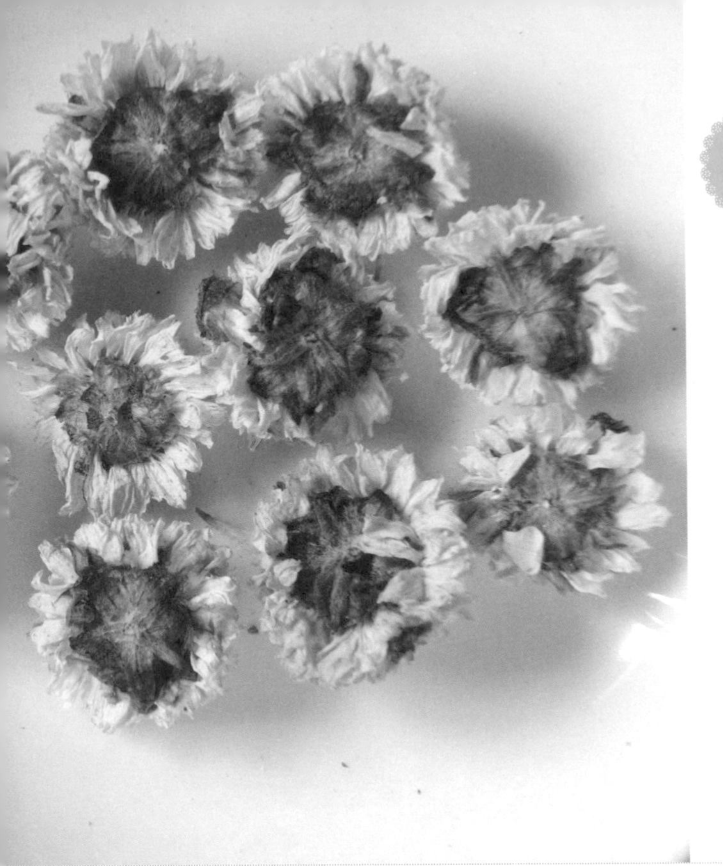

菊花

性味 甘、苦，微寒。

功效 主治頭痛眩暈，可疏風清熱、緩解發熱。

禁忌 脾胃虛寒、容易腹瀉者少食。

《神農本草經》記載菊花「主治風頭眩腫痛，目欲脫，淚出，皮膚死肌，惡風濕痺」。菊花能益肺腎、袪風除熱、明目散濕痺，可降火解毒、散風清熱、平肝明目、清涼袪暑，多用來治療眩暈、頭痛、袪濕解熱等症狀。

金銀花

性味 甘、寒。

功效 主治肥胖，可清熱解毒、降血脂。

禁忌 脾胃虛寒、容易腹瀉者少食。

《本草拾遺》記載金銀花「主熱毒、血痢、水痢，濃煎服之」、《本草綱目》記載金銀花「一切風濕氣，及諸腫毒、癰疽疥癬、楊梅諸惡瘡。散熱解毒」。金銀花具有散熱解毒、抗菌消化的作用，常用於治療各種熱性病，還具有降血脂、減重的作用。

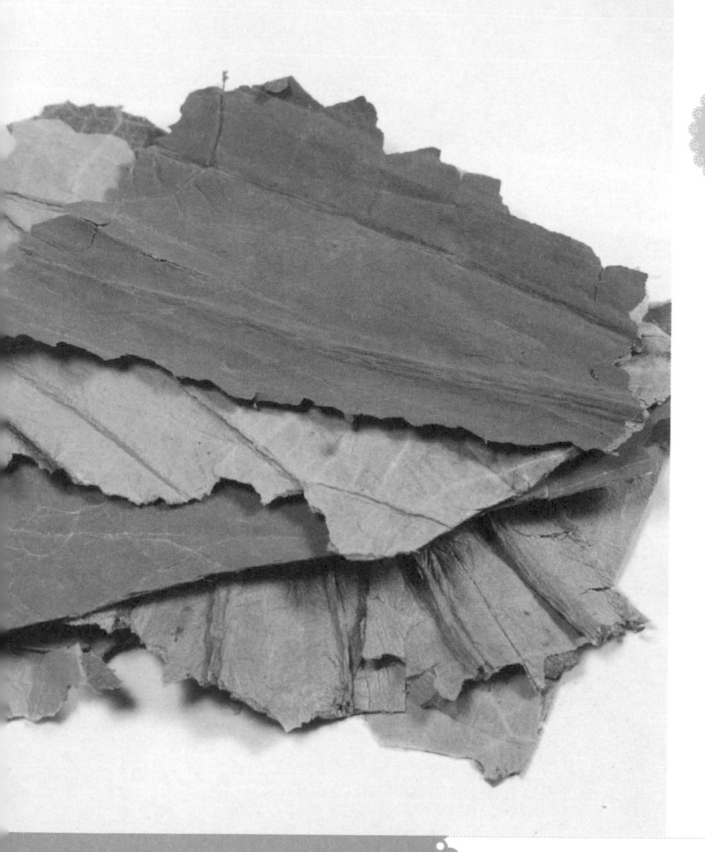

荷葉

性味 苦，平。
功效 主治水腫、化痰濕，可清心解暑。
禁忌 脾胃虛弱者少食。

《本草綱目》記載荷葉「生發元氣，裨助脾胃，澀精濁，散瘀血，淯水腫、癰腫，發痘瘡」。荷葉主要用於解暑熱煩渴、暑濕、浮腫眩暈、化瘀止血等用途。現代藥理來看，荷葉含有蓮鹼、荷葉鹼等成分，在降低膽固醇、解毒斂瘡、靜心安神、消除便祕、利尿、瘦身上都有很好的作用。

中藥類（瀉下藥）

※瀉下藥的作用是加強腸道蠕動、潤腸通便。使用中藥材前，請先徵詢醫師診斷。

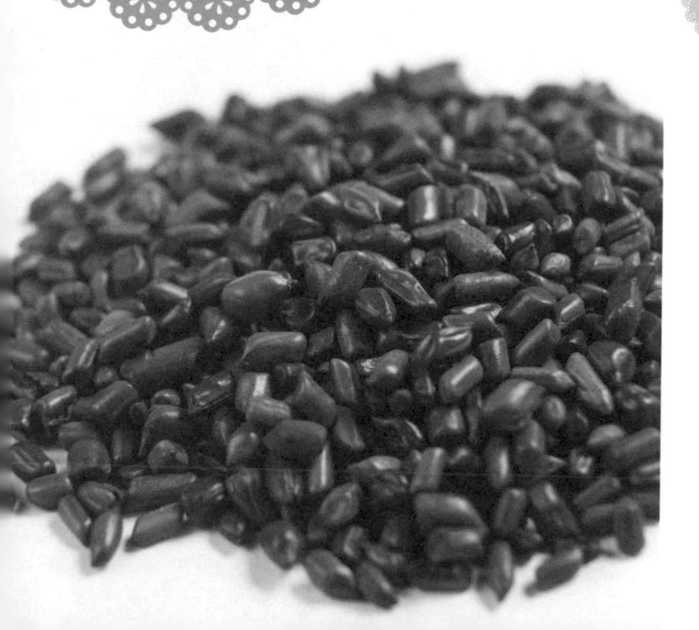

決明子

性味 甘、苦、鹹，微寒。
功效 清肝、明目、通便，可減肥降脂。
禁忌 脾胃虛寒、易腹瀉者少食。

《神農本草經》記載決明子「治青盲，目淫膚赤白膜，眼赤痛，淚出，久服益精光」。決明子具有清肝、明目、治風熱赤眼、青盲、保護視力的作用，還能利水、通便、降血壓、降血脂、保肝、改善習慣性便祕。

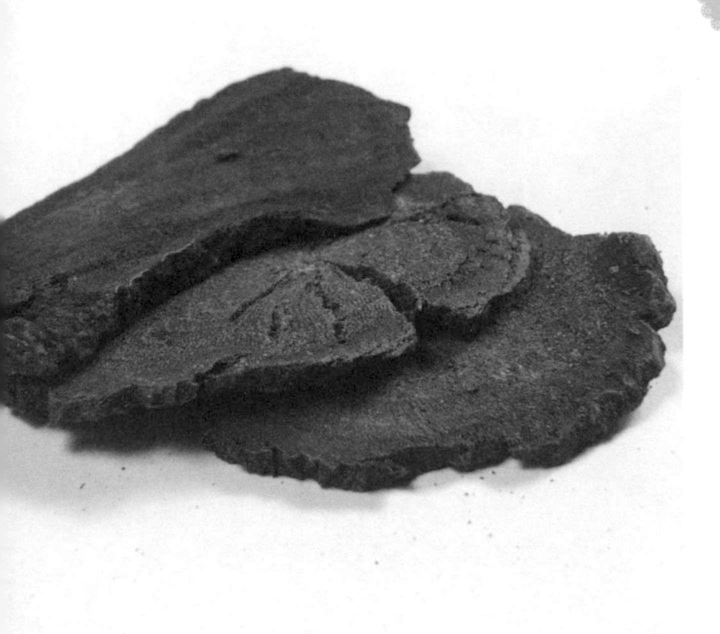

大黃

性味 苦，寒。
功效 主治濕熱黃疸、可降低膽固醇與血脂。
禁忌 脾胃虛弱者少食。

《本草綱目》記載大黃「下痢赤白，裡急腹痛，小便淋瀝，實熱燥結，潮熱譫語，黃疸，諸火瘡」。中醫認為大黃具有瀉熱通便的功效，常用於大便祕結，胃腸積滯等症。現代藥理來看，大黃含有大黃酚、大黃素、大黃酸、番瀉苷等成分，有助於消脂、預防便祕、降膽固醇與體脂等功效。

番瀉葉

性味 甘、苦、寒，有小毒。
功效 主治水腫脹滿、瀉熱行滯，瀉下效果明顯。
禁忌 脾胃虛弱者少食。

《飲片新參》記載「番瀉葉瀉熱，利腸腑，通大便」。番瀉葉主要作用是瀉熱行滯、通便利水、瀉下行水消脹，適用於熱結便祕、習慣性便祕，也可用於腹水腫脹之症。現代藥理來看，它含有番瀉苷、大黃素、大黃酸等成分，可治療便祕、腹脹、宿便等症狀。

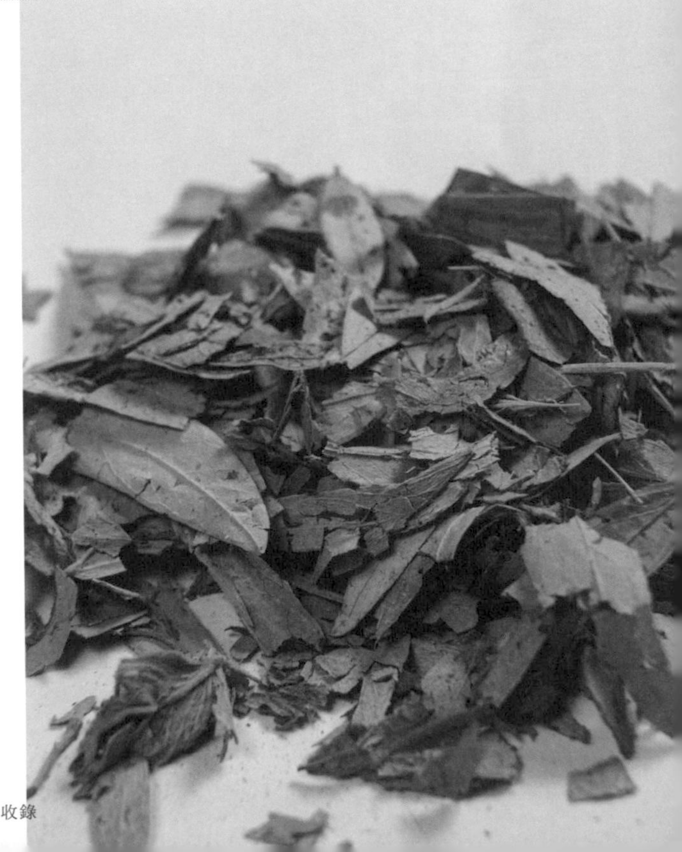

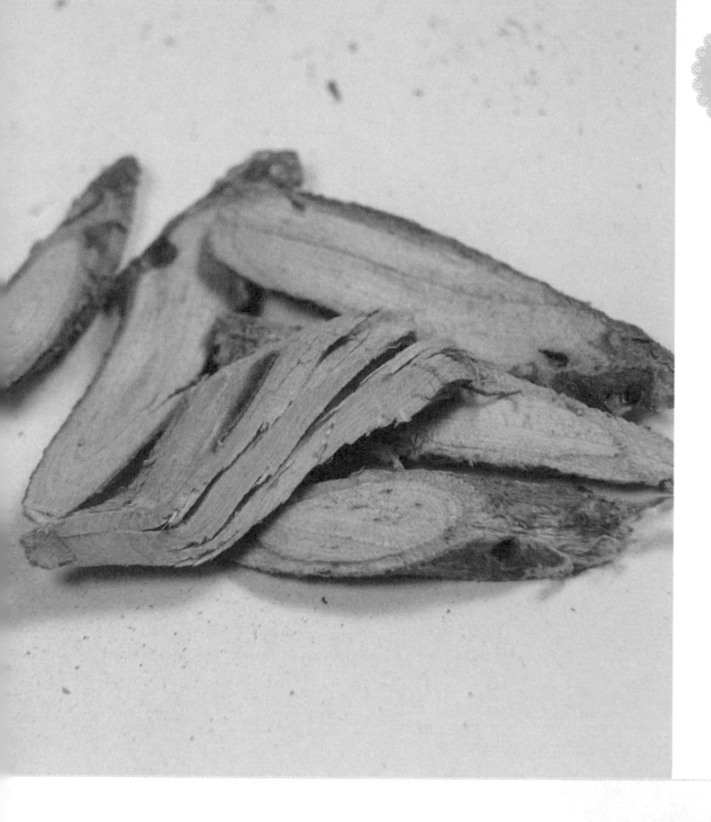

山豆根

性味 苦、寒。
功效 主治清熱解毒，治療咽喉腫痛、袪痰、消腫。
禁忌 脾胃虛弱者少食。

《本草備要》記載山豆根「瀉熱解毒，去肺大腸風熱，含之咽汁，止喉痛、齒腫、齒痛」。山豆根可清熱解毒、消腫止痛、利咽喉，是治療咽喉腫痛常用的中藥，還可用於治療濕熱黃疸、肺熱咳嗽症狀。現代藥理來看，山豆根含有苦參鹼、多種黃酮類化合物成分，有抑制腫瘤、抗癌的作用。

火麻仁

性味 甘，平。
功效 主治潤腸通便、滋陽補血。
禁忌 腸胃虛弱者少食。

《本草綱目》記載火麻仁「補中益氣，久服康健不老」，其功效主要是用於潤燥通便、補氣血。現代藥理來看，火麻仁含有油脂、蛋白質、維生素，能在腸液中產生脂肪酸刺激腸壁，加速大腸蠕動，有預防及治療便祕的功效。

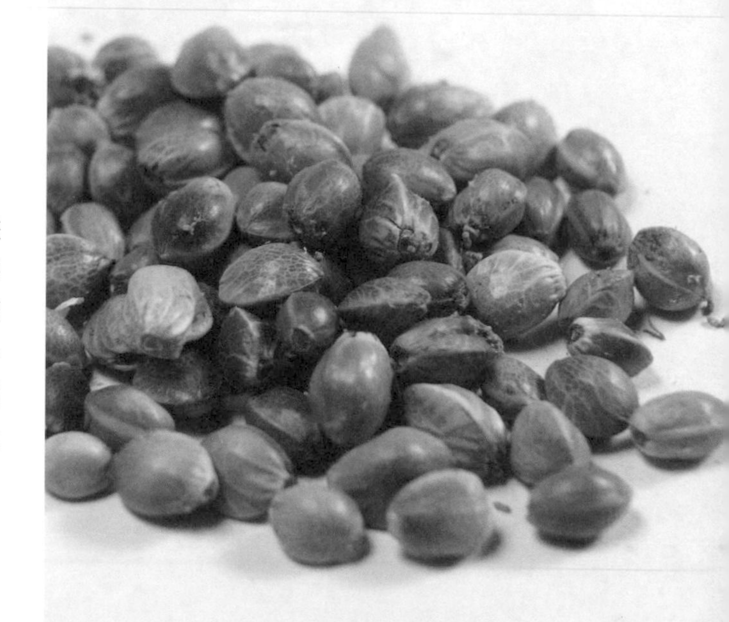

Chapter

4

100道排寒祛濕

湯、粥、茶、餐、藥浴瘦身

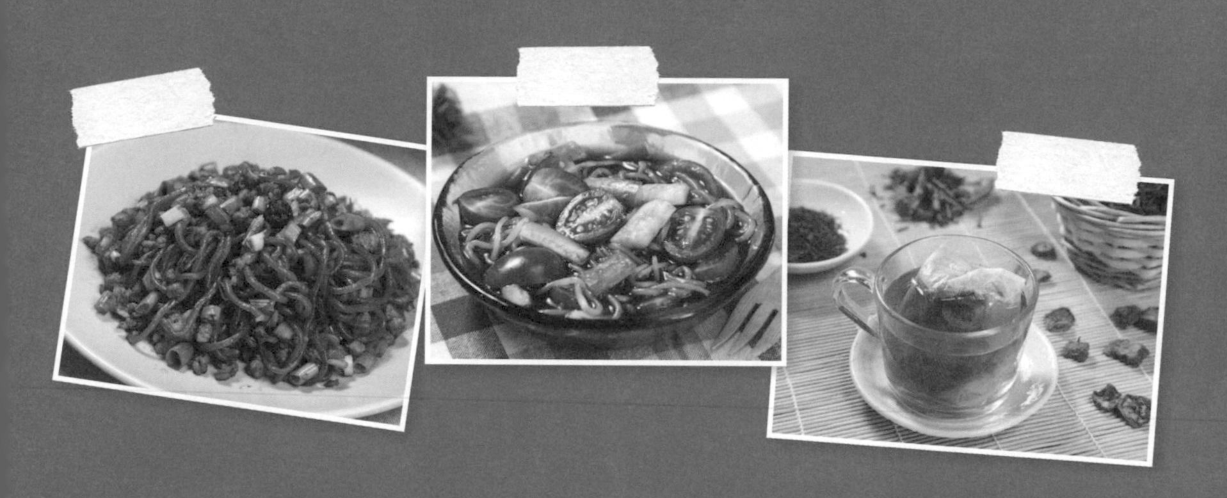

養生飯粥

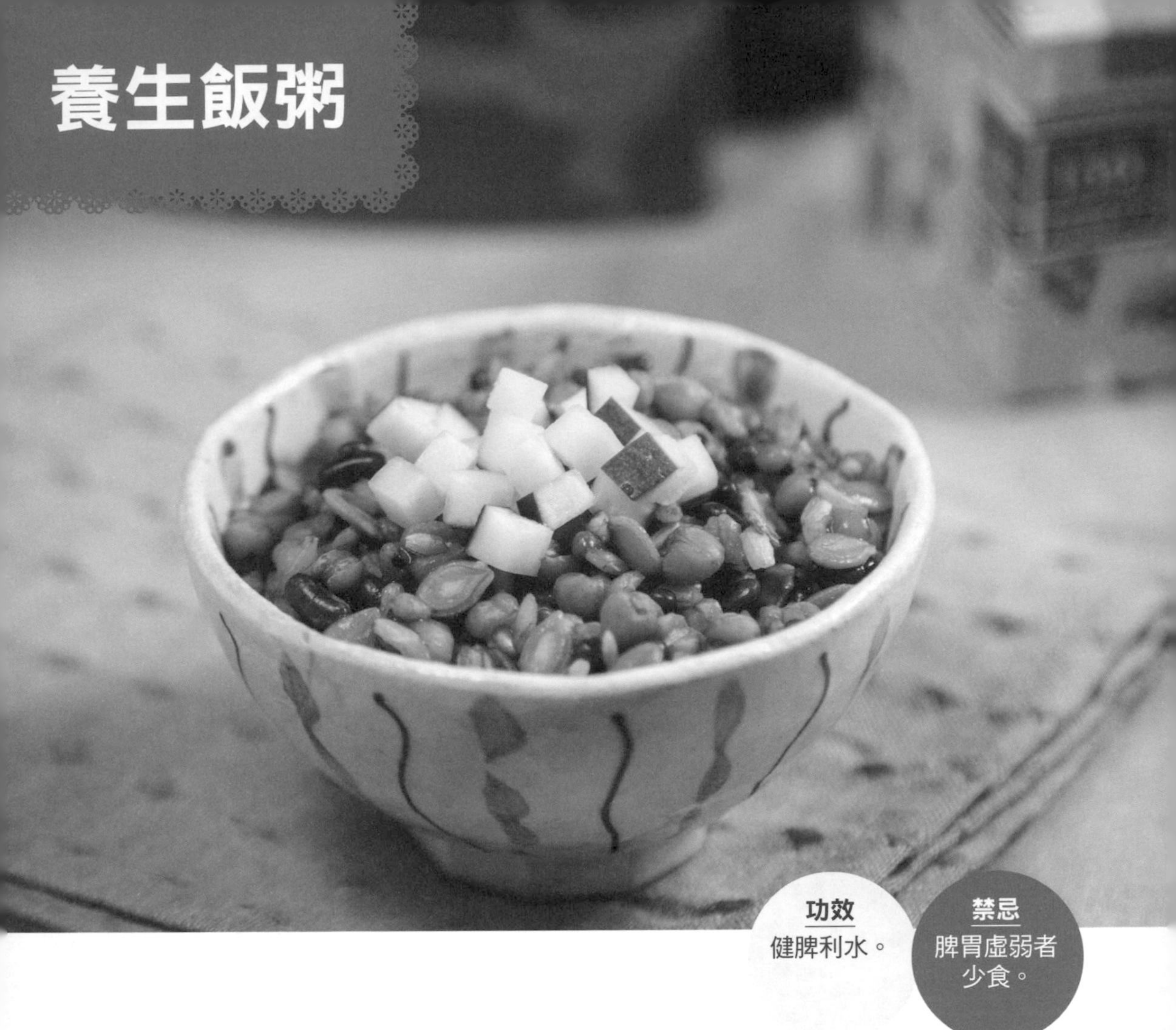

功效
健脾利水。

禁忌
脾胃虛弱者少食。

三色雜糧飯

赤小豆主治痰濕、肥胖，可降低血脂、健脾利濕；薏苡仁健脾滲濕、降血脂；黃瓜降膽固醇、除濕利水。豆類與糙米一起食用增加了蛋白質、礦物質的豐富性，這道食譜健脾利水、強健內臟、助減重，適合脾虛水腫者食用。

材料：

赤小豆、薏苡仁、糙米…各100克
冬瓜籽…20克
黃瓜…30克

作法：

1. 將赤小豆、薏苡仁、糙米先泡水3小時，再與洗淨的冬瓜籽放入鍋中蒸煮成飯。
2. 起鍋後撒上一些黃瓜丁，再燜一下即可食用，可依個人喜好加鹽調味。

冬瓜粥

冬瓜主治痰濕肥胖，可利水消腫、化濕，將這碗粥每日早晚吃，用來取代早餐、晚餐，可促進減重效果。

材料：

連皮冬瓜…100克

白米…100克

作法：

1. 冬瓜洗淨切小塊，與白米一起煮成粥；也可用冬瓜仁煎水去渣，再將白米放入煮粥。

功效

消水利尿、清熱止渴。

禁忌

體質虛寒、胃弱易腹瀉者少食。

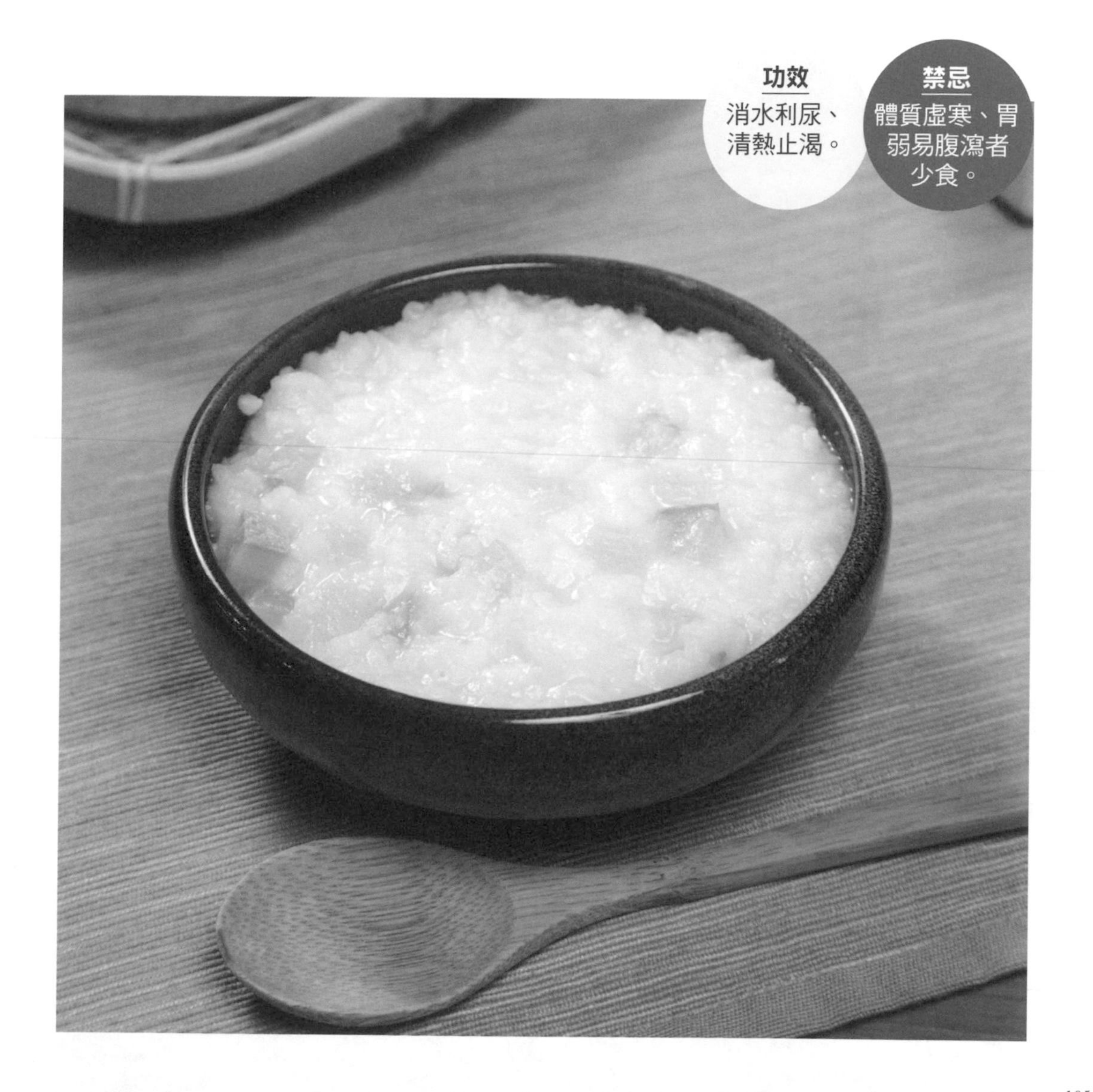

冬瓜清熱粥

冬瓜利水消腫、化濕；茵陳蒿清利濕熱、利膽退黃；菊花疏散風熱、平肝明目、清熱解毒。這碗粥適合容易口乾舌燥、火氣大的肥胖者食用。

材料：

連皮冬瓜…100克（切小塊）
菊花…3錢
茵陳蒿…3錢
白米…100克

作法：

1. 菊花、茵陳蒿沖洗後以大火煮滾，再轉小火煎20分鐘，濾渣取湯後，加入冬瓜、白米共煮成粥，調味後即可食用 。

功效
消水利尿。

禁忌
胃弱易腹瀉者少食。

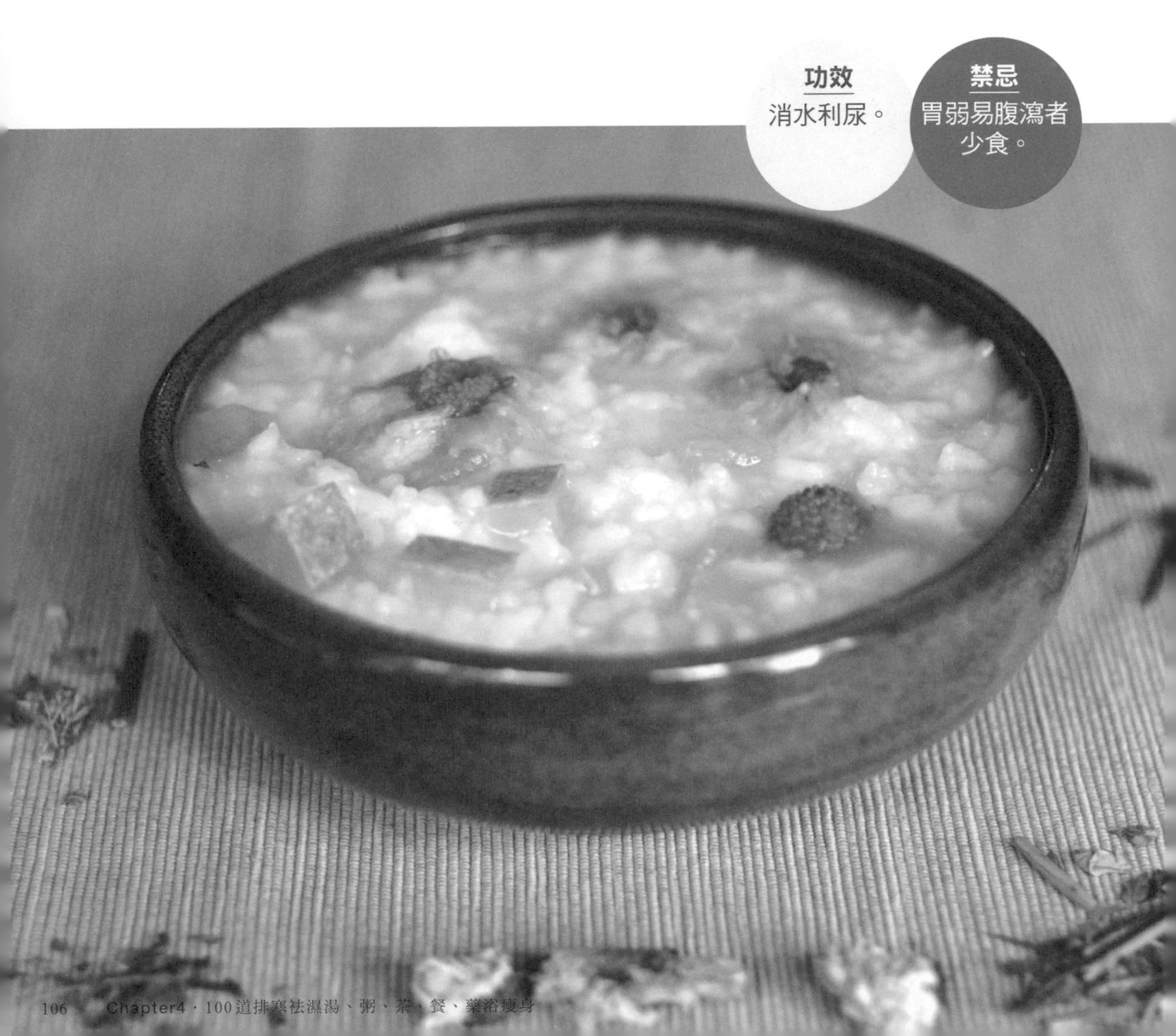

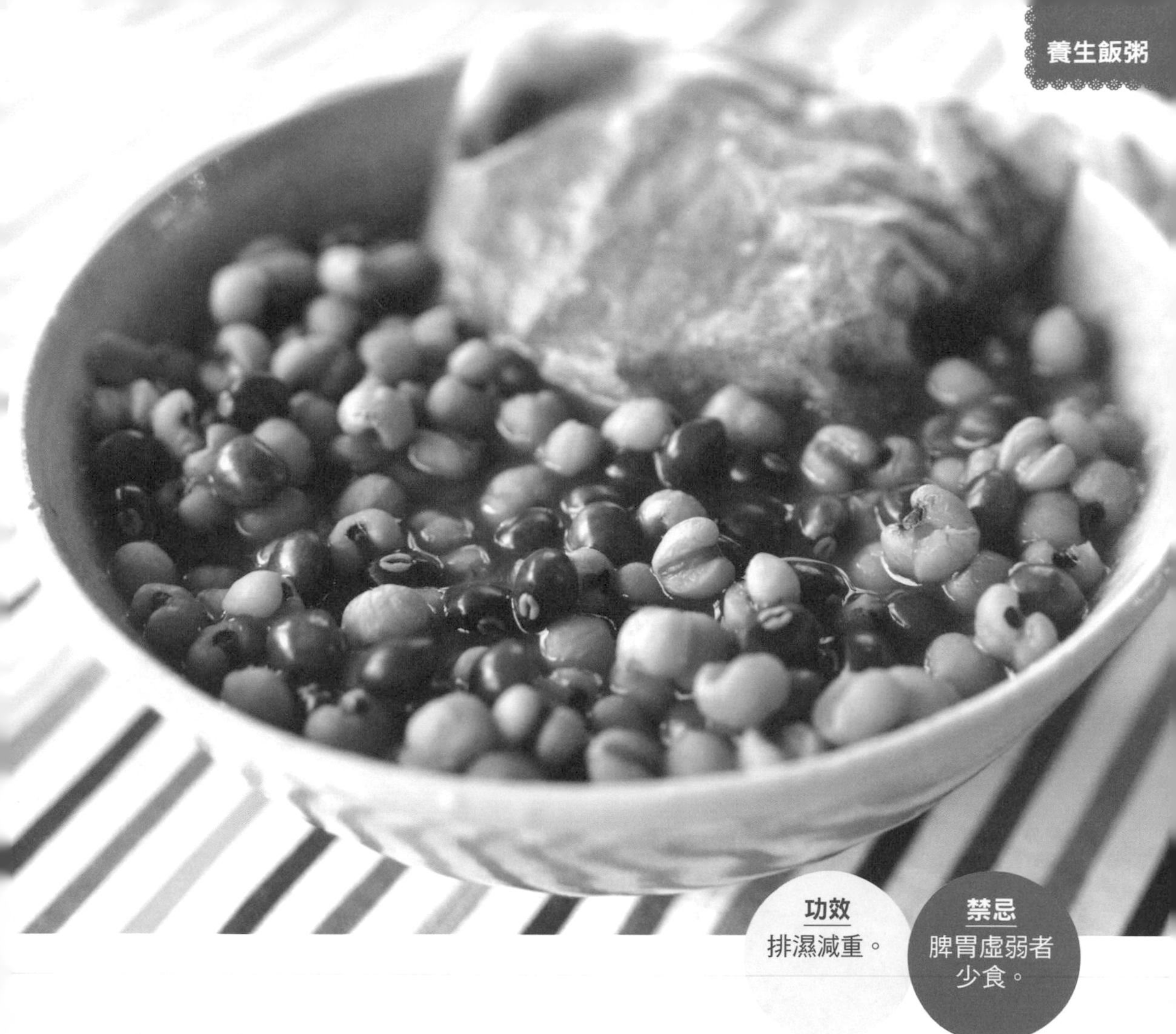

功效
排濕減重。

禁忌
脾胃虛弱者少食。

薏仁紅豆粥

薏苡仁主治痰濕，可健脾滲濕、降血脂；赤小豆可降血脂、健脾利濕；荷葉主治水腫、化痰濕、清心解暑。

材料：

生薏苡仁…30克
烏龍茶…5克
赤小豆…20克
乾荷葉…適量

作法：

1. 薏苡仁、赤小豆洗乾淨放入鍋內，加水煮至豆熟。
2. 乾荷葉、烏龍茶放入粗紗布包好，加入鍋內再煮8分鐘，取出紗布包後即可食用。

赤小豆粥

赤小豆可降低血脂、健脾利濕，現代藥理來看，它能促進通便且富含膳食纖維，能預防肥胖、幫助腸胃蠕動。

材料：

赤小豆…250克
白米…100克

作法：

1. 白米、赤小豆泡水2小時放入鍋中，加適量水，煮沸後再用文火熬煮。
2. 依個人喜好，加入鹽調味。

功效
排濕減重。

禁忌
脾胃虛弱者少食。

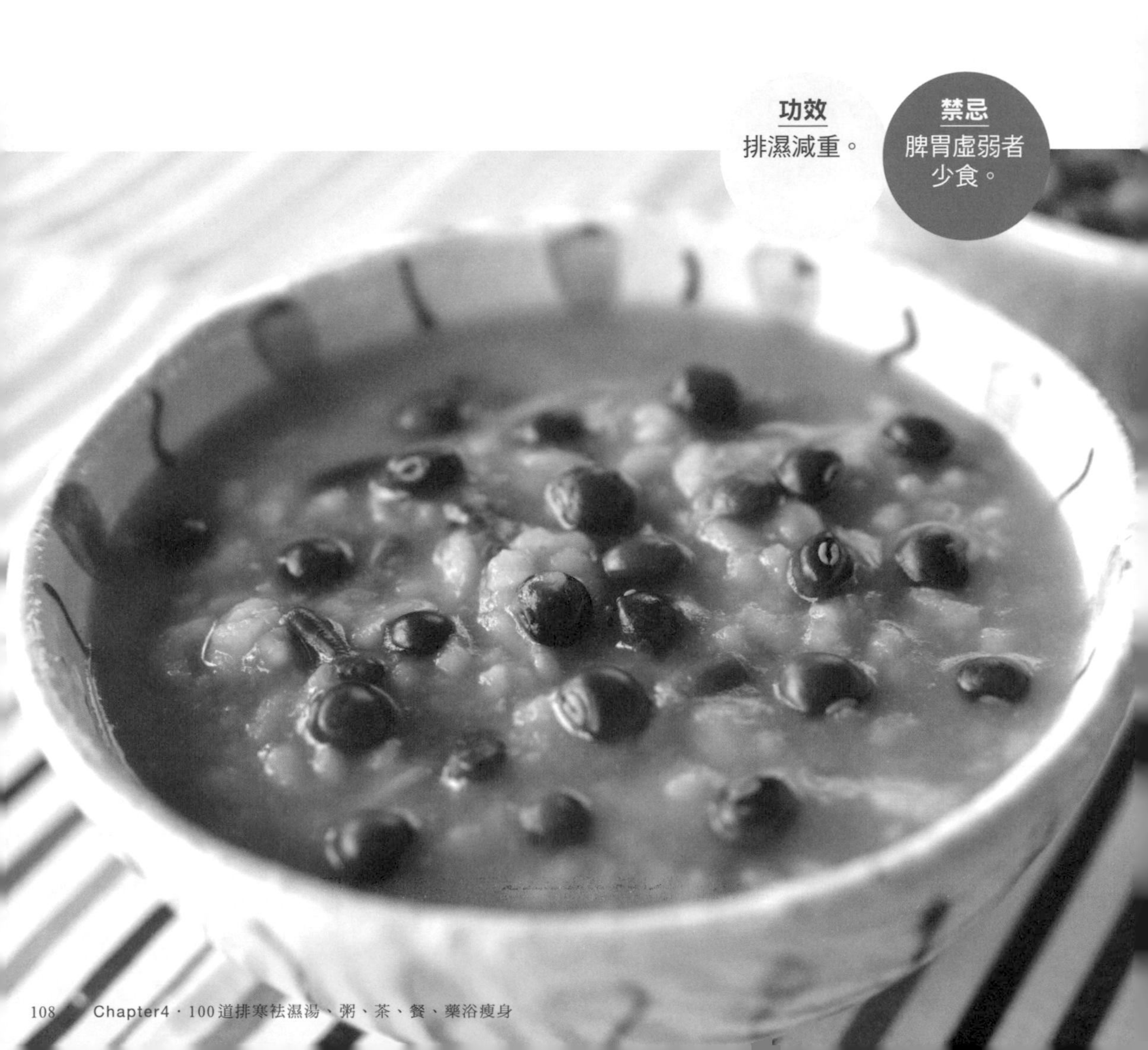

荷葉粥

荷葉主治水腫、化痰濕、清心解暑，能消化濕濁、改善肥胖體質。這碗粥可當成主食，每天吃一次，對減重極有幫助。

材料：

新鮮或乾荷葉…1張
白米…100克

作法：

1. 荷葉洗淨、切成小方塊，放入鍋中加水煮沸，再以文火剪煮15分鐘，濾渣取汁。
2. 大米洗淨入鍋，放入荷葉汁、適量水，熬煮成粥即可。

功效
排濕減重。

禁忌
脾胃虛弱者少食。

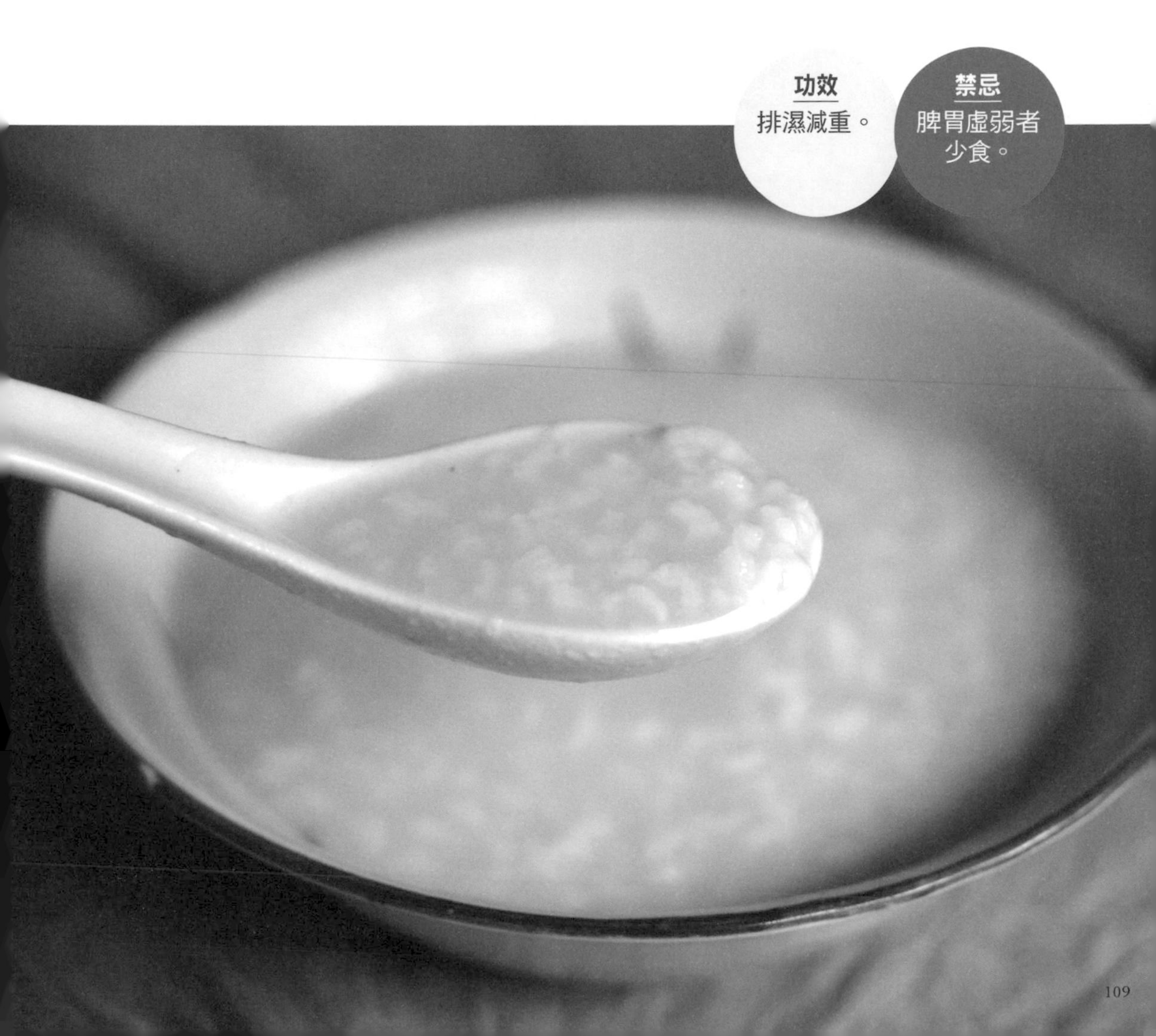

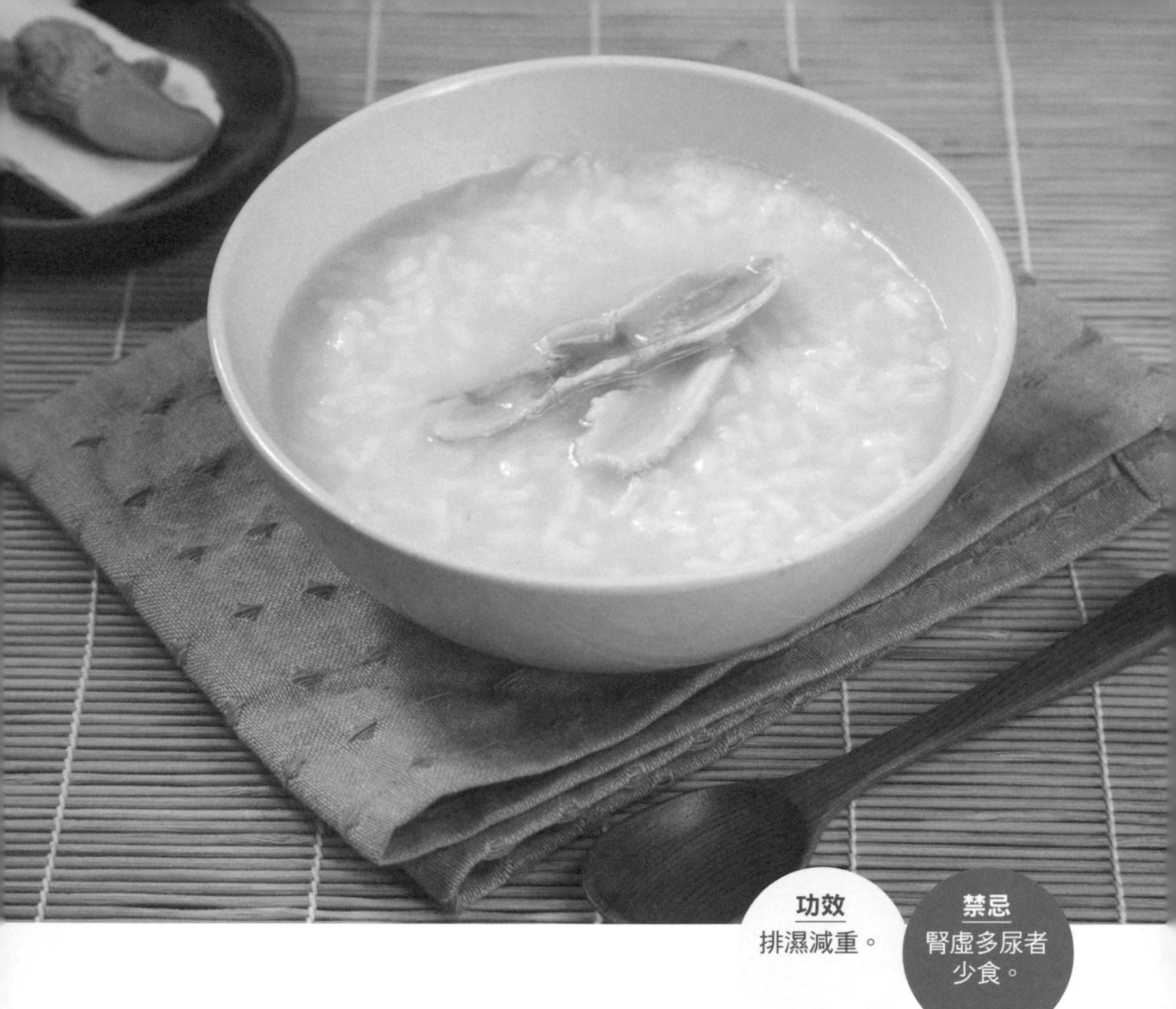

功效
排濕減重。

禁忌
腎虛多尿者少食。

參苓粥

人參有「百草之王」美名，能滋陰補生，扶正固本；茯苓主治水腫脹滿、痰多，可利水、降血糖；生薑能解毒殺菌。這碗粥益氣健脾胃，又有利水滲濕、瘦身的作用。

材料：

人參…5克
茯苓…20克
生薑…5克
白米…100克

作法：

1. 人參切薄片，茯苓、生薑搗碎，一起放入鍋中熬煮，濾渣取汁。
2. 將藥汁、白米一起煮成粥即可食用。

蝦仁山藥粥

蓮子、山藥、芡實、金櫻子都有補中益氣、滋補強腎的作用，搭配蝦仁、雞胸肉、白米烹煮成粥，能固腎益精、補脾胃，改善夜尿頻繁、脾胃或肝膽濕熱的肥胖症狀。

材料：

蓮子、山藥、芡實、金櫻子…各30克
紅棗…20個（切開）
雞胸肉絲…80克
蝦仁…50克
香菇…2朵（切絲）
白米…100克

作法：

1. 中藥放入鍋中，加水蓋過藥材約3公分，煮沸後再用小火煮30分鐘。
2. 白米洗淨，加水煮成粥。
3. 將雞肉絲、蝦子放入粥中，再煮5分鐘即可食用。

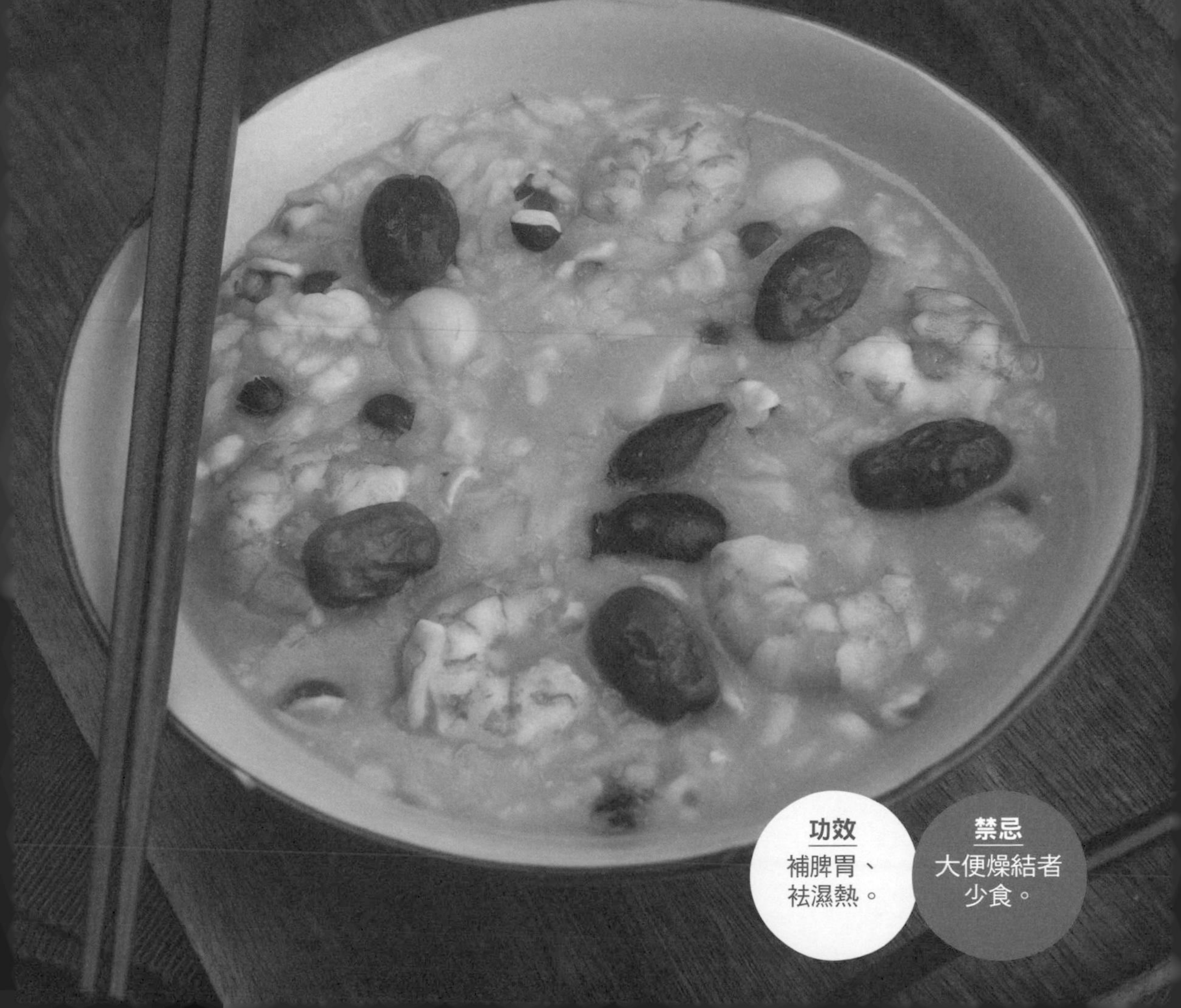

功效

補脾胃、祛濕熱。

禁忌

大便燥結者少食。

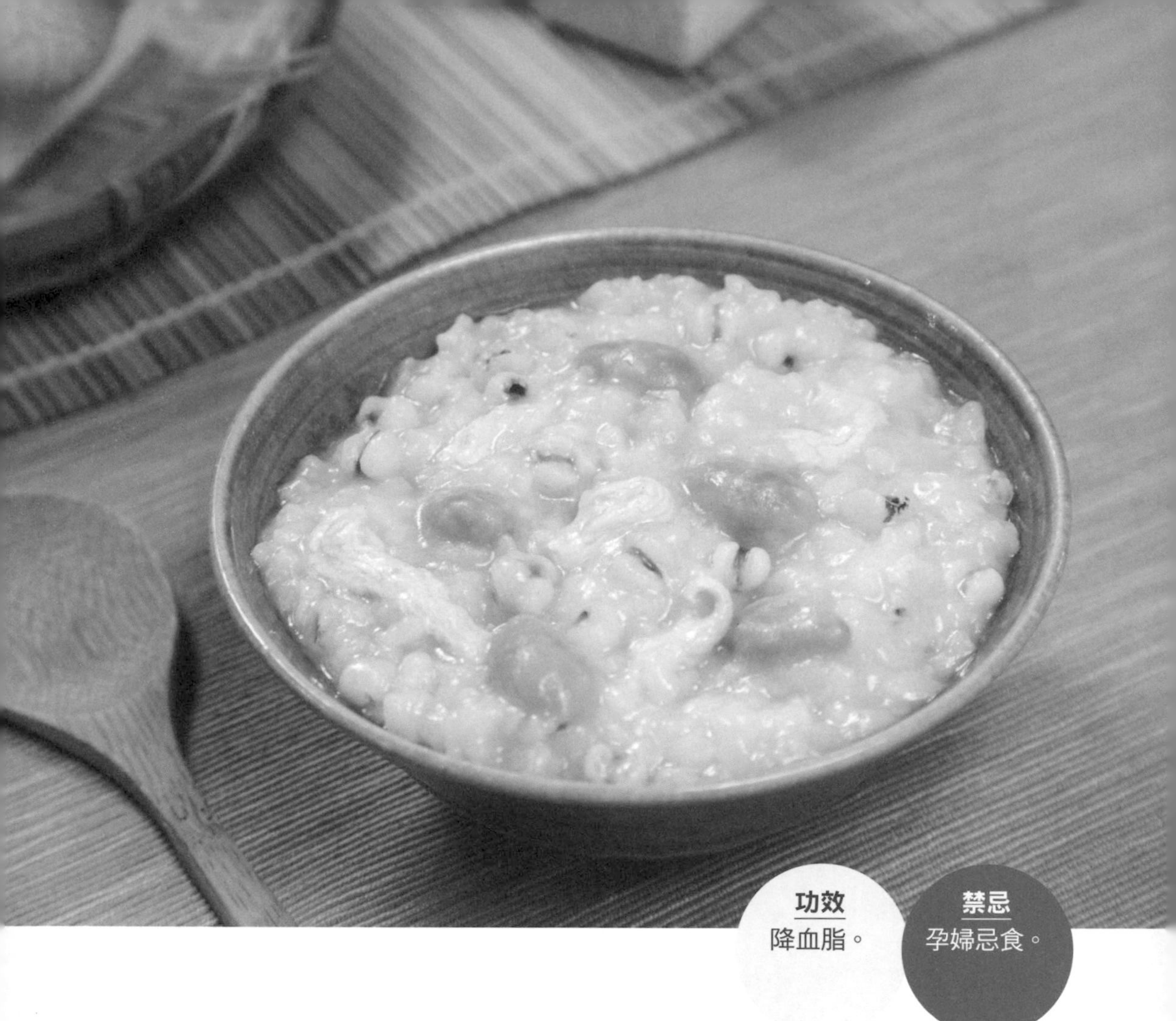

功效
降血脂。

禁忌
孕婦忌食。

四寶粥

當歸補血、白果補腎，搭配性味甘淡的薏苡仁，它有清熱潤膚、降血脂的作用，三餐中搭配食用，可預防心血管疾病。

材料：

當歸…2錢
白果…30粒
薏苡仁…60克
白米…100克
雞胸肉絲…80克
調味料（鹽、麻油）…適量

作法：

1. 薏苡仁洗淨後用熱水泡一晚，汁液留著備用。
2. 白米洗淨泡水30分鐘，將米、薏苡仁倒入鍋中，加入薏苡仁汁10杯（若不足加水補足），並用大火煮滾。
3. 雞肉絲、白果、當歸沖洗乾淨，放入粥內用小火煮熟軟，再加調味料拌勻即可。

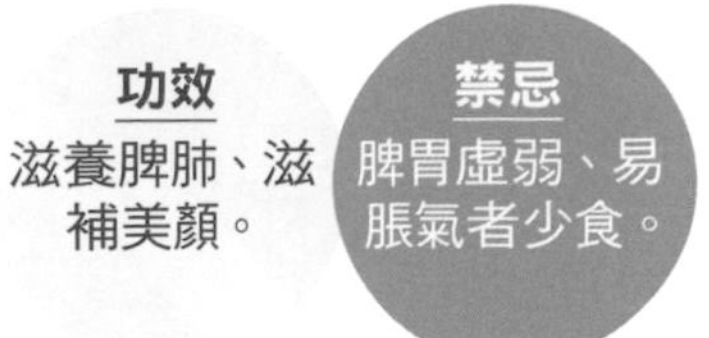
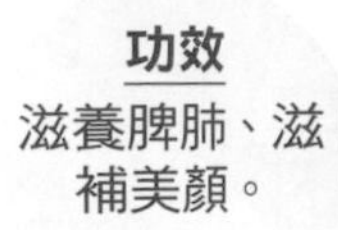

山藥南瓜盅

山藥具有益氣養陰、補脾肺腎、固精止帶的功效；南瓜具有補中益氣、益心斂肺的作用；枸杞子則有改善脂肪肝的作用。

材料：

山藥、南瓜…各150克
枸杞子…適量
調味料（鹽、胡椒粉）…適量

作法：

1. 山藥去皮、切小丁，放入果汁機攪打成泥狀後，加入調味料拌勻。
2. 南瓜去皮、切塊放入碗中，再放入山藥泥、枸杞子，蒸約25分鐘即可。

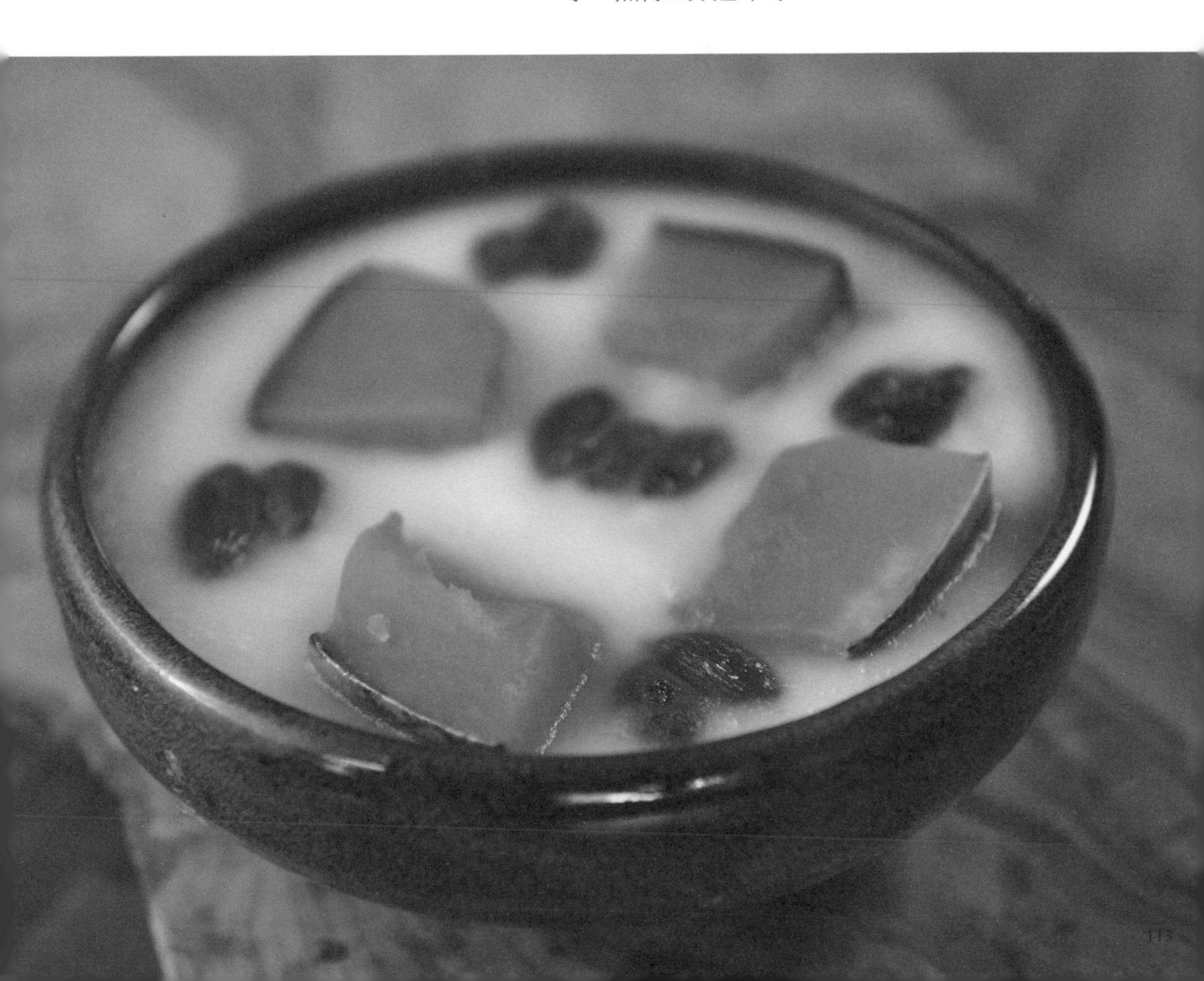

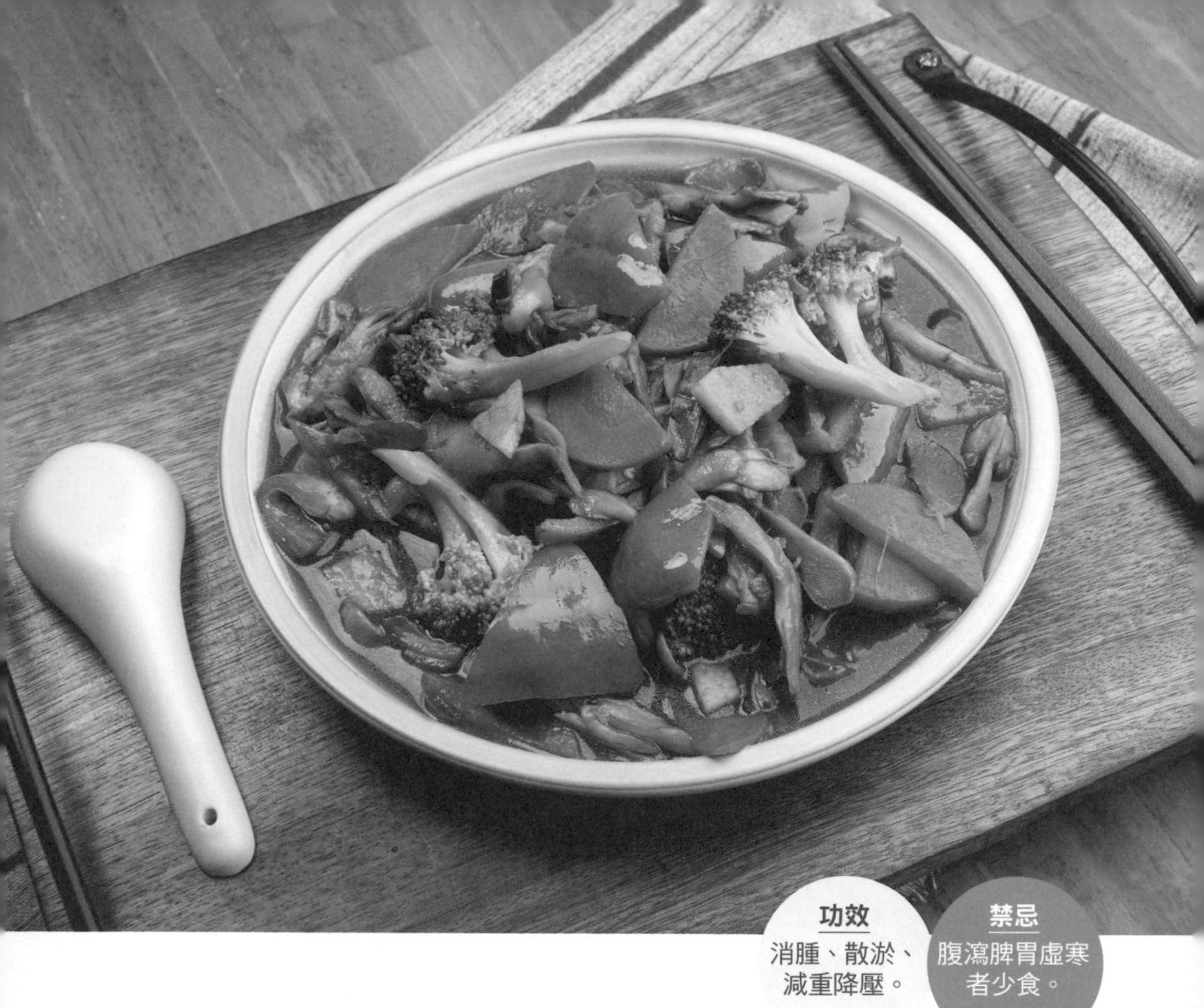

功效

消腫、散淤、減重降壓。

禁忌

腹瀉脾胃虛寒者少食。

什錦素菜

當歸主治高血脂，可降血壓、潤腸通便；熟地可補血滋陰；白芍養血調經、平肝止痛、斂陰止汗。搭配素菜一起料理，特別適合肥胖症、便祕者食用。

材料：

當歸…2錢　熟地…2錢
白芍…2錢　生薑…適量
青椒…適量　紅棗…20個（切開）
青花椰菜…150克　紅蘿蔔…100克
荸薺…100克　蔥、薑、蒜…適量
草菇（或其他菇類）…50克

作法：

1. 將中藥、生薑，放入鍋中煮沸後，轉小火再煮30分鐘，濾渣取汁。
2. 花椰菜汆燙切小塊、草菇洗淨對切、荸薺洗淨切丁、紅蘿蔔洗淨去皮切片、青椒洗淨切片。
3. 鍋中熱油，放入蔥、薑、蒜爆香，倒入蔬菜、步驟1的中藥汁拌炒即可。

海帶燒木耳

海帶有清熱、利水消腫的作用；黑木耳有排毒解毒、活血止血的作用。這道食譜熱量低，可降膽固醇、排毒功效佳。

材料：

海帶…250克　　黑木耳…100克
芹菜…20克　　醋…10克
蔥白…10克　　生薑…適量
調味料（鹽、油）…適量

作法：

1. 海帶洗淨切絲，用沸水稍微燙過；黑木耳用水洗淨。
2. 取一炒鍋，倒入油，爆香蔥白、生薑，再放入海帶、木耳炒熟，下芹菜，調味後裝盤即完成。

功效
降膽固醇。

禁忌
腹瀉脾胃虛寒者少食。

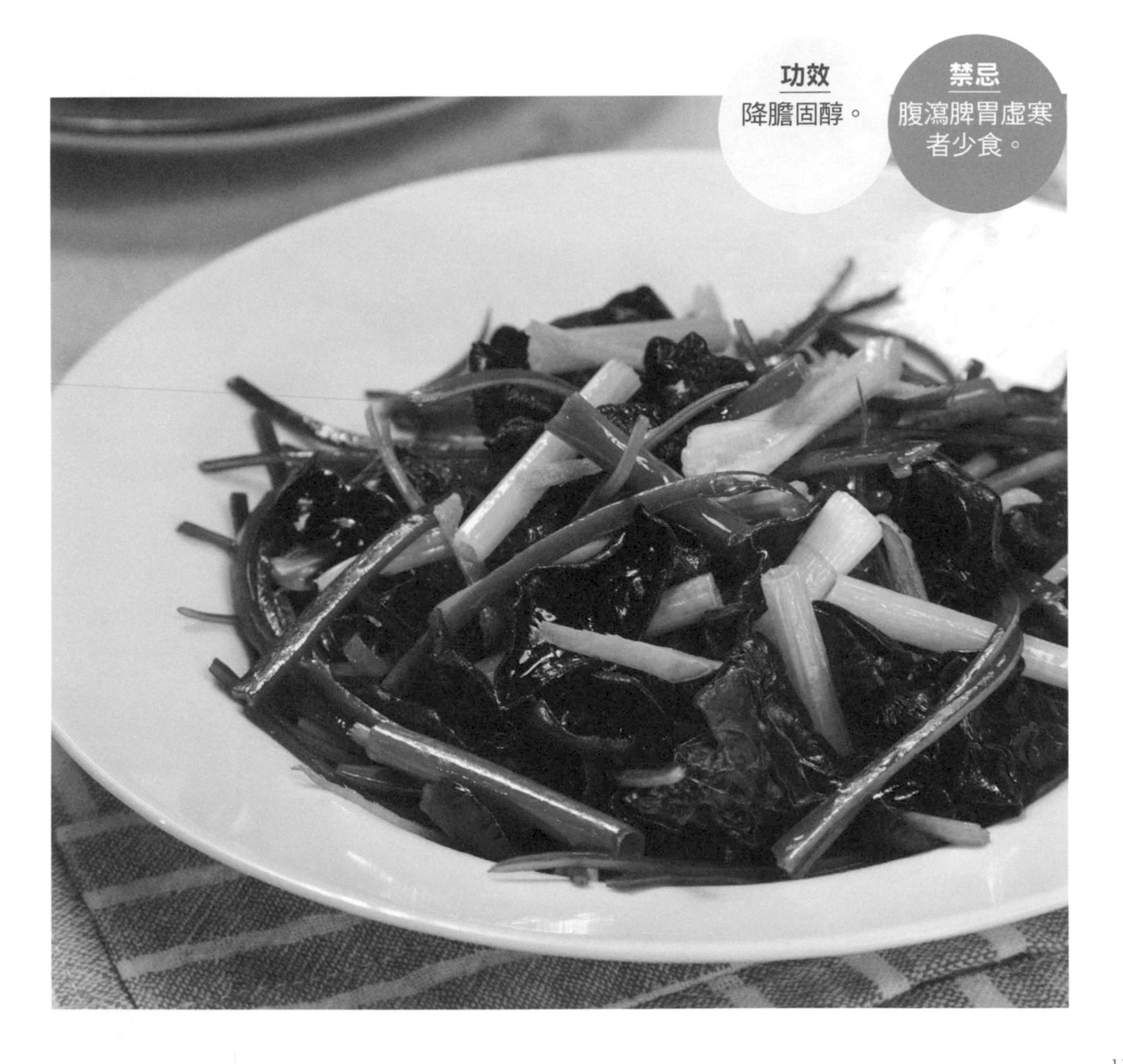

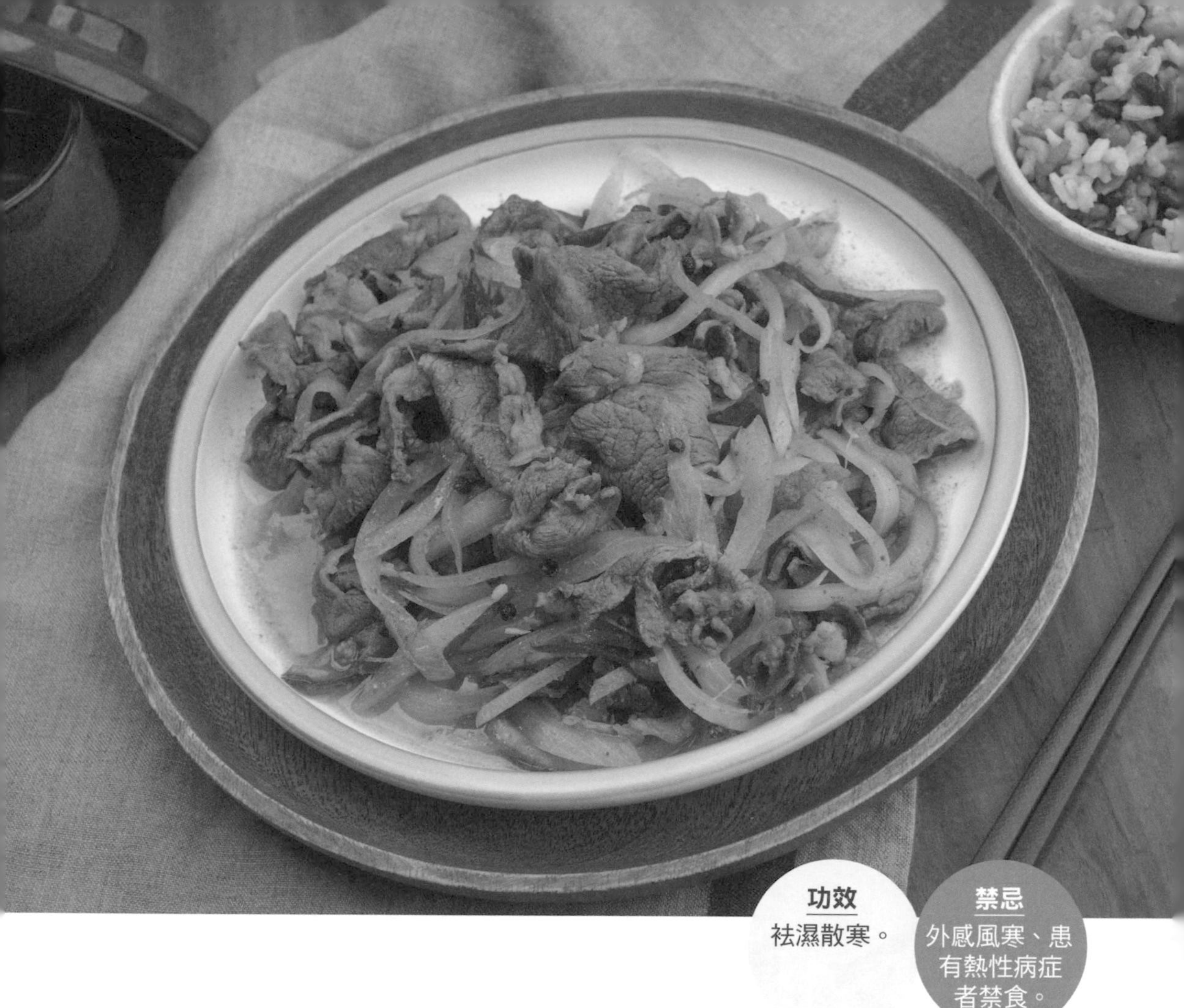

功效
祛濕散寒。

禁忌
外感風寒、患有熱性病症者禁食。

羊肉炒蔥頭

羊肉味甘不膩、性溫不燥，《本草綱目》記載「補中益氣，主治虛勞寒冷、丈夫五勞七傷」，意指羊肉是很好的滋補佳品，對祛濕利水、手腳冰冷、虛腫的陽虛型肥胖者，皆有不錯的減重效果。

材料：

瘦羊肉…150克
薑絲…10克
花椒…10克
蔥頭…100克
辣椒…少許
調味料（鹽、醋、米酒）…適量

作法：

1. 鍋熱油，放入花椒、辣椒爆香，再放入羊肉、薑絲、蔥頭翻炒。
2. 加入調味料，熟透後即可食用。

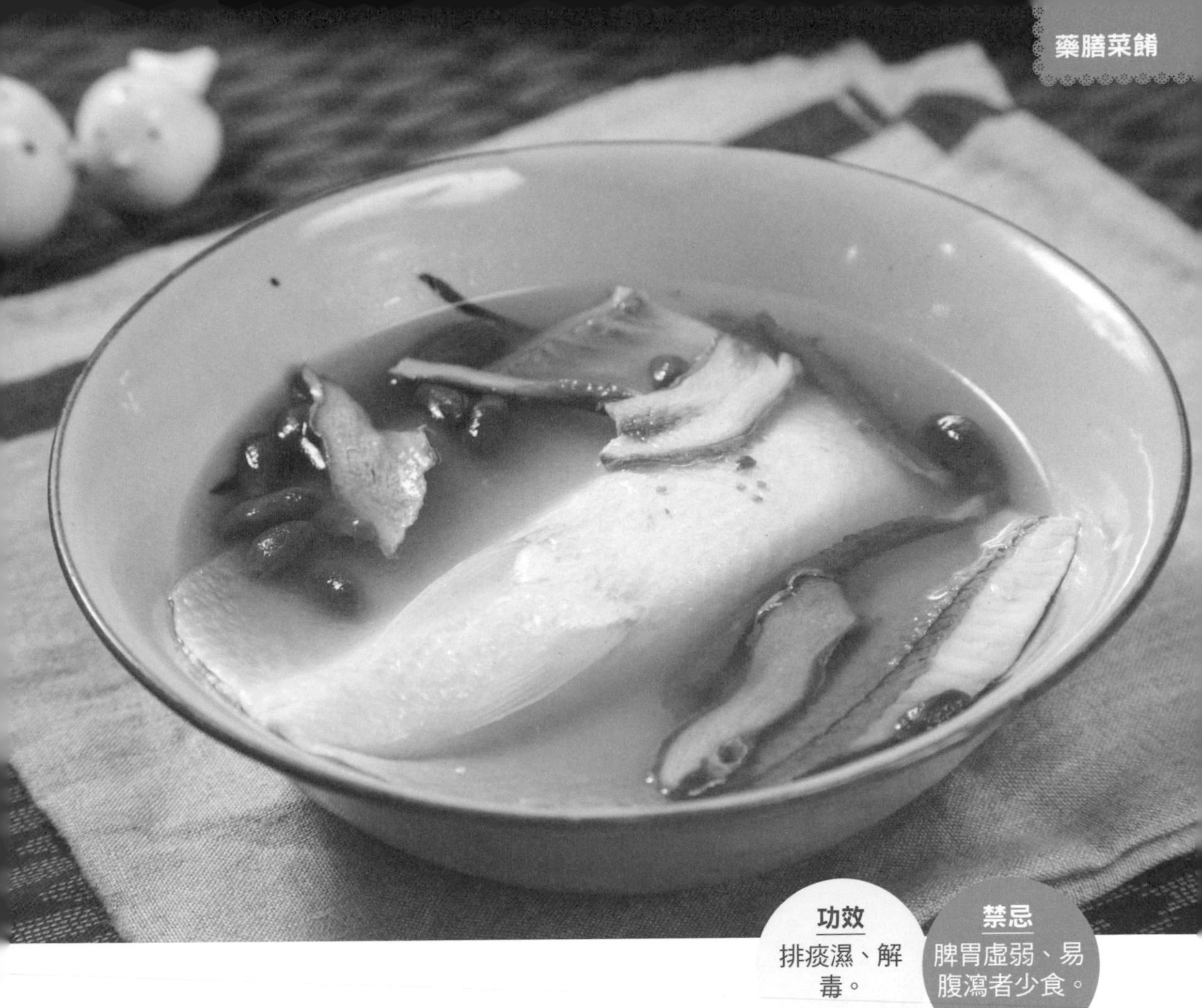

功效
排痰濕、解毒。

禁忌
脾胃虛弱、易腹瀉者少食。

歸杞虱目魚肚

當歸主治高血脂，可降血壓、潤腸通便；枸杞子能補肝腎、益精血、明目；虱目魚能夠健脾益氣、促進食慾、養筋健骨。

材料：

當歸…3片
米酒…適量
薑片…2大片
米酒…適量
枸杞子…2錢
虱目魚肚…1條
鹽…適量

作法：

1. 虱目魚肚洗淨。
2. 取一鍋水，煮開後放入魚肚、枸杞子、當歸，用大火煮約5分鐘後，再放入鹽、薑片，少量米酒，煮熟即完成。

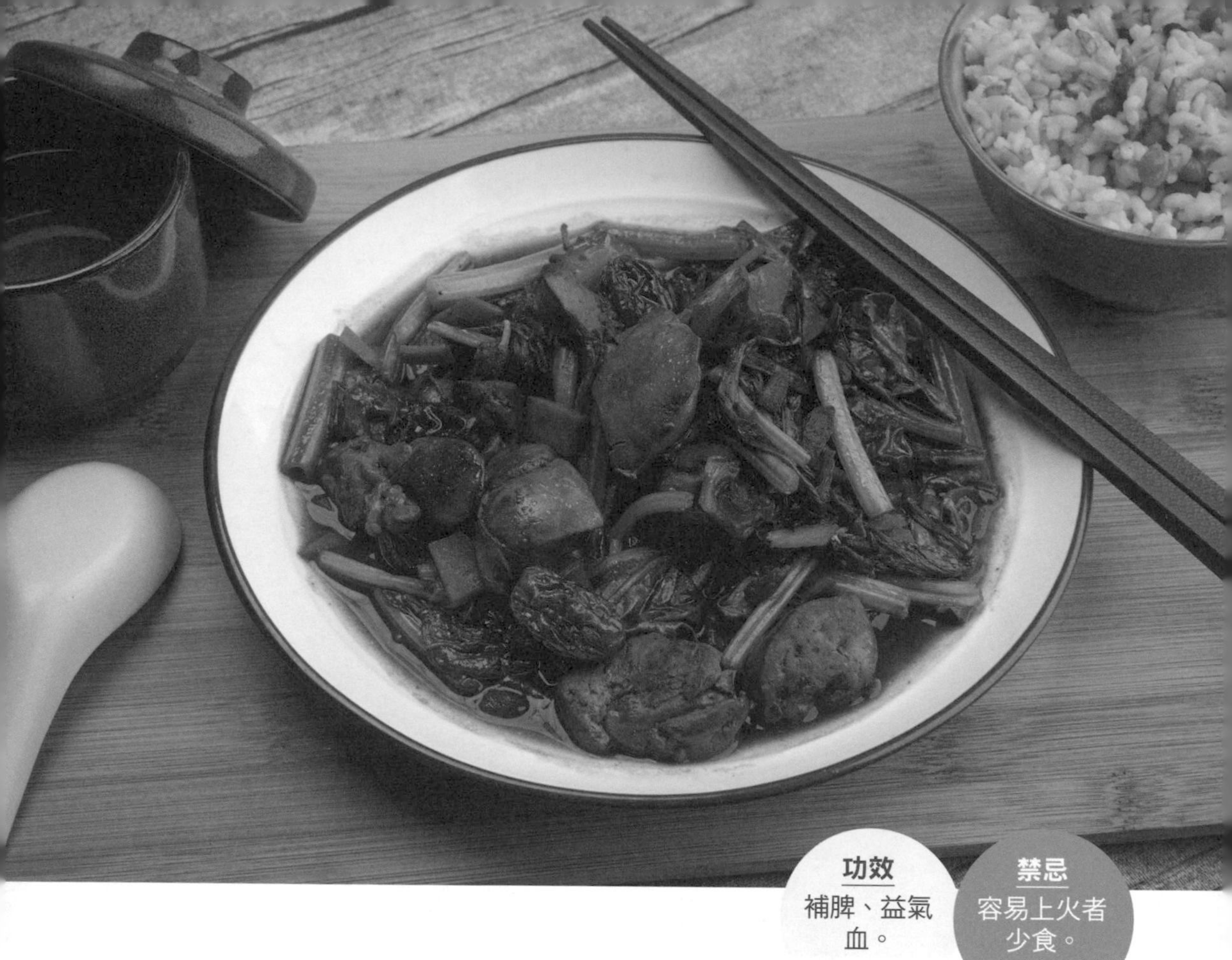

功效
補脾、益氣血。

禁忌
容易上火者少食。

什錦雞肝

龍眼、金針、菠菜都含有豐富的鐵質，加上紅棗、枸杞子，更有補脾益氣血之作用，可作為減重時低熱量的補血佳品。

材料：

枸杞子…100克
龍眼肉…30克
紅棗…20克（切開）
金針…100克
菠菜…10克
紅蘿蔔…100克
雞肝…3個

調味料

（醬油、米酒、薑末）…適量
橄欖油…適量
生薑…3片

作法：

1. 將中藥、薑片放入鍋中，以小火燜煮30分鐘後，濾渣取汁。
2. 金針洗淨泡水、菠菜洗淨切段、紅蘿蔔洗淨去皮切小塊，放旁備用。
3. 雞肝用鹽水洗淨，切片煮約5分鐘，瀝乾後汆燙，放入調味料稍微醃一下。
4. 取一油鍋，放入雞肝、中藥汁、蔬菜，炒熟即完成。

竹笙燉田雞腿

竹笙有止痛、補氣、降血壓、降膽固醇的功效，這道食譜能滋陰解熱、利水消腫，很適合體內濕氣過多的肥胖者食用。

材料：

竹笙…60克
蔘鬚…30克
蒜頭…3個
米酒…3匙
田雞腿…500克
枸杞子…20克
鹽…適量

作法：

1. 竹笙浸熱水泡軟撈出，切小段備用。
2. 田雞腿洗淨剁成小塊，汆燙撈出，再以冷水沖涼備用。
3. 取一湯碗，倒入5碗水，放入竹笙、田雞、蔘鬚、枸杞子及調味料，於滾中水蒸40分鐘，取出即可食用。

功效
排濕消腫。

禁忌
體質虛寒、易腹瀉者少食。

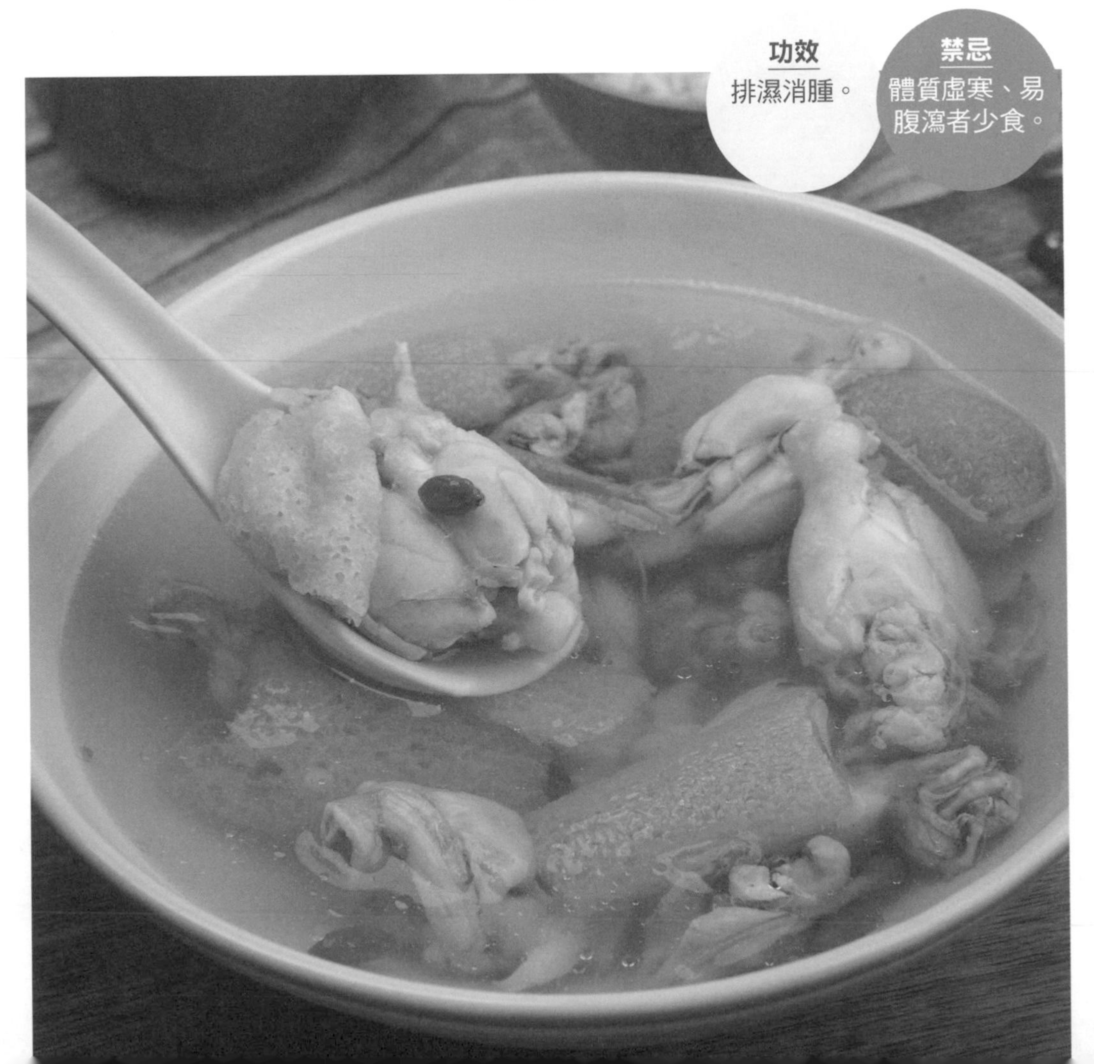

干貝燴山藥

干貝、山藥有潤肺補脾腎的功效，低熱量、營養價值高，是適合瘦身的好食材。蘆筍含有豐富葉酸、維他命 E，能預防心臟病、癌症，但是痛風、高尿酸者要少吃，建議可用牛蒡來替代。

材料：

干貝…2個
山藥…200克
蘆筍…2枝
高湯…50cc
調味料…適量

作法：

1. 干貝洗淨泡軟，剝絲備用。
2. 山藥去皮橫切成厚塊；綠蘆筍洗淨放入加鹽的熱水中煮至翠綠，撈出瀝乾切成3～4段。
3. 將山藥、干貝（連湯汁）倒入鍋中，加高湯用中火煮約10分鐘。
4. 山藥煮熟後，加入調味料、蘆筍，再勾芡即完成。

功效
潤肺、補脾腎。

禁忌
痛風、高尿酸者少食。

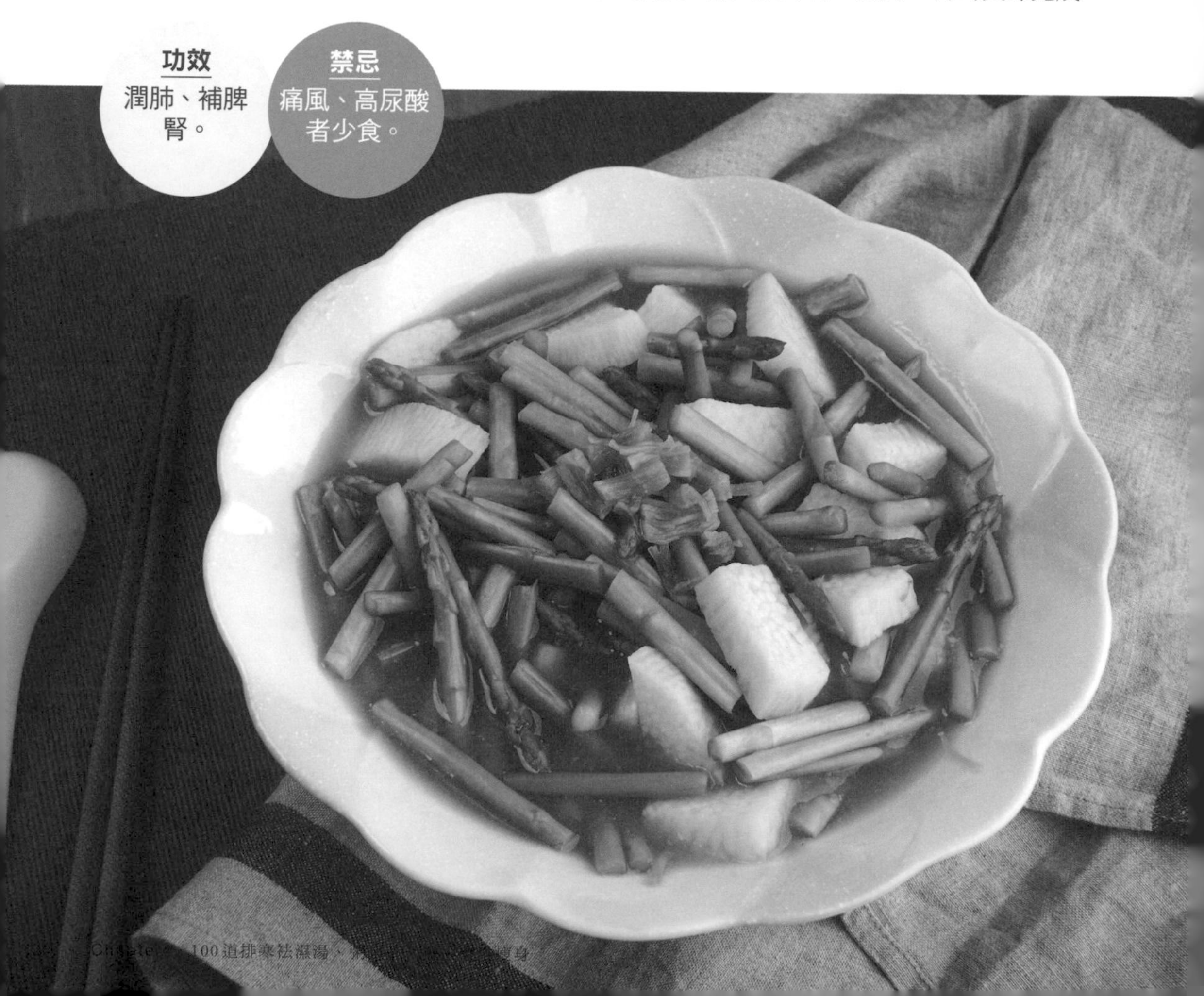

藥燉排骨

當歸降血壓、潤腸通便；川芎活血行氣；枸杞子滋補肝腎、益精明目；紅棗潤肺健脾；熟地補血滋陰。這道料理能補氣血、增加末稍血液循環，補脾顧腎、補中益氣。

材料：

當歸…3錢
川芎…2錢
枸杞子、紅棗、熟地…各3錢
桂枝…2錢
排骨…半斤
山藥…200克
黨參…3錢

作法：

1. 山藥去皮洗淨、切塊；排骨洗淨汆燙。
2. 藥材裝入布袋，綁好放入鍋中，再倒入排骨，加水超過食材2公分。
3. 大火煮滾後改小火燜煮10分鐘，再放入山藥續煮5分鐘，最後依個人喜好調味即可。

功效
補中益氣。

禁忌
外感風寒、容易腹瀉者少食。

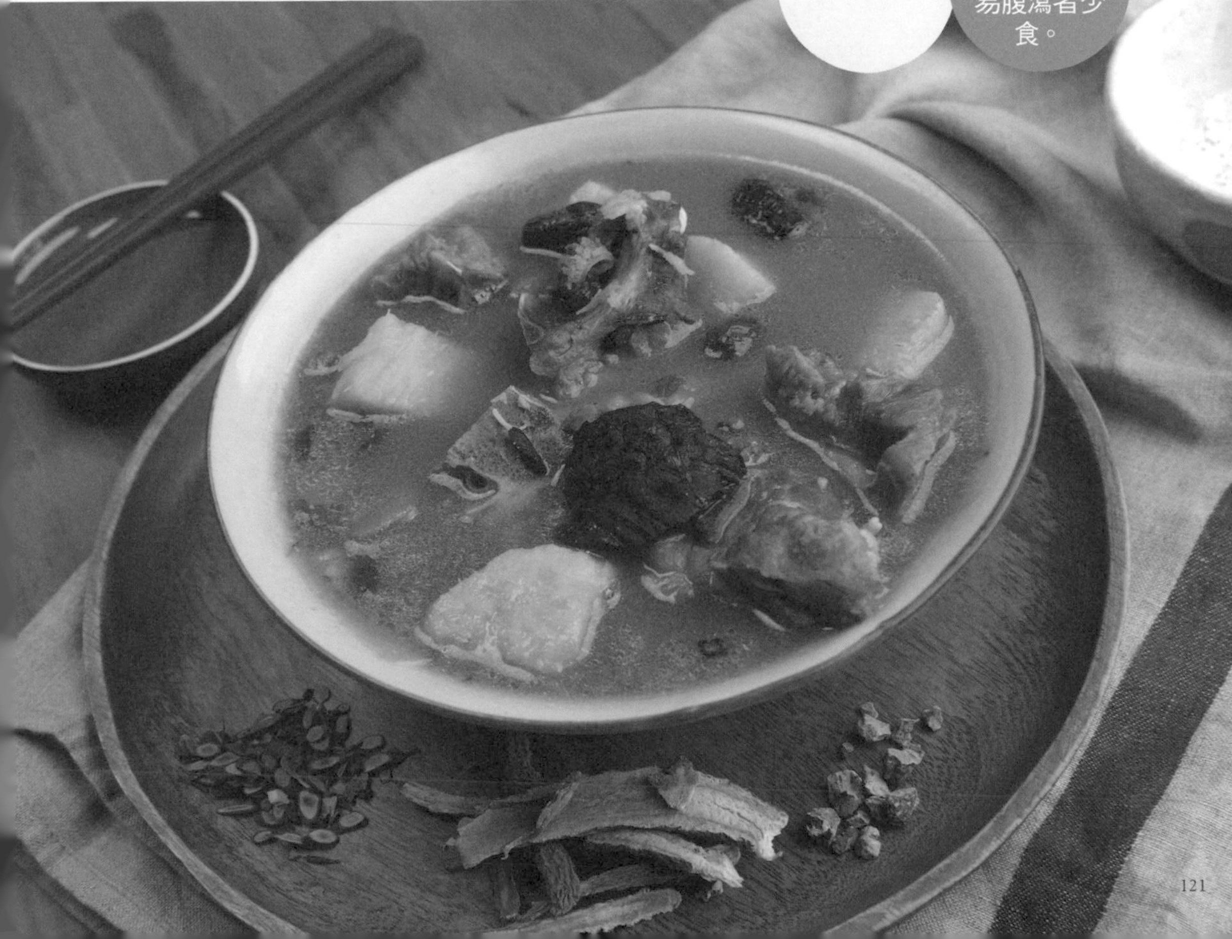

粉彩鮭魚

山楂能化瘀；豆鼓、薑絲能暖胃、去腥、溫絡。鮭魚是深海魚，富含深海魚油，魚油中的脂肪酸（EPA、DHA）除了有健腦效果，還能幫助人體代謝褐色脂肪。

功效
化瘀、消脂。

禁忌
脾胃虛弱者少食

材料：

山楂…20克
鮭魚…1片
薑絲、豆鼓…適量

作法：

1. 山楂用小火煮約15分鐘，濾渣取汁。
2. 鮭魚洗淨後放於盤上，擺上薑絲、豆鼓，淋上山楂汁。
3. 放入微波爐，微波5分鐘即完成。

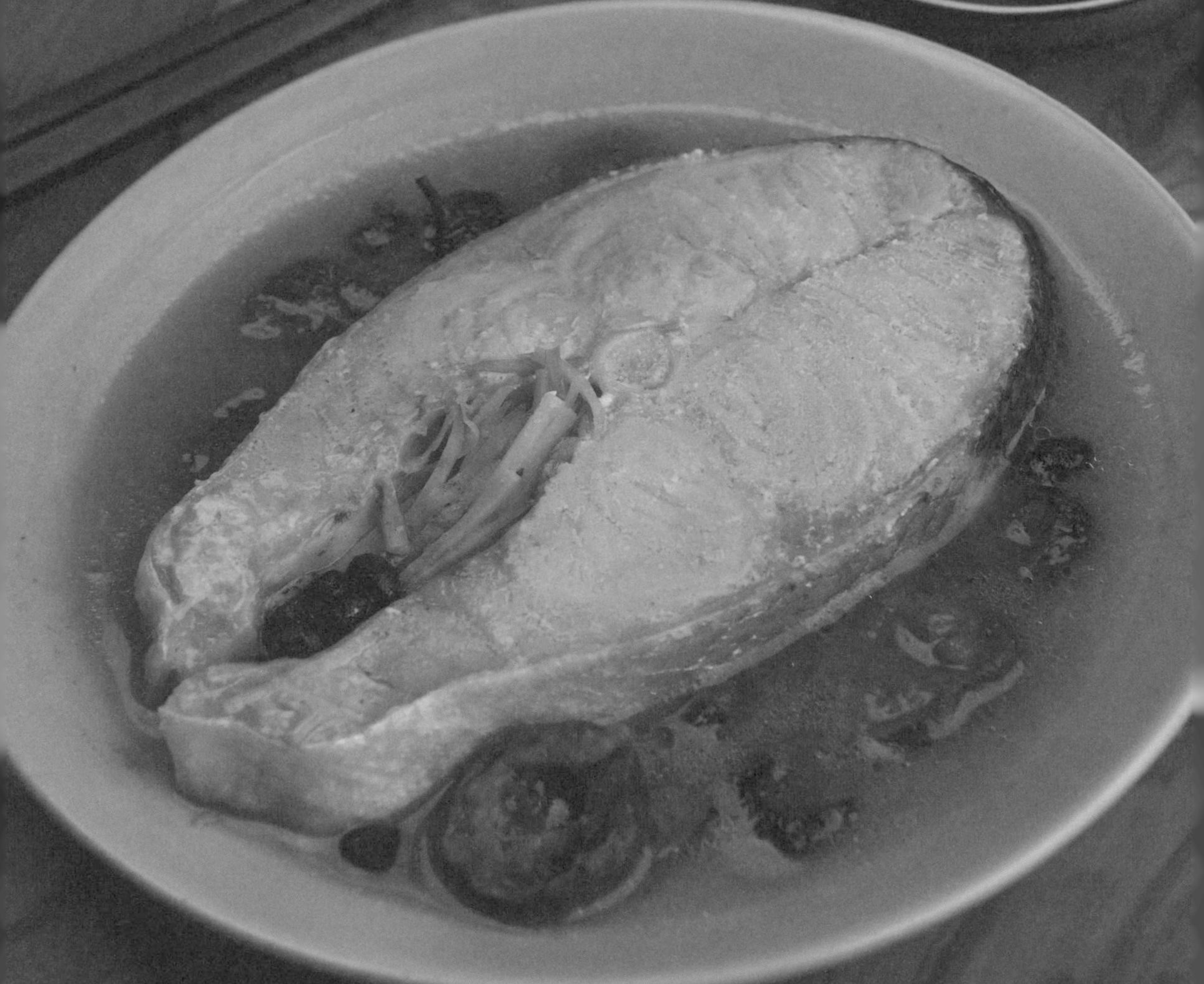

海參鑲絞肉

海參是滋補聖品，《本草綱目拾遺》記載「味甘鹹，其性溫補，足敵人參，故名曰海參」，可見它的藥用價值，足以和人參相比。這道食譜能補腎益精、滋陰健脾、補氣益胃、養血潤燥、消腫利水。

材料：

海參…4條
豬絞肉…200克
蔥…1枝
薑…10克
太白粉…少許
蠔油…1小匙
米酒…適量
調味料…少許

作法：

1. 蔥洗淨切段、薑去皮洗淨切片。
2. 豬絞肉加入調味料攪拌均勻。
3. 海參去除內臟、洗淨，放入鍋中，加入蔥、薑、米酒、4杯清水煮約5分鐘。撈出後，內面灑上太白粉，再鋪上絞肉，以牙籤固定備用。
4. 鍋中倒入蠔油、鹽、胡椒粉、清水2杯煮開，放入海參以小火煮熟至湯汁收乾一半時撈出，盛入盤中。
5. 鍋中湯汁加入勾芡，淋於海參上即可食用。

功效
消腫利水。

禁忌
容易腹瀉的人少食。

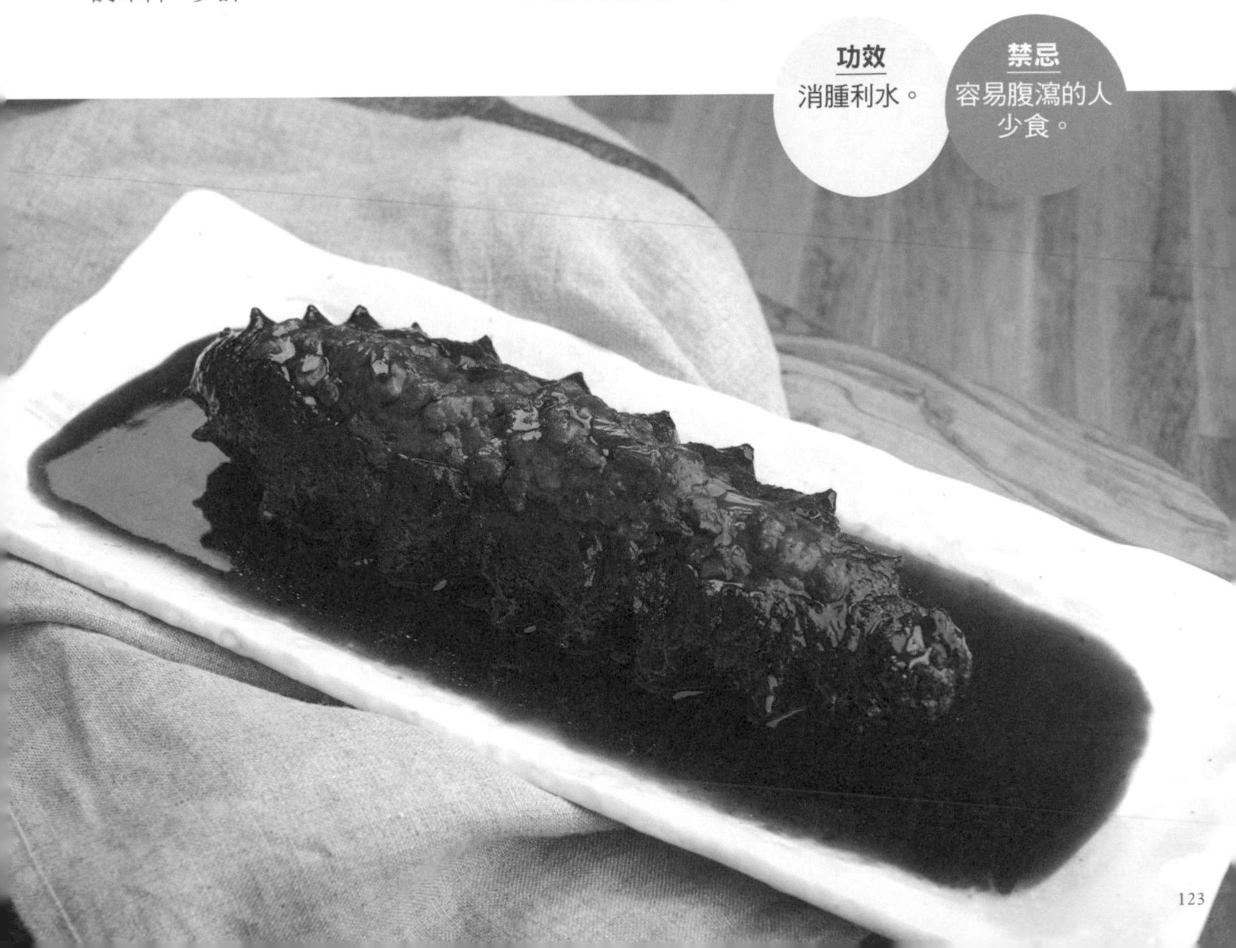

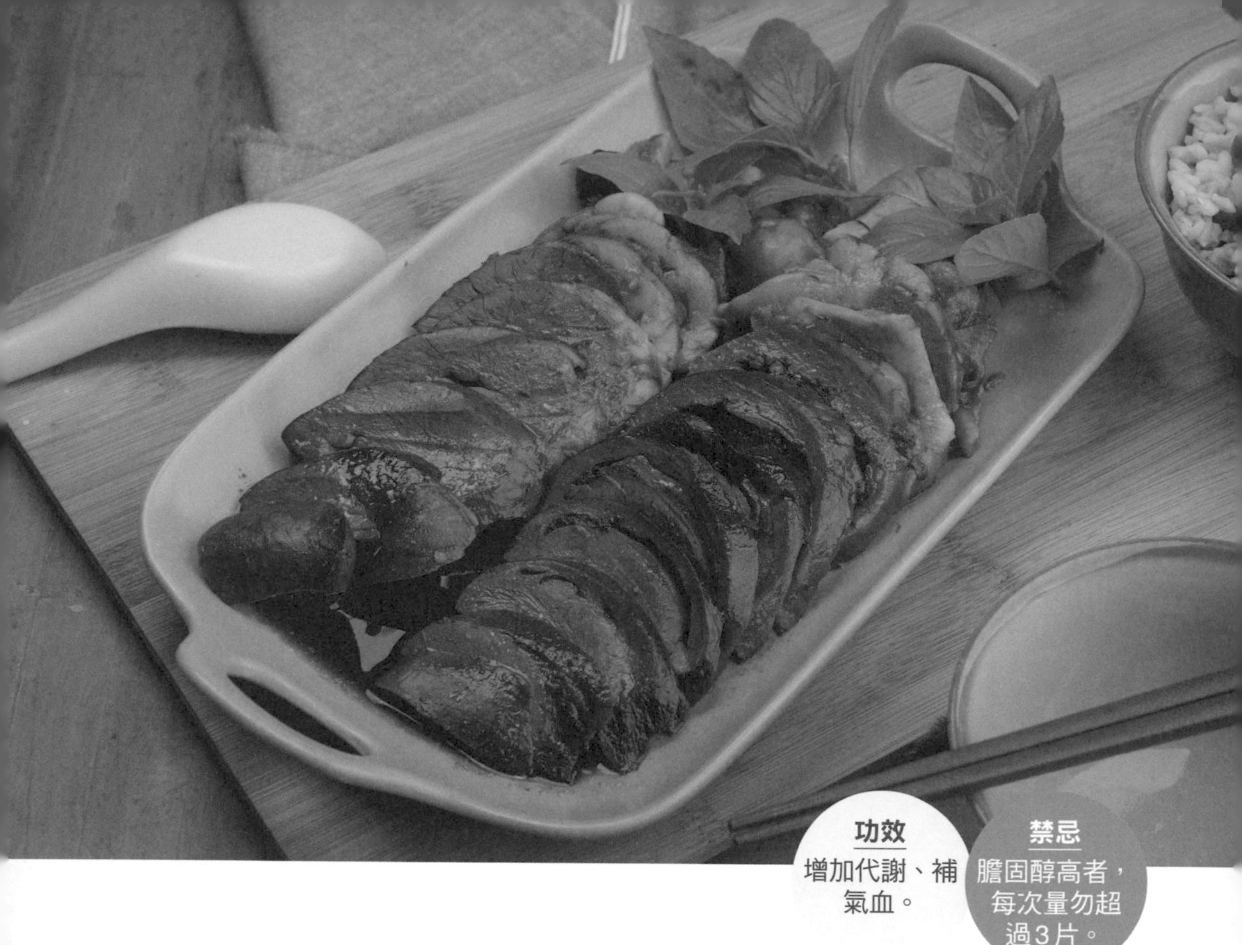

功效
增加代謝、補氣血。

禁忌
膽固醇高者，每次量勿超過3片。

中藥滷豬心

甘草補脾益氣、清熱解毒、祛痰止咳；桂皮活血、促進新陳代謝；茴香溫腎散寒、和胃理氣；川七健胃保肝。這道冷盤，好吃又能補心血，加上茴香、川七等中藥，能吃補又能增加代謝、預防肥胖。

材料：

甘草…20克　　桂皮…10克
茴香…5克　　八角茴香…10克
川七…20克
（以上中藥材以布袋包緊）
豬心…1個　　生薑…10克
鹽…適量　　蔥…1枝
香菜…少許　　麻油…少許
調味料（醬油、砂糖、料酒）…適量

作法：

1. 水煮開後，放入豬心汆燙約10分鐘去腥後沖涼；蔥切長段、薑切片。
2. 將調味料以4杯水煮滾後，再放入中藥包、薑、蔥、豬心，煮開後熄火。
3. 豬心冷卻後切成薄片盛盤，將蔥、香菜擺盤邊，再將湯汁淋在豬心上、灑上麻油即完成。

黃瓜鑲肉

黃瓜含有豐富的胡蘿蔔素、維生素、礦物質，不僅可防止皮膚色素沉澱，還能讓肌膚保持光澤細緻。除此之外，還能促進腸胃蠕動、加速體內老廢物質排出，有降低膽固醇的功效。

材料：

豬絞肉…150克
大黃瓜…1條
薑、蔥…適量
香菜…少許
太白粉…少許

作法：

1. 大黃瓜洗淨，切成約3分公的圓筒狀，去除中心的瓜仔後，塗上適量太白粉備用。
2. 薑、蔥洗淨切末後，放於大碗中，加入豬絞肉、調味料攪拌均勻。
3. 將步驟2填入大黃瓜的空心內，擺盤後用中火蒸30分鐘，待肉熟後淋上勾芡汁調味即可。

功效
降膽固醇。

禁忌
腹瀉者少食。

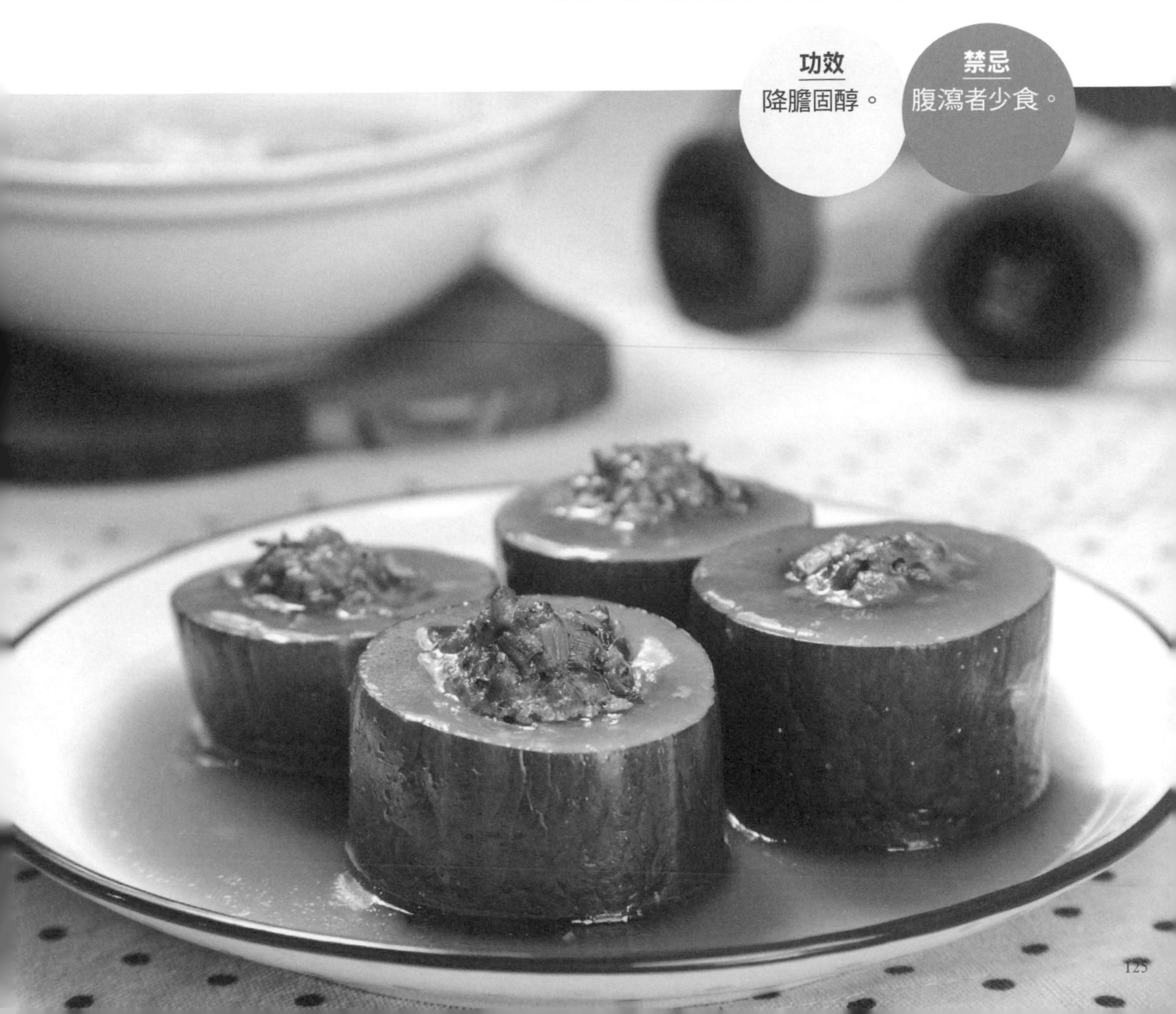

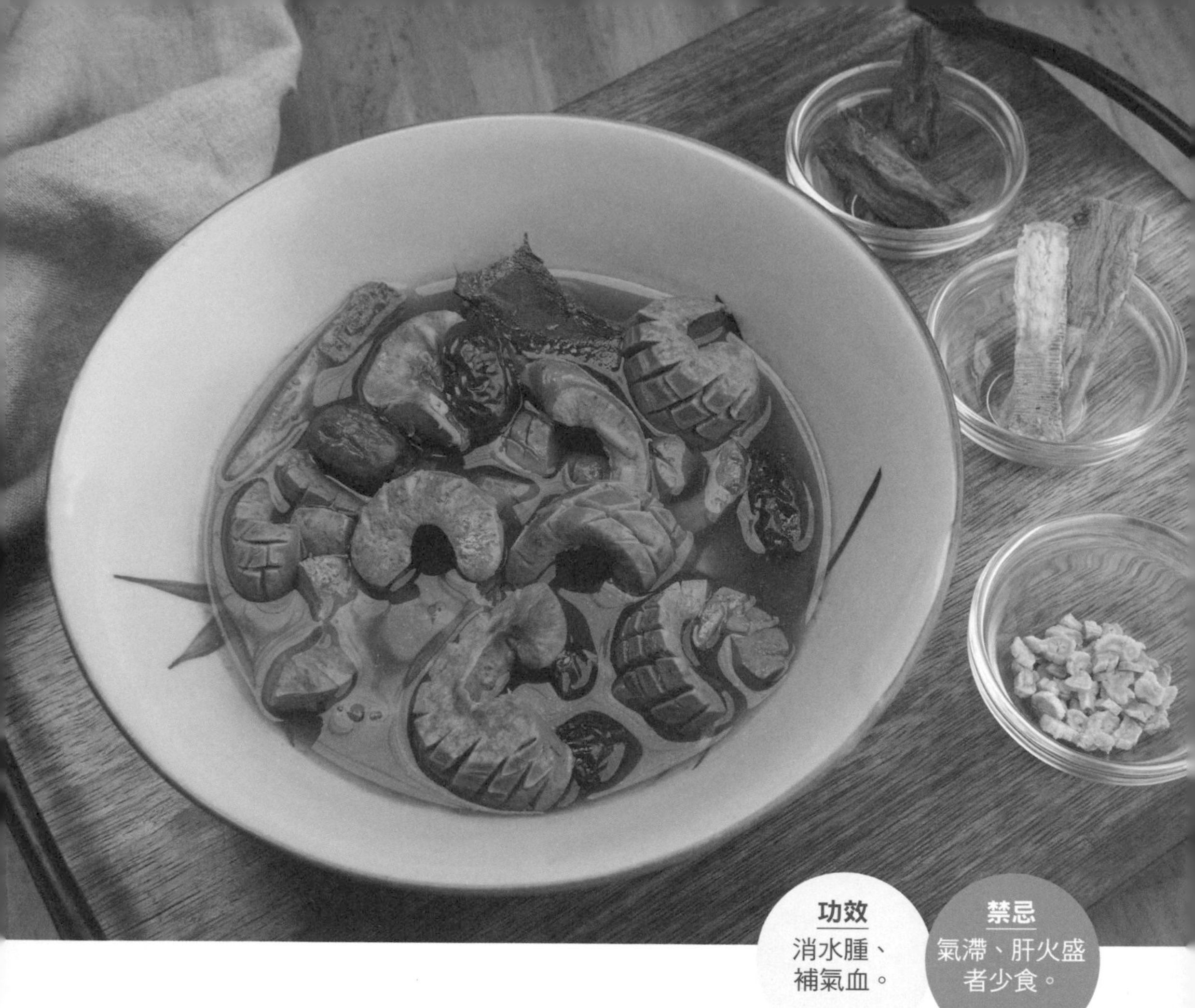

功效
消水腫、補氣血。

禁忌
氣滯、肝火盛者少食。

三參腰子

黨參補中益氣、健脾益肺；丹參降脂活血、降低膽固醇；北沙參養陰清肺，祛痰止咳；腰子可治療腎虛腰痛、水腫等症。這道料理適合肥胖、體虛、常口乾舌燥的人食用。

材料：

黨參…2兩　　丹參…1兩
北沙參…1兩　　紅棗…20個（切開）
豬腰子…1對

調味料

薑末、蒜末、醬油、砂糖、鹽…適量

作法：

1. 中藥置於鍋中，加水蓋過食材2公分，煮滾後用小火再煮30分鐘，濾渣取汁。
2. 腰子用鹽水洗淨、汆燙去腥後切花，加入調味料醃15分鐘後，再用大火蒸15分鐘。
3. 加入步驟1的藥汁，再蒸10分鐘即完成。

昆布麵線

昆布味鹹性寒，有軟堅消痰散結的作用，現代藥理來看，它能降膽固醇、輕度通便，對消脂、瘦身有良好的功效。

材料：

昆布…50克

瘦肉…50克

蒟蒻麵線…一團

調味料

蔥、麻油、胡椒鹽…少許

作法：

1. 昆布洗淨，用刀切成細條狀備用；瘦肉切成肉絲備用；蔥洗淨切段備用。
2. 取一鍋放入昆布、水，以大火煮滾後轉中火，加入肉絲一起煮，水沸騰後加入蒟蒻麵線再煮約2分鐘。
3. 起鍋後加入調味料即可。

功效

消脂減重。

禁忌

脾胃虛寒、腹瀉者少食。

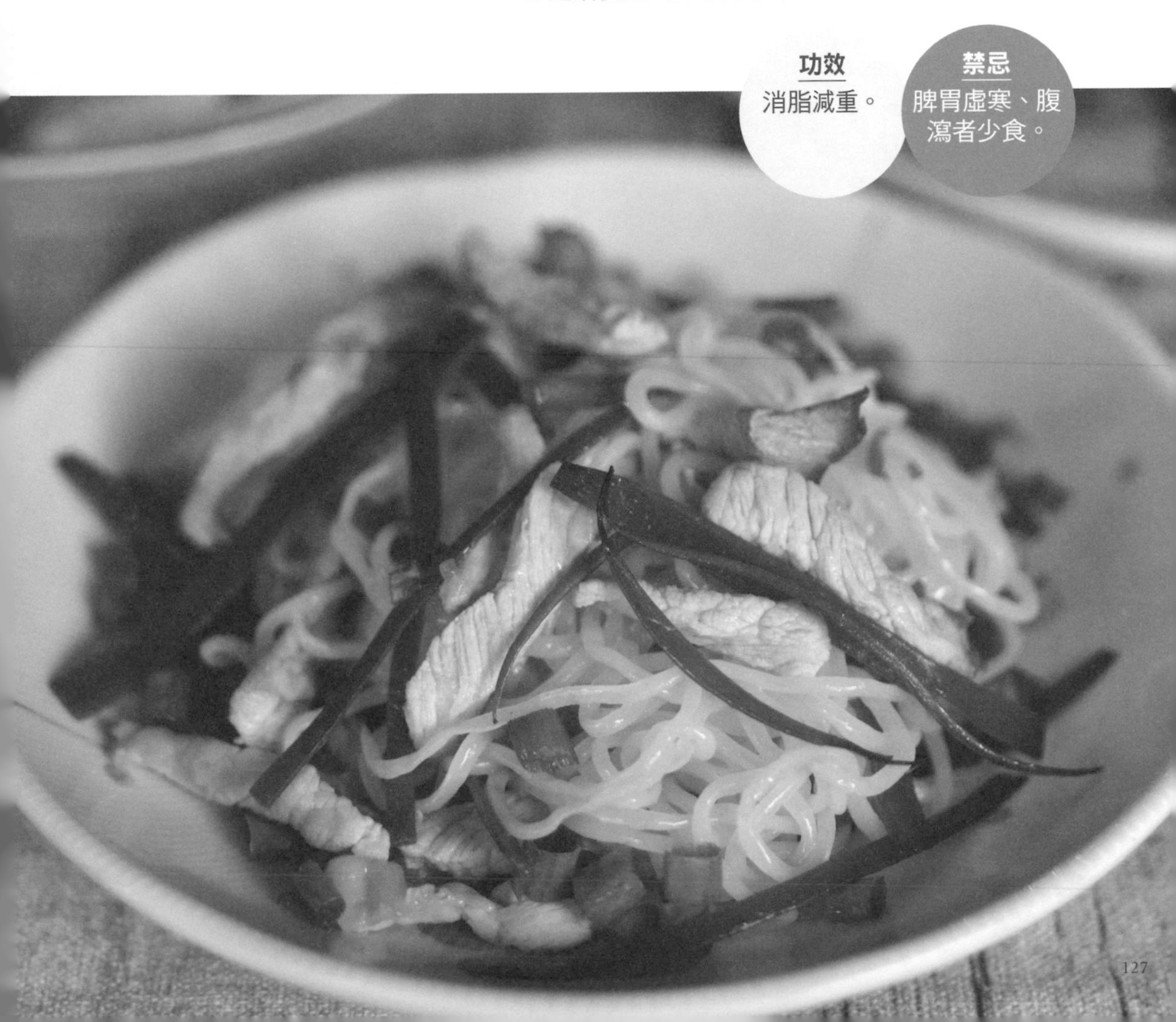

螞蟻上樹

日本人將蒟蒻視為養生珍品，又將它稱為「蒟蒻豆腐」，蒟蒻本身不含熱量又耐煮，很適合想瘦身的人食用。這道料理搭配辣醬的辛辣感，有助想瘦身的人增強代謝力喔！

材料：

豬絞肉…100克
蒟蒻絲…200克
鹽…少許
蔥花…適量
薑末、蒜末…適量
辣椒醬…適量
醬油…適量

作法：

1. 蒟蒻絲用鹽水稍微燙過，再放入鍋裡用少量油拌炒盛出。
2. 起油鍋，爆香蒜末、薑末，放入絞肉拌炒至肉變色時，加入蒟蒻絲、辣椒醬、醬油翻炒均勻，盛盤後撒上蔥花。

功效
減肥、增強代謝。

禁忌
胃弱、易腹瀉者少食。

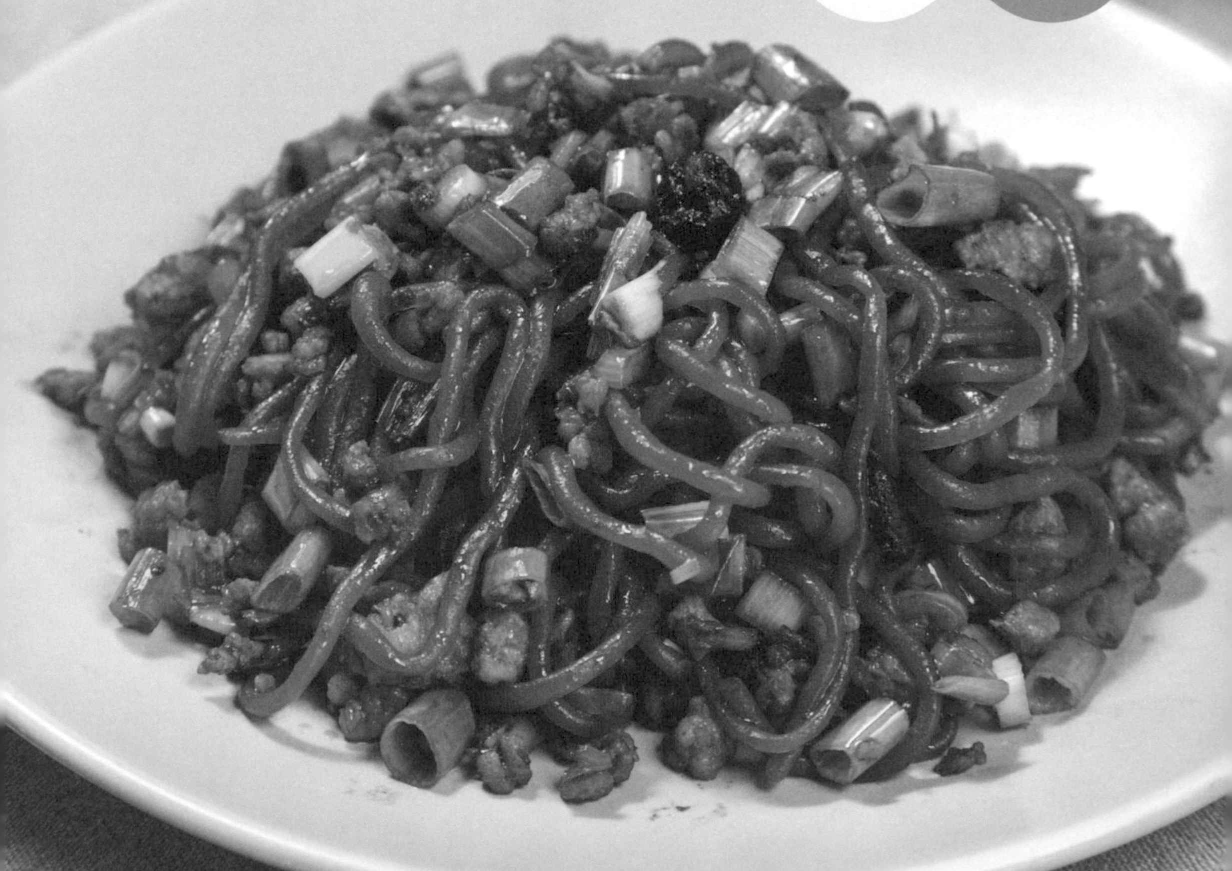

炸豆腐

豆腐營養豐富，李時珍稱「寬中益氣、和脾胃、消脹滿、下大腸濁氣」，因其含有大量纖維，能緩解便祕、增加飽足感。小黃瓜能解暑、利尿消腫，兩者一起搭配食用，能有效預防便祕。

材料：

豆腐…2塊
太白粉…80克
地瓜粉…50克
小黃瓜絲…20克
胡椒鹽…適量

作法：

1. 太白粉、地瓜粉混合均勻。
2. 豆腐切成約2公分大小的方塊，用乾淨的布將水分吸乾，沾上步驟1混合好的粉末，放入油鍋裡以中大火炸成金黃色，即可撈起瀝油。
3. 豆腐劃一小刀，把小黃瓜絲塞入切口，食用時沾上胡椒鹽即可。

功效
生津潤燥、預防便祕。

禁忌
脾胃虛寒、腹瀉者少食。

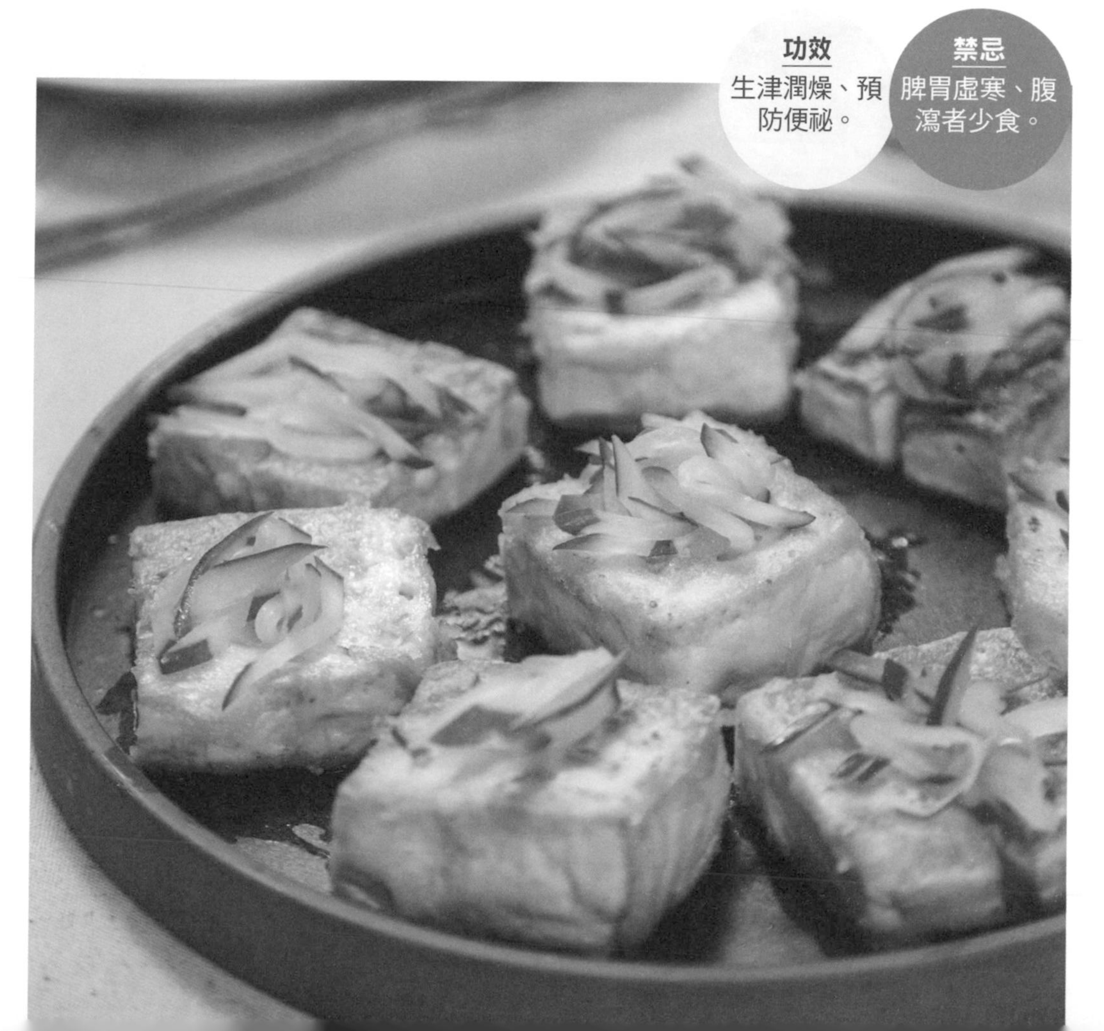

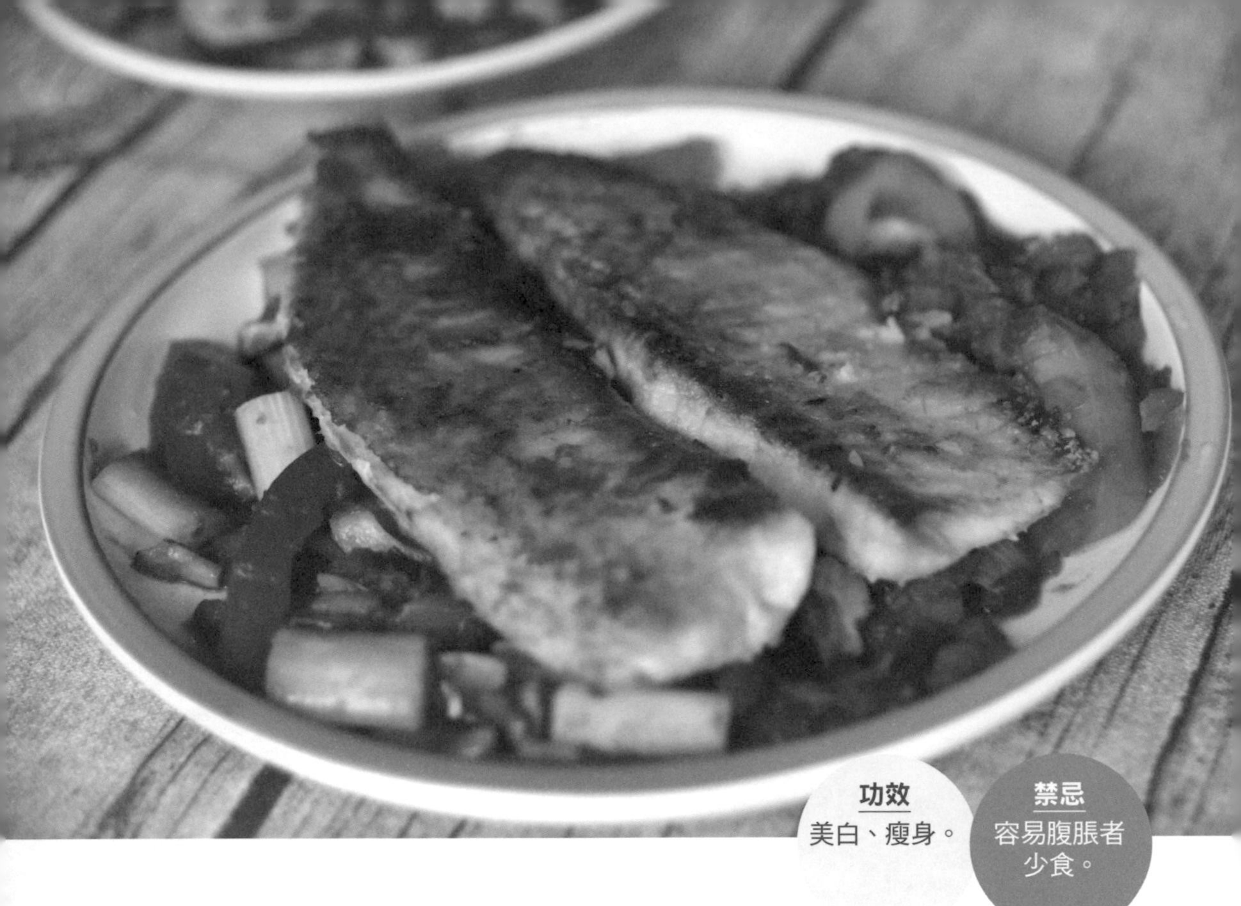

功效
美白、瘦身。

禁忌
容易腹脹者少食。

茄醬鯛魚

鯛魚營養豐富，與十字花科的花椰菜一同料理，就是一道低脂肪、維生素 C 含量高、增加血液循環、強化代謝的美白瘦身養生餐。

材料：

鯛魚…150克
洋蔥丁…30克
冬菇丁…15克
青花椰菜或甜椒等蔬菜…數朵或數片
太白粉…20克

醃料

蛋白1個、太白粉1湯匙、鹽少量

調味料

糖3湯匙、醋3湯匙、番茄醬3湯匙、水100cc、酒15cc、太白粉2茶匙、鹽少量、麻油1茶匙

作法：

1. 鯛魚洗淨，橫切成薄片，用醃料醃半小時。
2. 醃好的魚片，兩面沾裹太白粉，放入油鍋中，大火炸約半分鐘後撈出。
3. 另起油鍋，燒熱2湯匙油，炒香洋蔥丁後，放入冬菇丁同炒，再加入調味料煮滾（需不停攪動），放入花椰菜或甜椒炒熟後，即可起鍋加入魚片拌勻。

養生高麗菜捲

《本草綱目》記載「甘藍性平，味甘，可健胃益腎，通絡壯骨，填補腦髓」。高麗菜葉片富含大量纖維，具有預改善便祕、預防貧血、預防癌症的作用。

材料：

高麗菜葉…10片
乾瓠瓜絲…10段（用來綁緊菜捲用）
絞肉…半斤　　甜辣醬…適量

調味料

蔥薑末適量、醬油1茶匙、麻油1湯匙、太白粉1湯匙

中藥醬汁

何首烏3錢、當歸2片、黃耆3錢、紅棗5粒、熟地3錢

作法：

1. 高麗菜洗淨，削去硬梗後，用滾水燙軟，備用。
2. 絞肉加入調味料、100cc的水，拌勻備用。
3. 將步驟2擺在高麗菜葉上，捲成長條狀，並用瓠瓜絲綁緊，放入蒸籠，大火蒸20分鐘。
4. 中藥醬汁材料加入200cc水，煮滾至一半時，放入甜辣醬攪拌均勻，再淋於蒸好的高麗菜捲上。

功效
排毒、預防便祕。

禁忌
腸胃虛寒、腹瀉者少食。

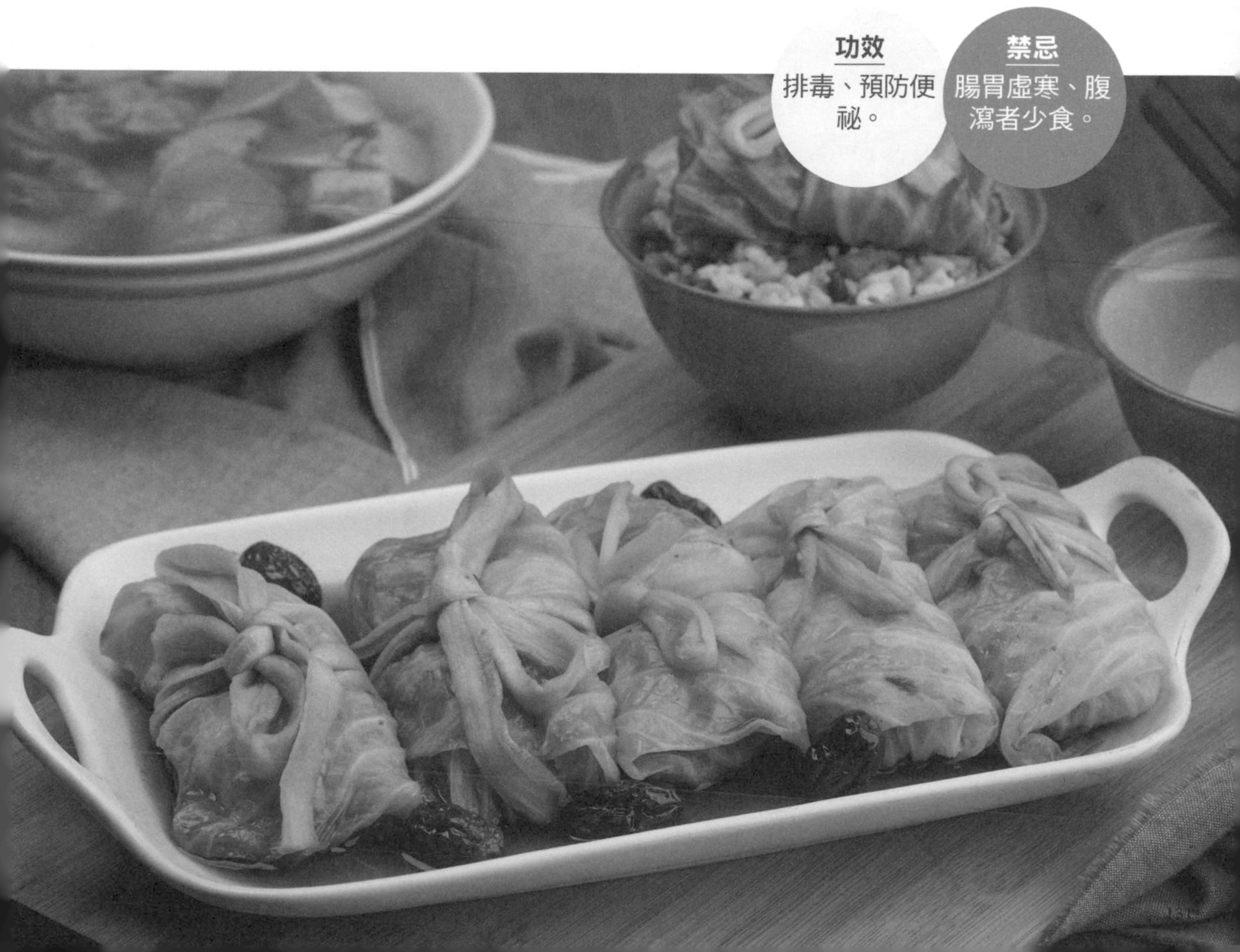

沙拉輕食
功效
祛痰、寬中、減重。
禁忌
易腹瀉者少食。

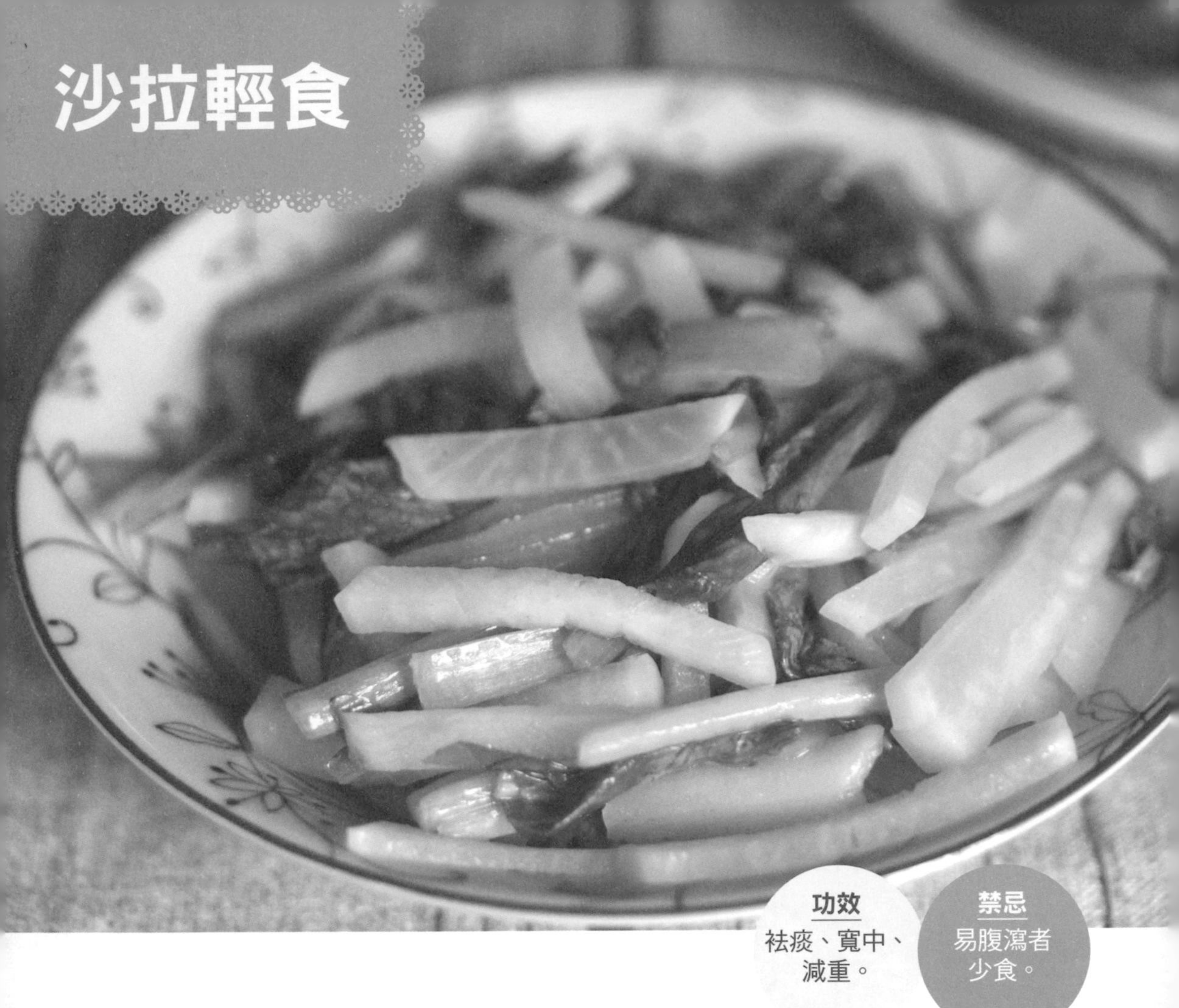

茼蒿炒蘿蔔

白蘿蔔有補氣、順氣、促進消化等功能，這道料理適合痰多、喘息、胸腹脹滿之虛胖者食用。

材料：

白蘿蔔…200克
茼蒿或其他當季蔬菜…100克
花椒…約20粒
油…適量
高湯…適量

作法：

1. 蘿蔔切條、茼蒿切段。
2. 將油放入鍋中燒熱，再放入花椒，炸焦後撈起。
3. 加入白蘿蔔條，煸炒後，加入少許高湯，翻炒至7分熟。
4. 加入茼蒿，並以少許鹽調味，起鍋前淋少許香油即完成。

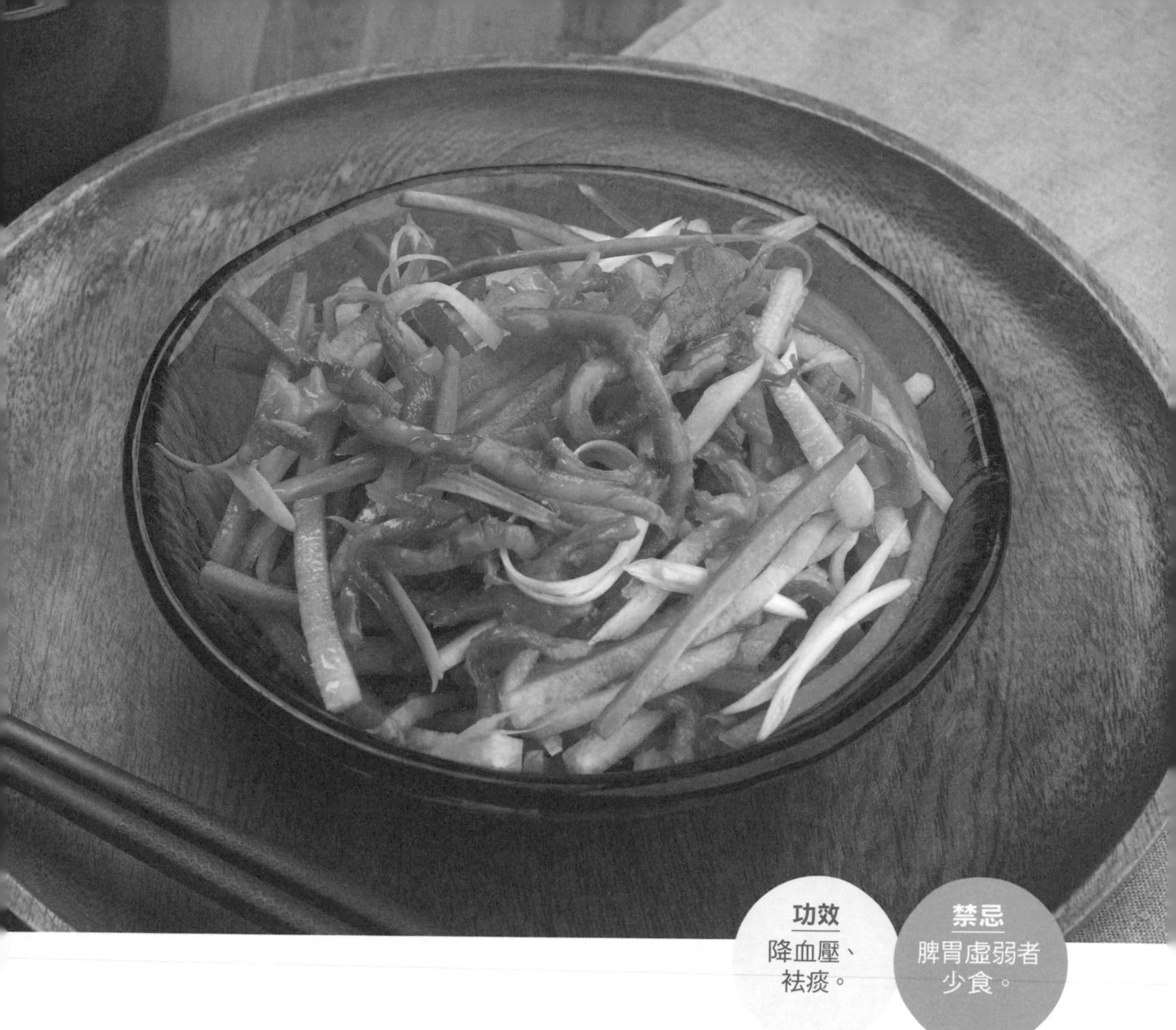

功效
降血壓、祛痰。

禁忌
脾胃虛弱者少食。

涼拌梨蜇絲

海蜇絲具有化痰消積、祛風解毒的作用；白蘿蔔能健胃消食、通氣導滯、解毒散瘀。將食材切成絲，加入調味料拌勻，就是一道低熱量、營養無負擔的料理。

材料：

紅、白蘿蔔…各100克（切絲）
海蜇皮…50克（切絲）
水梨…50克（切絲）
蔥…適量

調味料

（鹽、香油、味精、醬油）…適量

作法：

1. 食材洗乾淨去皮、切絲泡鹽水，待軟化後瀝乾。
2. 把切好的食材與調味料拌好，醃製後即可食用。

黃瓜海蜇絲

海蜇皮有降膽固醇、清除體內脂肪、降血壓的作用，與富含纖維質與維生素的黃瓜絲、胡蘿蔔絲一同食用，可降血脂又能瘦身，還能促進血液循環、增強新陳代謝。

材料：

海蜇皮…150克

黃瓜絲…20克

胡蘿蔔絲…20克

調味料

（糖、鹽、蒜末、麻油、白醋）…適量

作法：

1. 海蜇皮洗淨、切絲，泡水2小時，汆燙瀝乾水分，備用。
2. 海蜇絲、黃瓜絲、胡蘿蔔絲與調味料一起拌勻即可食用。

功效

消脂、降血壓。

禁忌

容易腹瀉者少食。

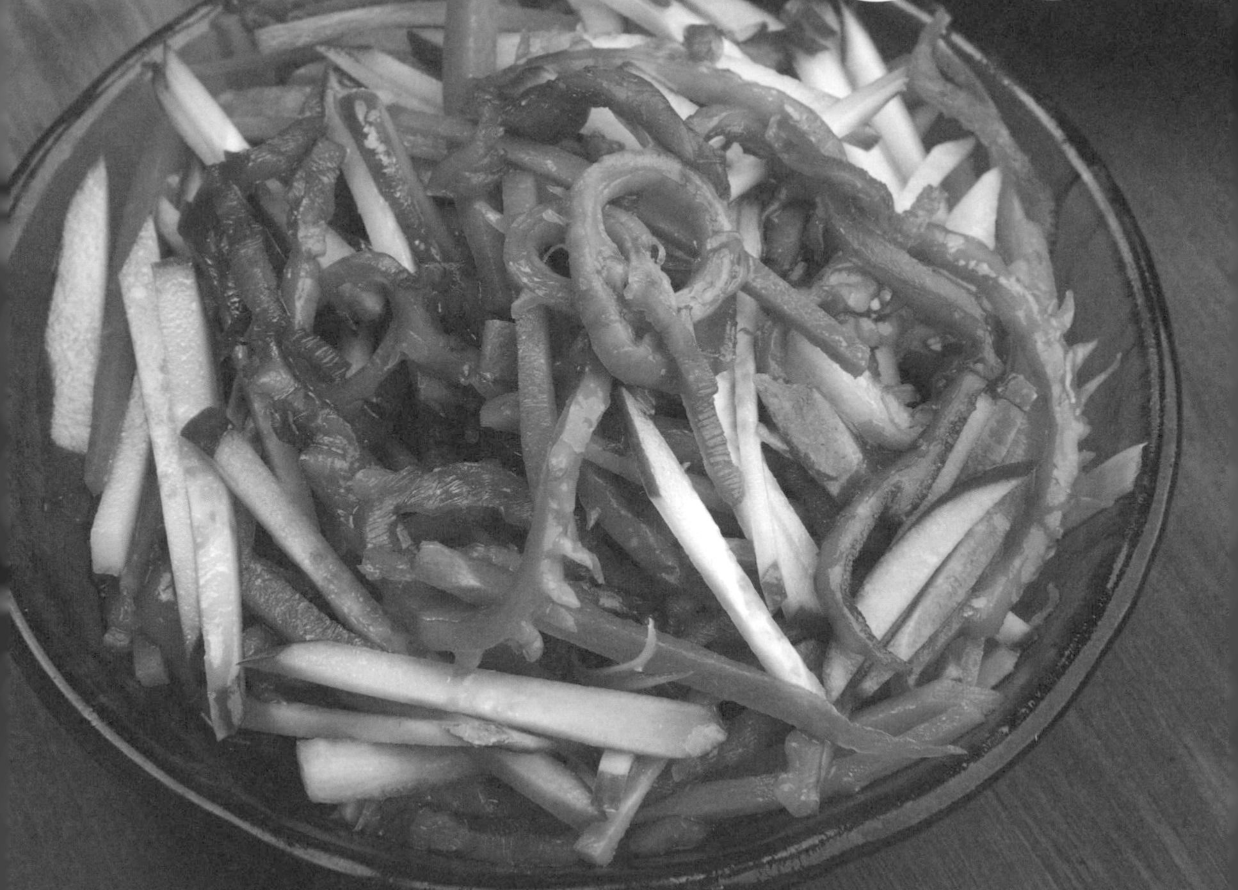

菊香海蜇皮

菊花藥性甘平，有護肝明目功效，適用於感冒、發熱、頭痛、眼有血絲、高膽固醇等症食用。這個食譜清涼解暑、護眼，又有潤腸通便、消脂等功效。

材料：

菊花…10克
海蜇皮…50克
小黃瓜…50克

調味料

（鹽、味精）…適量

作法：

1. 海蜇皮洗淨切絲，汆燙撈起沖水；菊花洗淨泡軟。
2. 海蜇皮絲、菊花放入調味料拌勻。
3. 小黃瓜切絲，放入淡鹽水中泡軟，濾乾後與步驟2拌勻，醃製後食用。

功效

潤腸通便、消脂。

禁忌

容易腹瀉者少食。

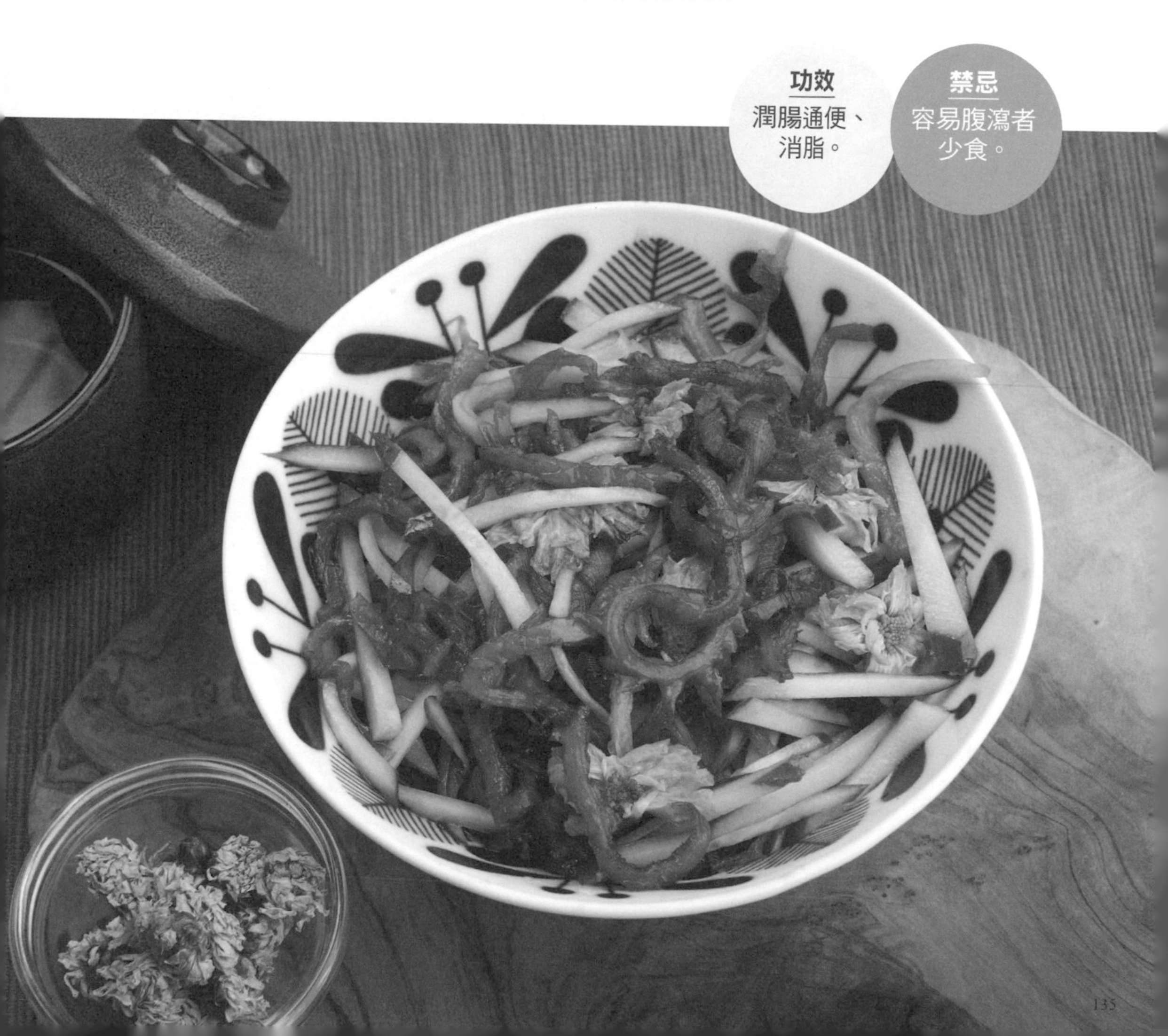

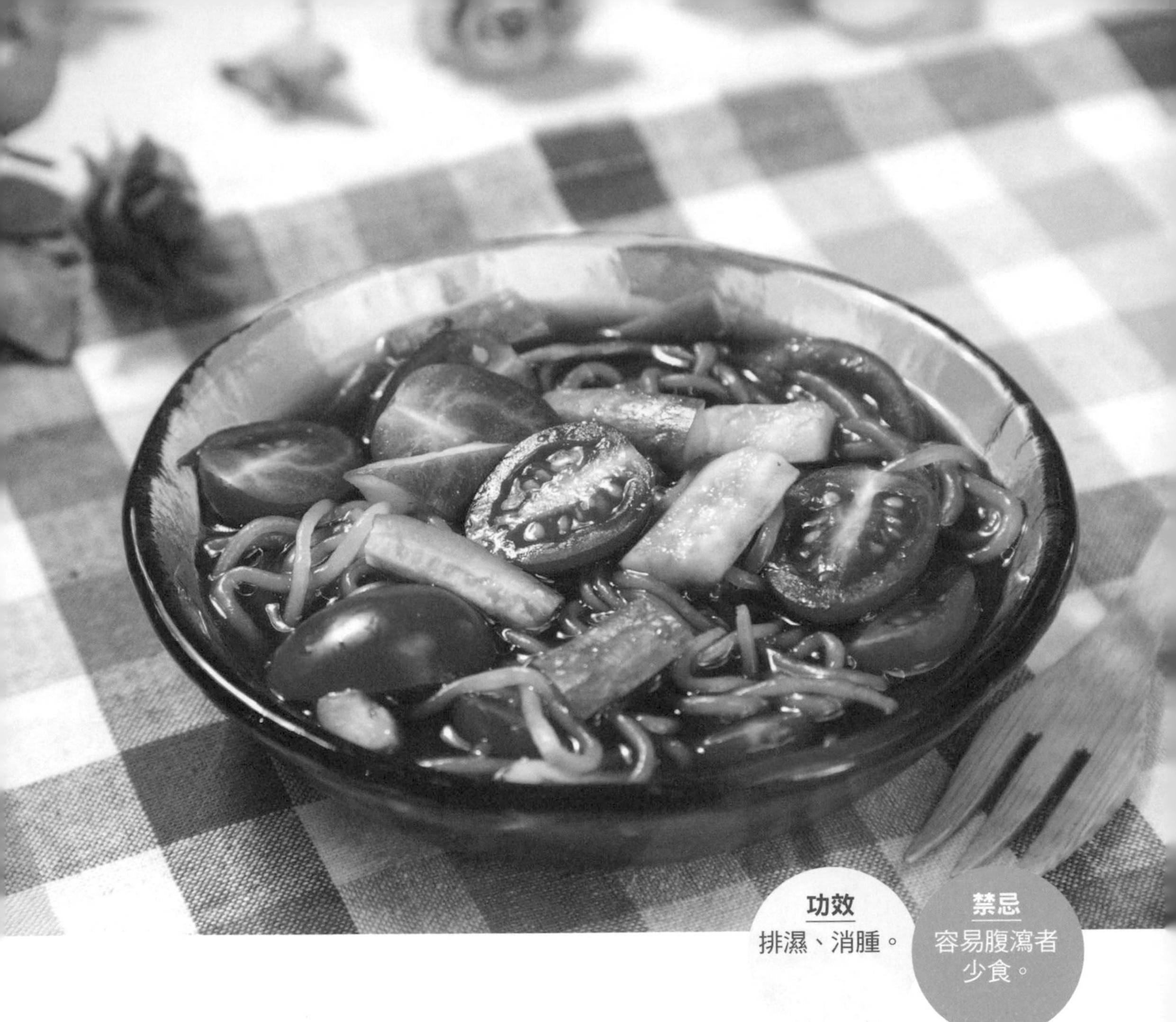

功效
排濕、消腫。

禁忌
容易腹瀉者少食。

粉紅蒟蒻絲

山楂可健脾消滯、利尿解毒；小黃瓜能排濕、利水消腫。這道食譜具有利濕減重的功效，適用於肥胖、小便不利、四肢浮腫者食用。

材料：
蒟蒻絲…20克
山楂…20克
小黃瓜…4條
番茄…2個
調味料
（鹽、醬油、醋、麻油）…適量

作法：
1. 蒟蒻絲氽燙備用，小黃瓜、番茄洗淨拍碎。
2. 山楂煮一碗水後過濾，加入調味料混合。
3. 將步驟2淋在蒟蒻絲、小黃瓜、番茄上即完成。

浪漫海帶絲

山楂具有健脾消滯、利尿解毒的功效；海帶含碘量高，有利水、軟脂功效，可改善下半身肥胖。

材料：

海帶絲…80克
蘿蔔絲…50克
山楂…20克

調味料

（醬油、麻油、蔥花、薑絲、白芝麻）…適量

作法：

1. 山楂洗乾淨，加水以小火煮，濾渣取汁。
2. 步驟1的山楂汁與調味料混合。
3. 海帶絲洗淨，泡水後瀝乾水分，再汆燙約2分鐘後撈起。
4. 蘿蔔絲、海帶絲放置盤上，淋上山楂汁一同拌勻即可食用。

功效
消脂、改善下半身肥胖。

禁忌
病後體虛、孕婦忌食。

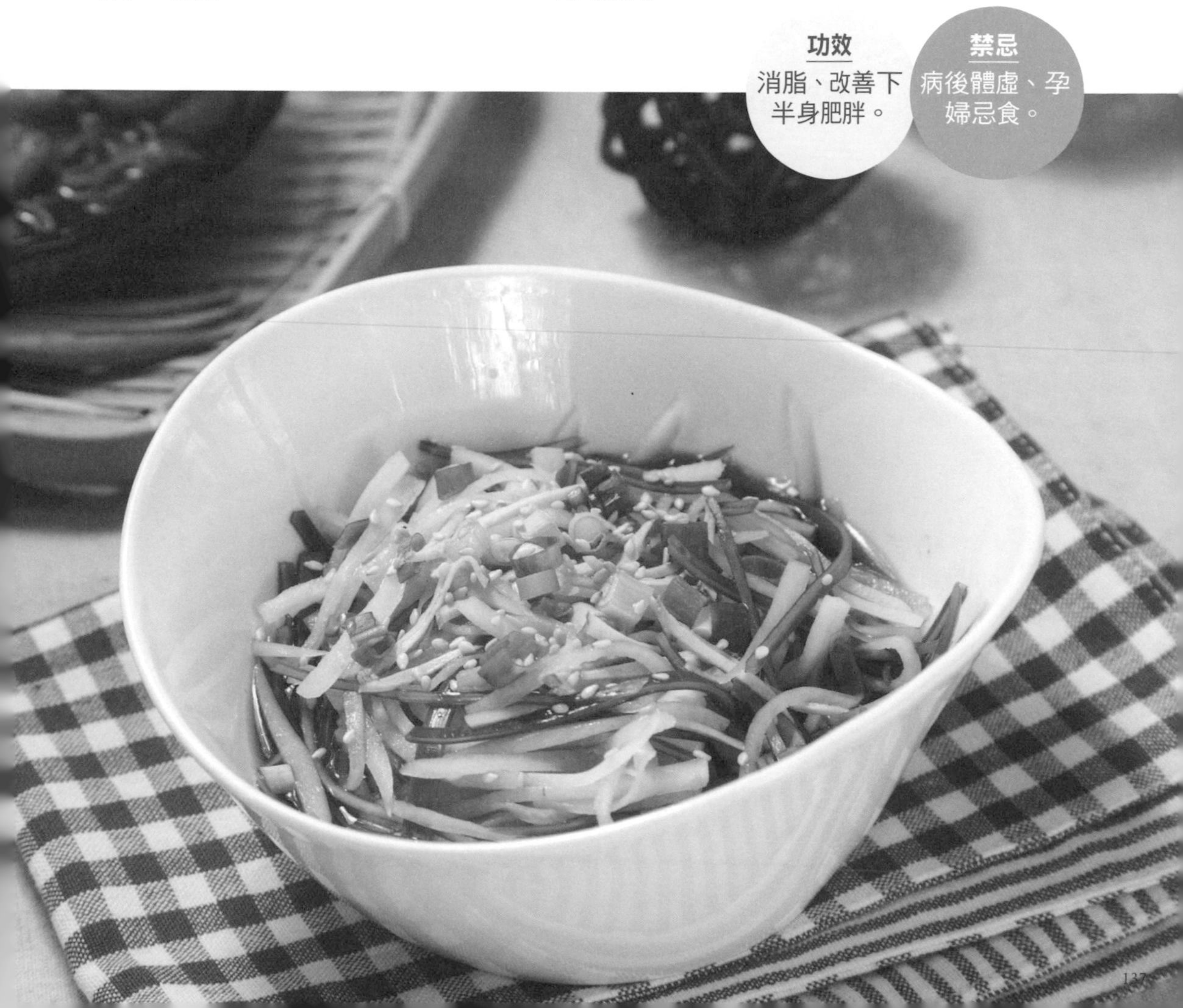

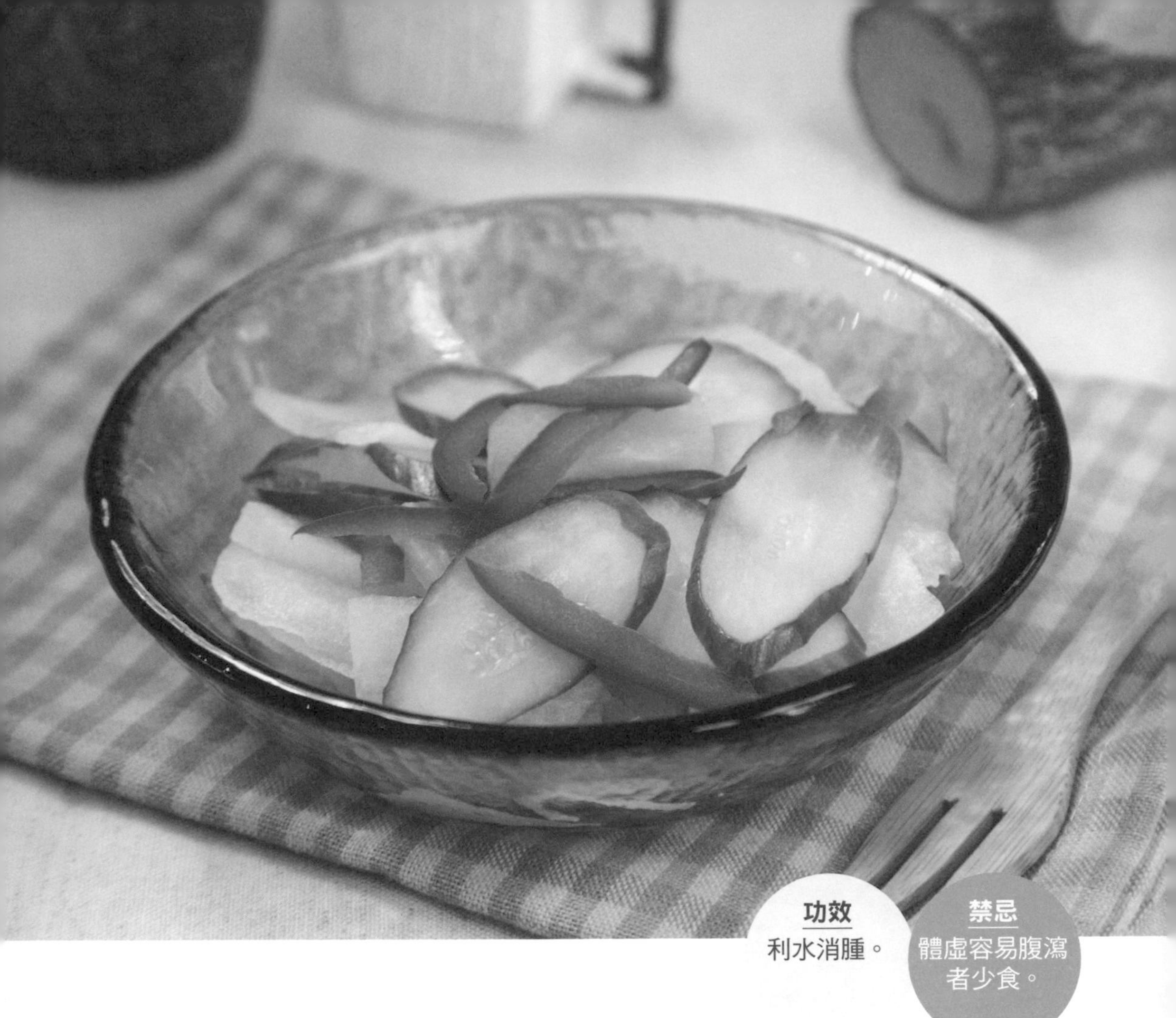

功效
利水消腫。

禁忌
體虛容易腹瀉者少食。

涼拌三瓜

西瓜翠衣（果皮與果肉間的白肉）、冬瓜、小黃瓜都有利尿排濕、利水消腫，解暑熱、消熱痰、利濕減重的功效，適用於肥胖症、小便不利、四肢浮腫者食用。

材料：
西瓜脆衣…200克
冬瓜…300克
小黃瓜…400克
調味料
（紅辣椒、鹽、味精）…適量

作法：
1. 三瓜去皮洗淨，汆燙、撈起放涼。
2. 切塊放入容器中，加入調味料醃製約12小時，即可食用。

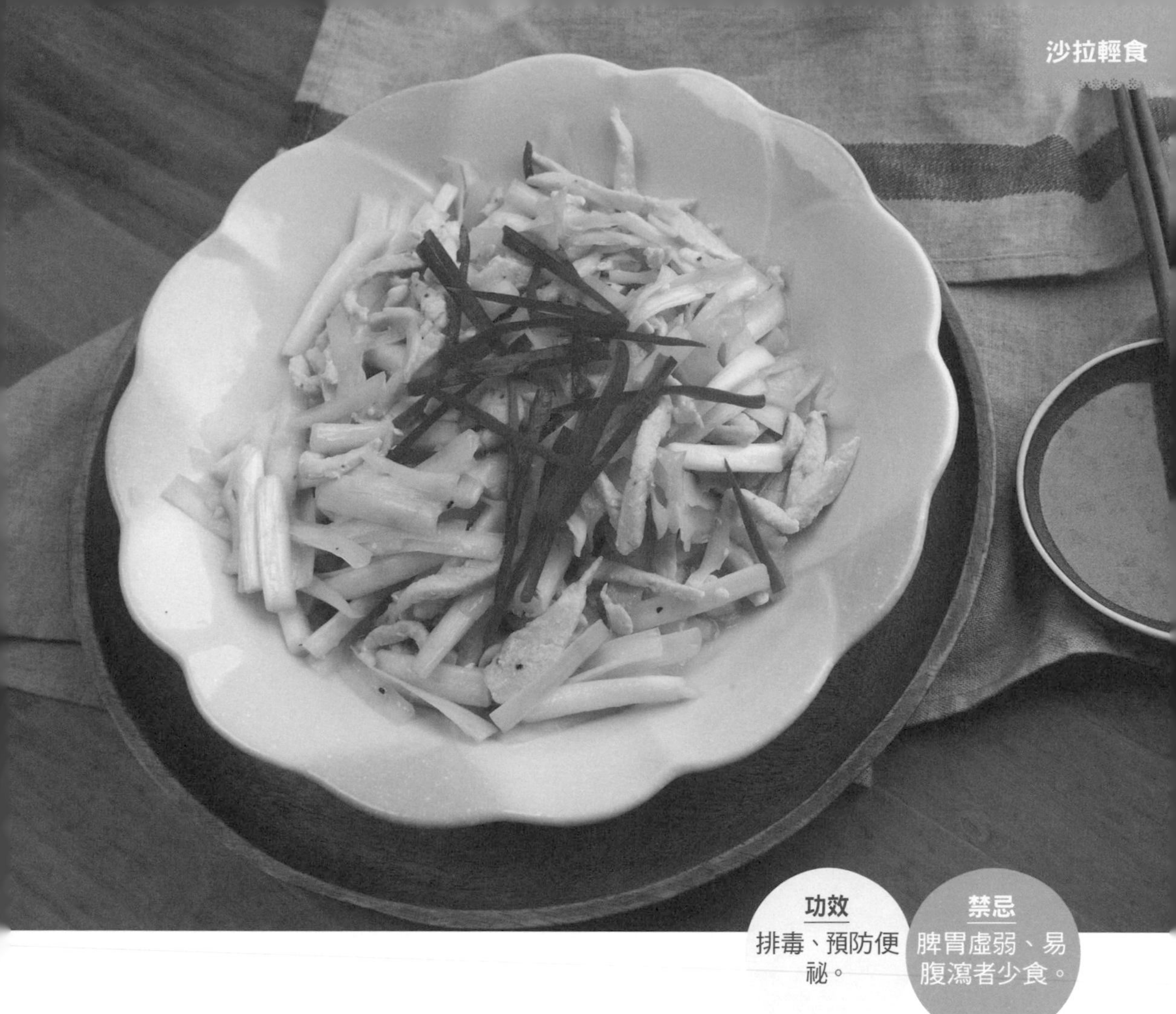

功效
排毒、預防便祕。

禁忌
脾胃虛弱、易腹瀉者少食。

韭黃拌雞絲

韭黃性溫，味辛，可排毒、健胃、預防便祕；當歸藥味甘、辛、苦，藥性溫；雞胸肉油脂少，適合減重者食用。這道料理可補血、調經，適合月經剛結束時食用，減重不減健康。

材料：
當歸…2錢
雞胸肉…80克
韭黃…50克
紅辣椒絲…5克
調味料
（鹽、胡椒）…適量

作法：
1. 當歸洗淨後，加水用大火煮開，改小火再煮半小時。
2. 將雞肉兩面塗少許鹽，灑上胡椒粉稍微醃一下，蒸熟後再切成細絲。
3. 韭黃洗淨瀝乾切段，稍微氽燙後瀝乾。
4. 將當歸湯過濾後，倒入雞肉、韭黃拌勻，加入調味料即完成。

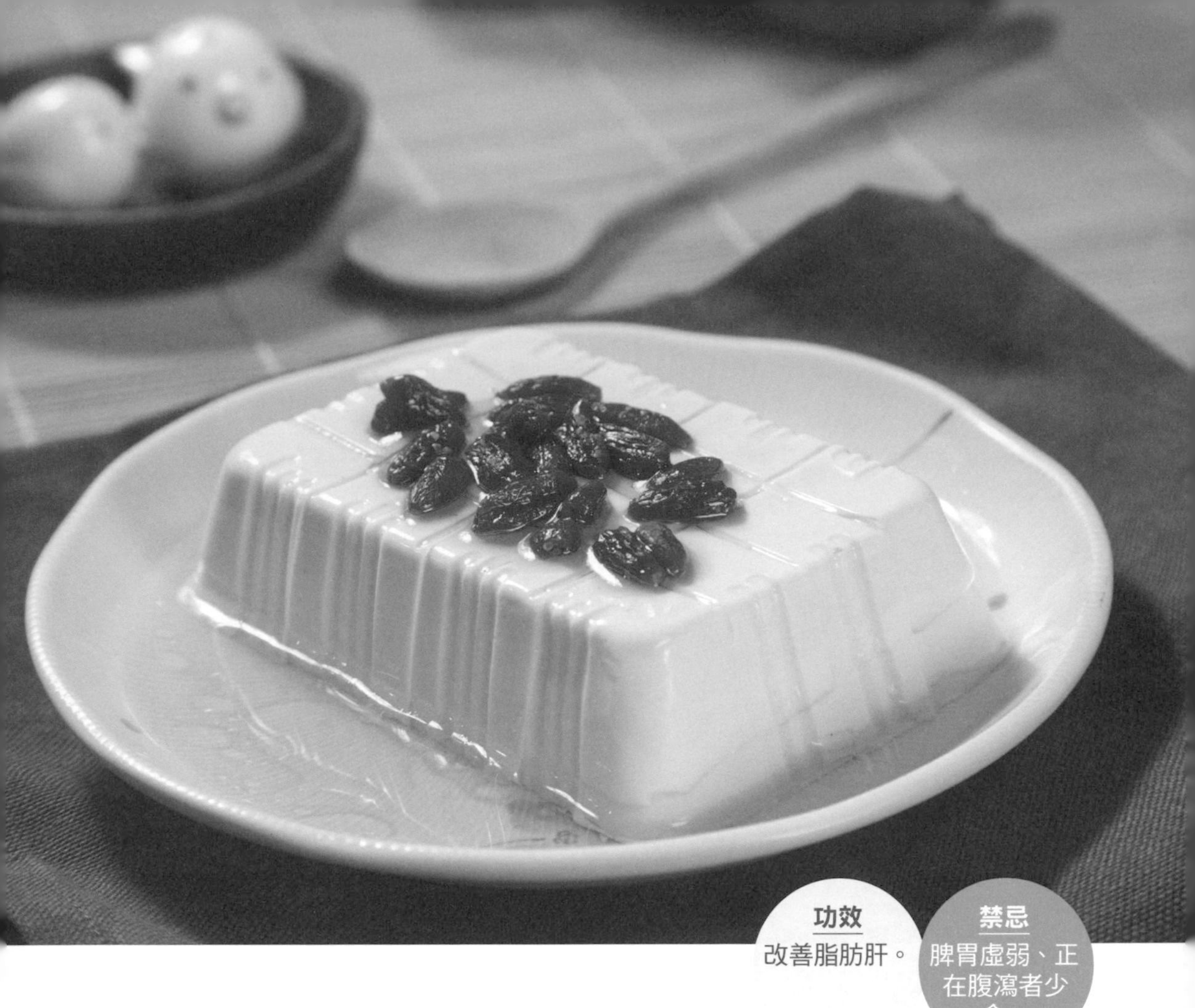

功效
改善脂肪肝。

禁忌
脾胃虛弱、正在腹瀉者少食。

涼拌枸杞豆腐

枸杞子性味甘平，有抑制脂肪在肝細胞內沉積、促進肝細胞新生的作用。豆腐味甘性涼，有益氣和中、生津解毒作用，其所含的蛋白質易於人體吸收，有輕身健美的功效。

材料：
豆腐…400克
枸杞子…25克
調味料
（香油、鹽、胡椒粉）…適量

作法：
1. 豆腐切成小方塊，放盤中備用。
2. 枸杞子用開水泡開、洗淨，瀝乾水分後放於豆腐上。
3. 加上調味料即可食用。

松玉豆腐

茯苓淡而能滲、甘而能補，可補脾健胃、利水減重；松子可補氣養液、息風潤肺、滑腸，還能促進新陳代謝。

材料：

白茯苓粉…30克　松子…5克
玉米粒…少量　豆腐…1塊
雞蛋…2個　胡蘿蔔…少許
香菇…2朵　香菜…少許
調味料…適量　高湯…適量

作法：

1. 香菇泡軟去蒂、切細絲；紅蘿蔔切片汆燙；將蛋白打到起泡。
2. 豆腐、茯苓粉混合攪拌後，再放入打好的蛋白攪拌。
3. 將步驟2放入碗中，再放入香菇、紅蘿蔔、松子、玉米。
4. 將步驟3放入沸水中，用大火蒸約10分鐘。
5. 高湯煮開、加調味料，淋上太白粉勾芡，倒入蒸好的豆腐上，加上香菜即可上桌。

功效
補脾健胃、利水減重。

禁忌
脹氣者少食。

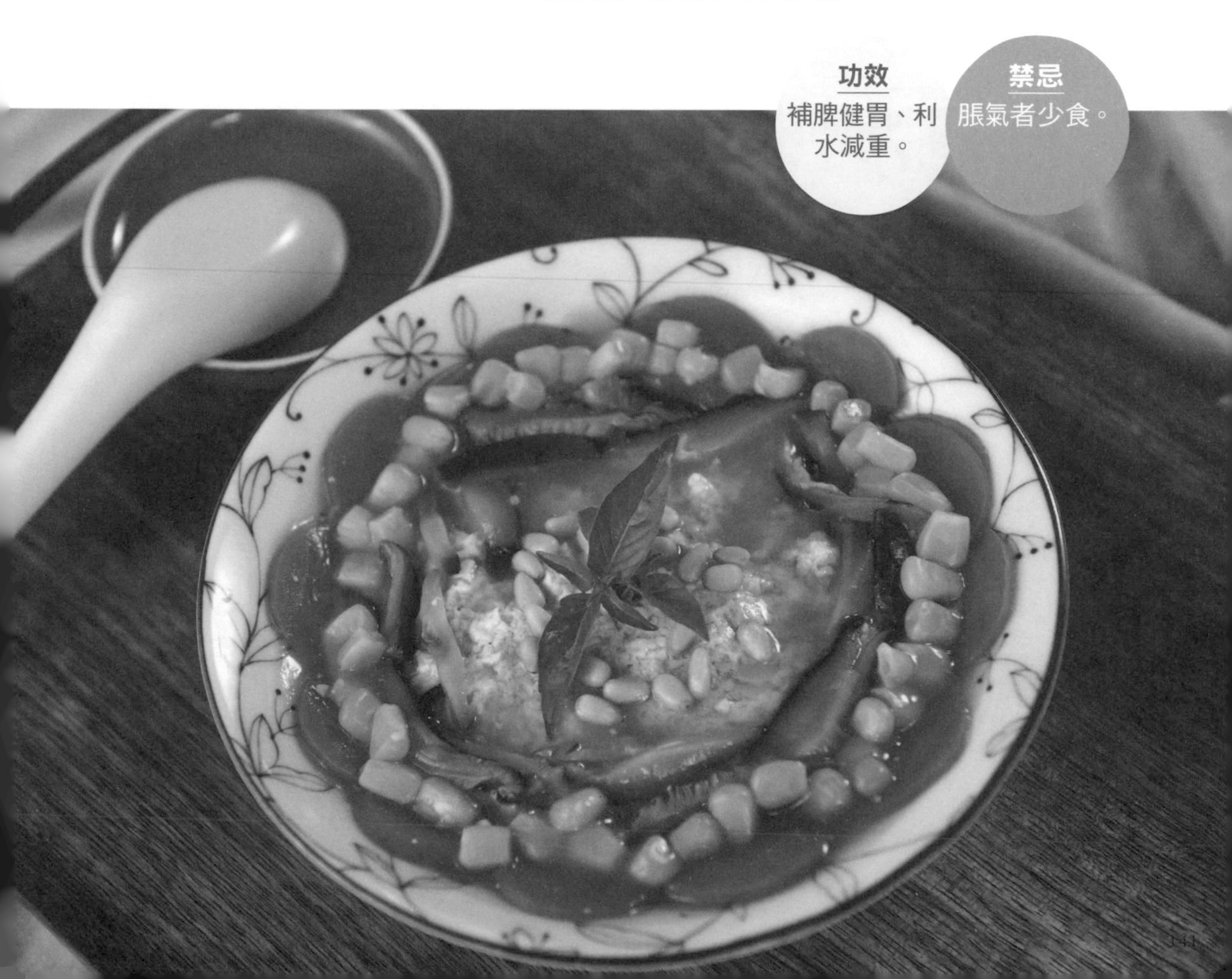

精力沙拉

川七藥性甘平，有增加代謝、造血、促進血液循環的功能；葛根藥性甘平，有出汗解熱、放鬆神經緊張之效；皮藥性辛甘溫，有促進循環、增加代謝的作用。

材料：

川七、葛根、桂皮粉、生菜…適量
水果（西瓜、蘋果、柳丁）…適量

作法：

1. 川七加水用大火煮開後，轉小火再煮半小時，至水分剩下一半後，過濾備用。
2. 葛根、桂皮粉放入另一鍋，加入水攪拌均勻，再倒入川七，用中火慢煮，邊煮邊攪拌直到呈現透明狀，再倒入大盤中，放至冰箱冷藏。
3. 食用時可切細條，放上水果與沙拉即可食用。

功效
增加代謝、促進血液循環。

禁忌
腎虛多尿、頻尿者少食。

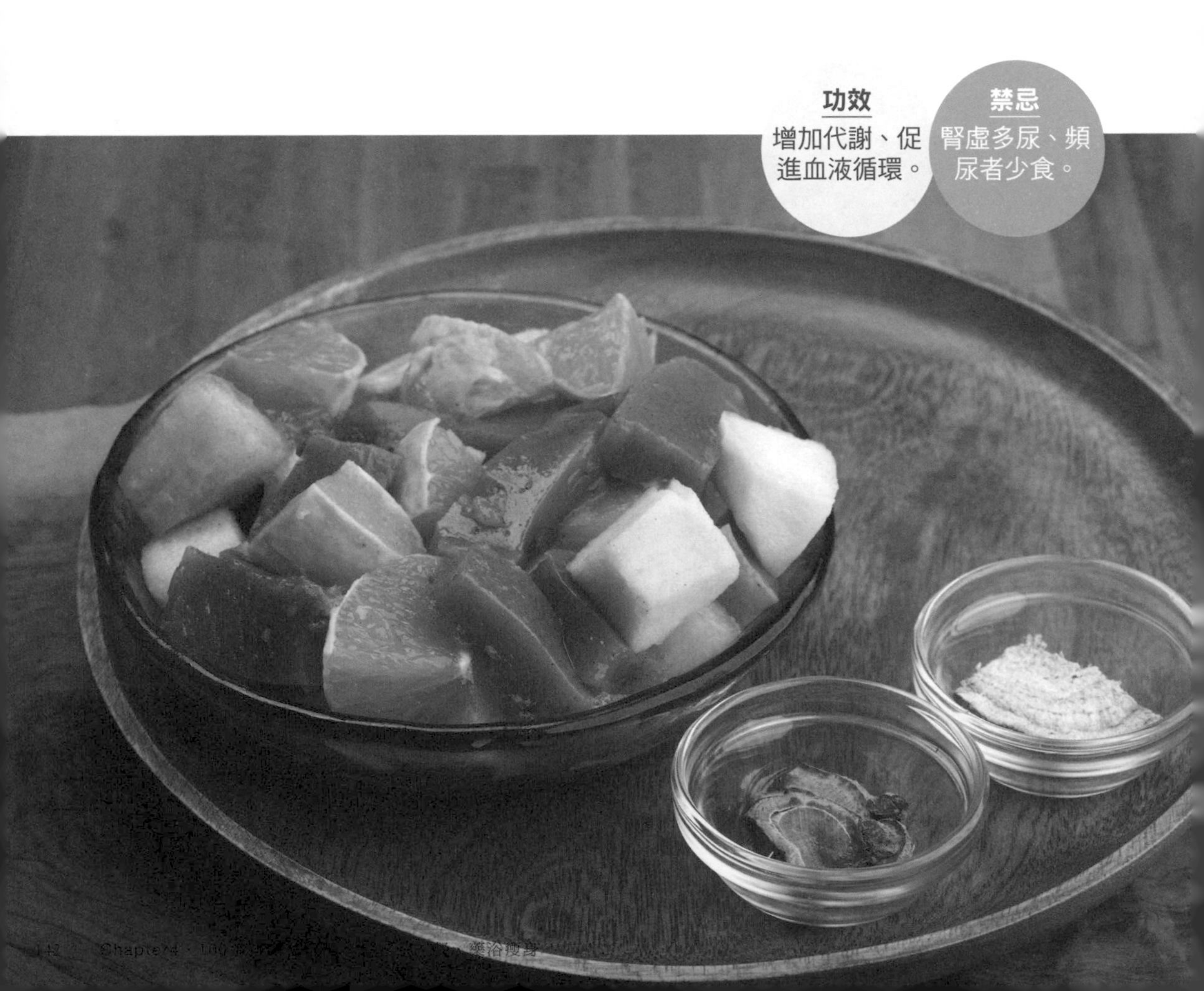

活力瘦身沙拉

紅椒溫中散寒、開胃消食；洋蔥預防感冒、降膽固醇；萵苣健脾利尿；山楂可消積食、化血塊、活血。這碗沙拉搭配各種顏色的蔬果、能健脾消脂的中藥，瘦身消脂功效佳，可當點心食用。

材料：

紅椒…1個
黃椒…1個
萵苣…50克
洋蔥…50克
芝麻、山楂…各20克
芝麻…適量

調味料

（鹽、糖、薑末、橄欖油）…適量

作法：

1. 蔬菜洗淨、瀝乾；紅黃椒、洋蔥切塊；萵苣剝片擺盤。
2. 山楂洗淨，磨粗粉放入紗布中，放入鍋中以200cc水煮開，再轉小火煮20分鐘。
3. 取步驟2的汁液100cc，加入調味料淋在步驟1上，最後撒上芝麻即可。

功效
瘦身消脂。

禁忌
腸胃虛寒、腹瀉者少食。

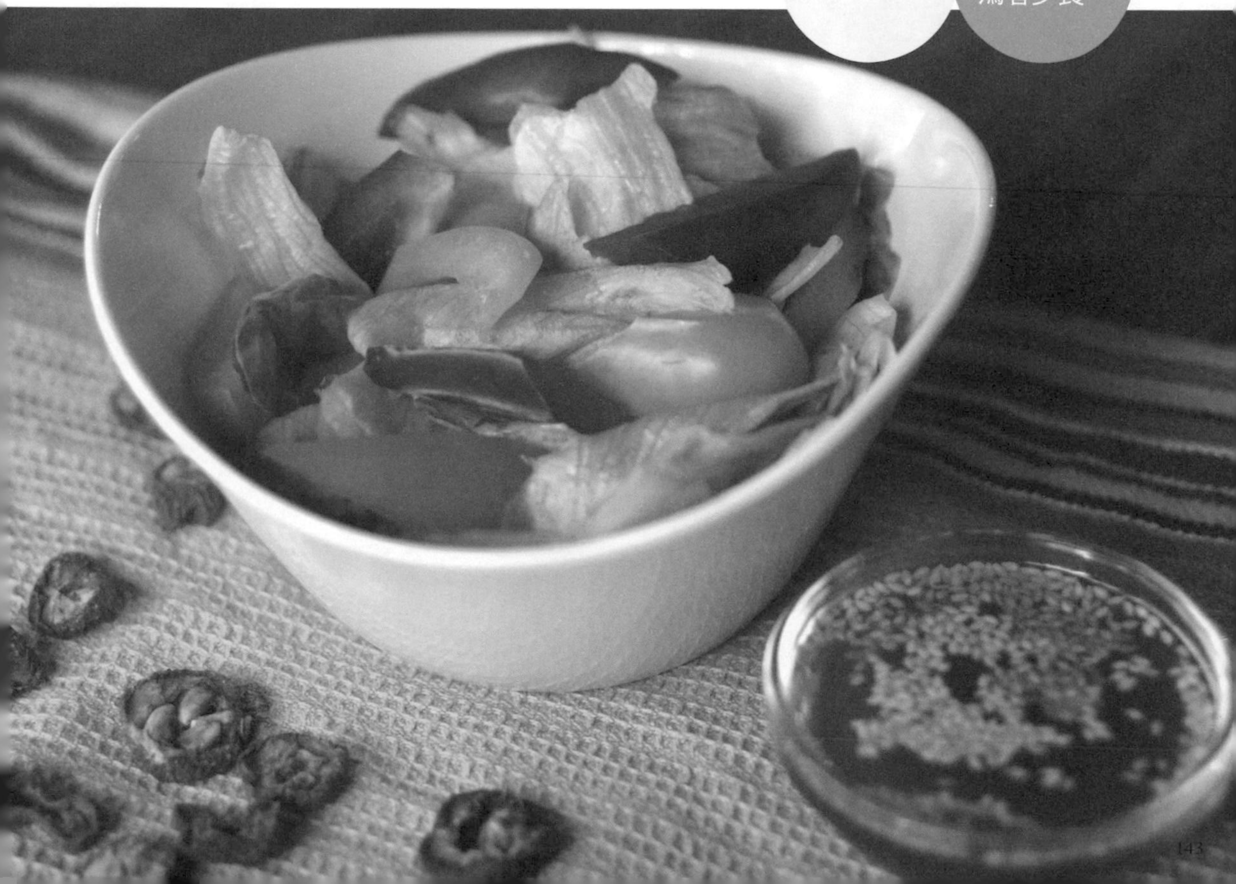

綠茶沙拉

馬鈴薯不含脂肪，1 個 150 克的馬鈴薯僅有 100 卡的熱量；枸杞子可治高血脂、脂肪肝、益精明目；抹茶富含兒茶素，能消脂減肥、預防腹胖。

材料：

馬鈴薯…1個
水煮蛋…1個（切碎）
調味料（薄鹽醬油1小匙、柳橙汁1大匙、黑胡椒1茶匙、胡麻油1湯匙）
抹茶粉…20克
枸杞子…3錢（泡開）
沙拉醬…適量

作法：

1. 馬鈴薯蒸熟去皮後壓成泥，與調味料和蛋拌勻。
2. 撒上抹茶粉、枸杞子，擠上沙拉醬即完成。

功效
瘦身消脂。

禁忌
腸胃虛寒者少食。

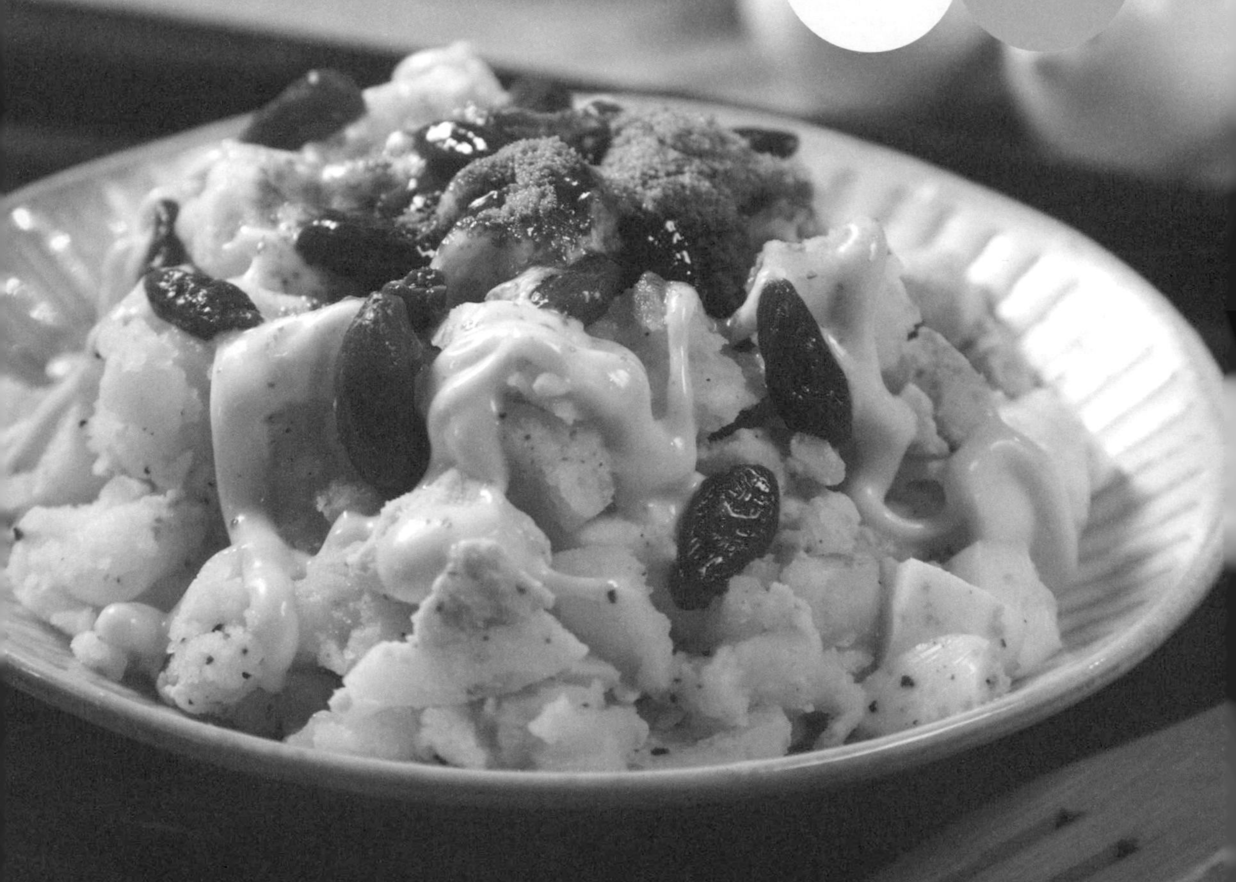

青蘋果沙拉

蘋果含有蘋果酸，能幫助體內脂肪分解，使皮膚潤滑柔嫩。搭配馬鈴薯食用，能利水、改善虛胖水腫型肥胖，且對生理期下肢腫脹感，也有減緩的作用。

材料：

青蘋果…1個
馬鈴薯…1個
水煮蛋…1個
沙拉醬…適量

作法：

1. 馬鈴薯蒸熟、剝皮、切塊；青蘋果去皮、切塊、泡鹽水；水煮蛋取蛋白切碎丁。
2. 所有材料加沙拉醬拌勻，最後撒上蛋黃屑即完成。

功效
瘦身消脂。

禁忌
脹氣者少食。

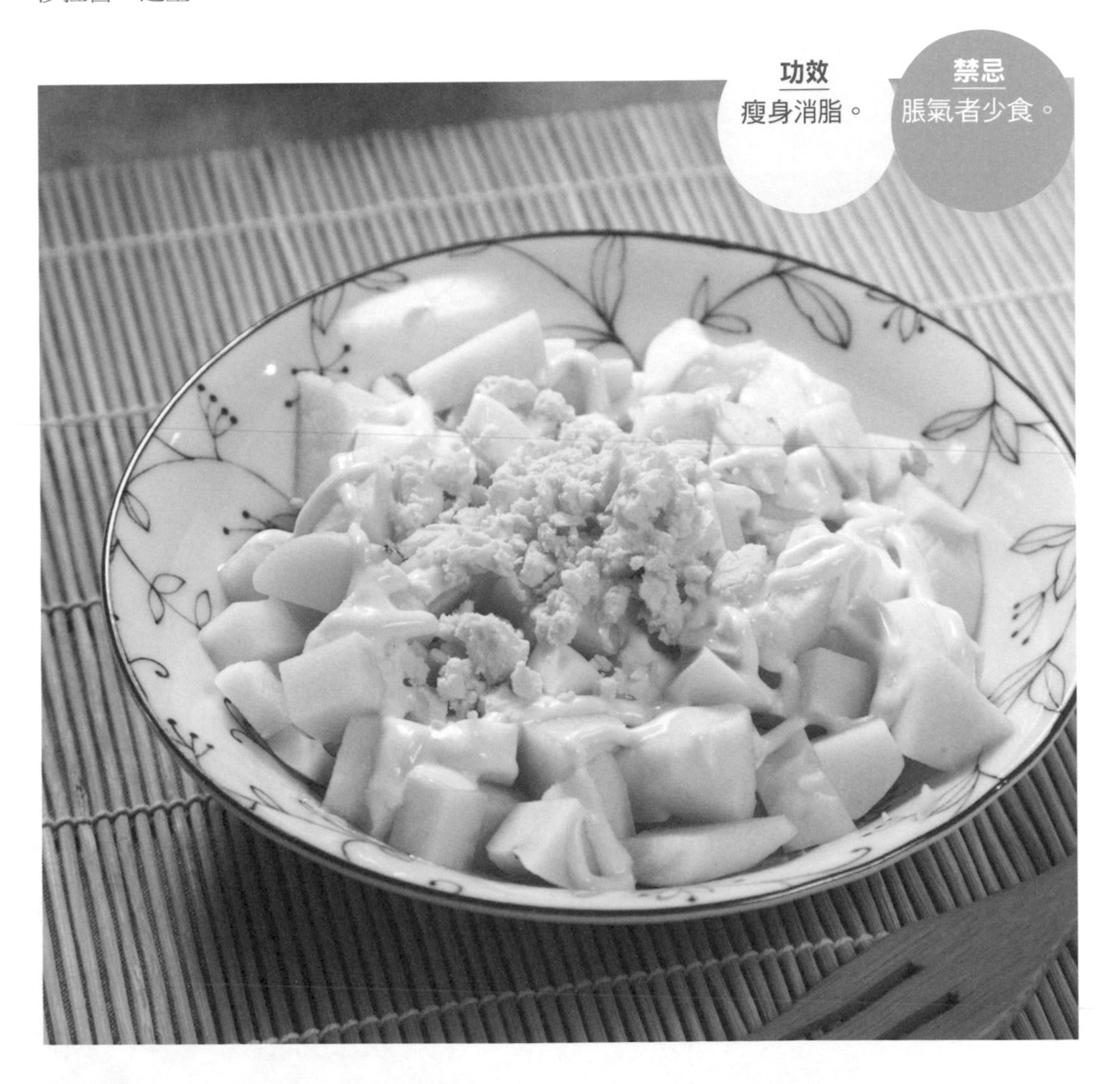

茵陳果凍

茵陳主治黃疸，可清熱利濕、降脂；紅棗健胃養脾、生津益血、鎮靜利尿。茵陳搭配紅棗，能疏導肝氣、平緩胃熱，這道理料可當低卡健康點心食用。

材料：

茵陳…5錢
紅棗…10顆（去籽）
水…500cc
洋菜…10克

作法：

1. 茵陳洗淨後，加水以大火煮滾再轉小火煮30分，濾渣取汁。
2. 茵陳汁加入紅棗，續煮15分後，再加冰糖、洋菜，煮溶後放容器裡再放冰箱，凝成果凍狀即可倒出食用。

功效
利濕降脂。

禁忌
容易腹瀉者少食。

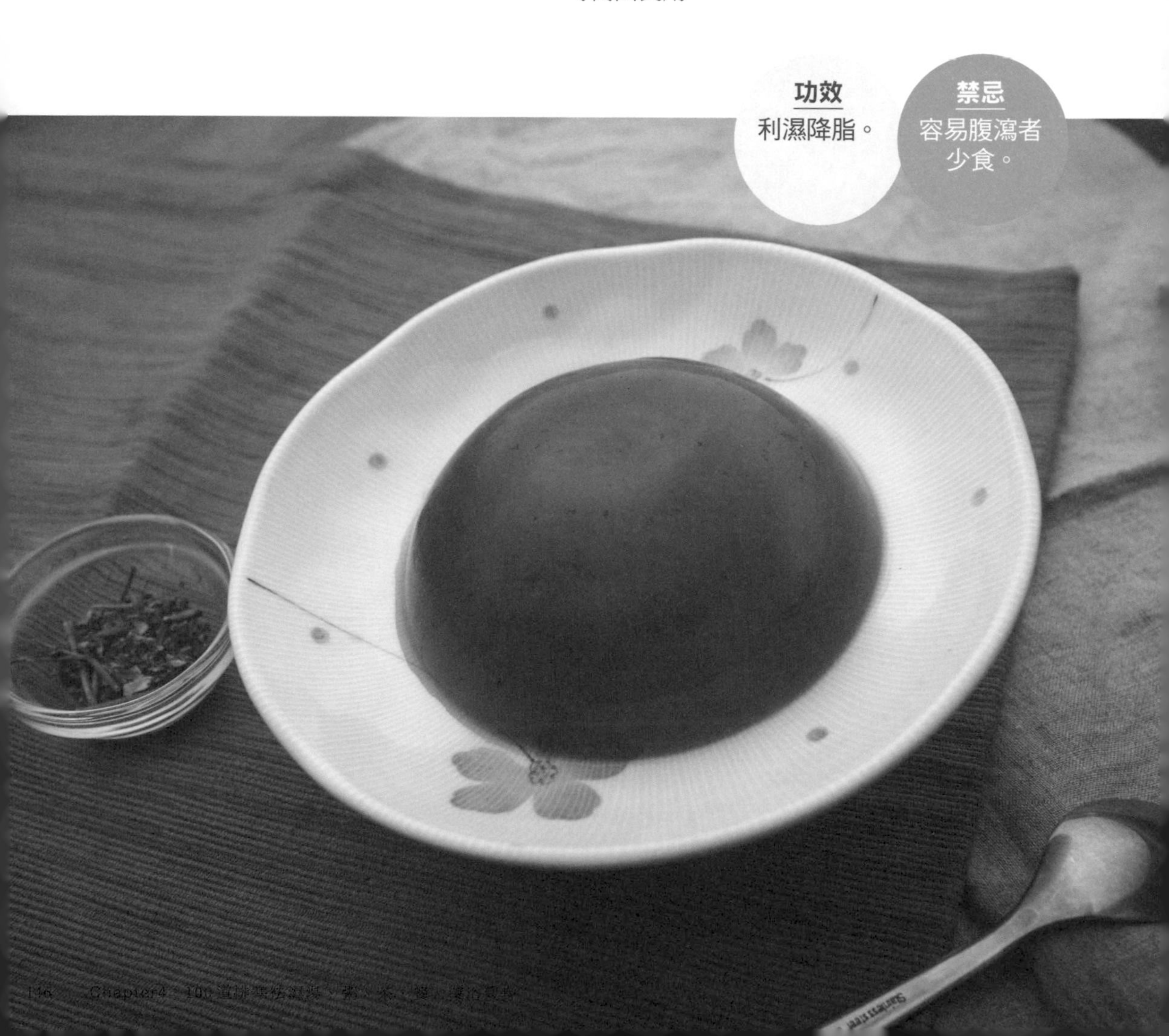

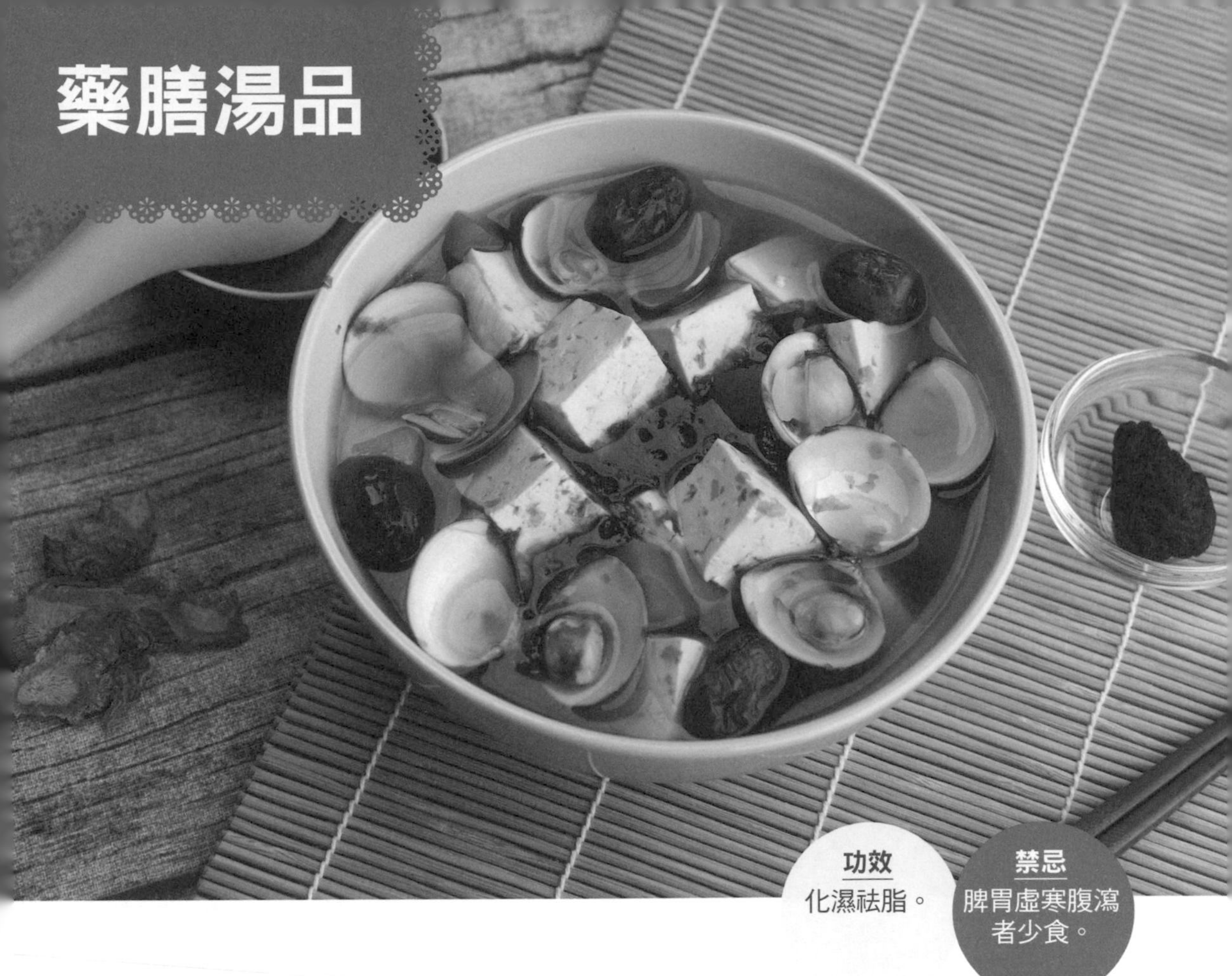

功效
化濕祛脂。

禁忌
脾胃虛寒腹瀉者少食。

紫菜補血湯

紫菜主治痰濕，可降膽固醇、化痰軟堅，搭配能降血壓、潤腸、滋陰補血的中藥材，不僅熱量低，還有補氣血、消脂的功效。

材料：

當歸…2錢　熟地…2錢
白芍…2錢　紅棗…20個（切開）
紫菜…50克　豆腐…2塊（切丁）
蛤蜊…200克（用鹽水洗過吐沙）
胡蘿蔔…150克（切塊）
白蘿蔔…150克（切塊）
生薑…3片
高湯…適量

作法：

1. 中藥、生薑放鍋中，加水蓋過食材3公分，煮沸後再用小火煮30分，濾渣取汁。
2. 高湯煮開，放入調味料再加入蔬菜、藥汁，蓋上鍋蓋煮15分。
3. 快煮好時放入蛤蜊、紫菜即完成。

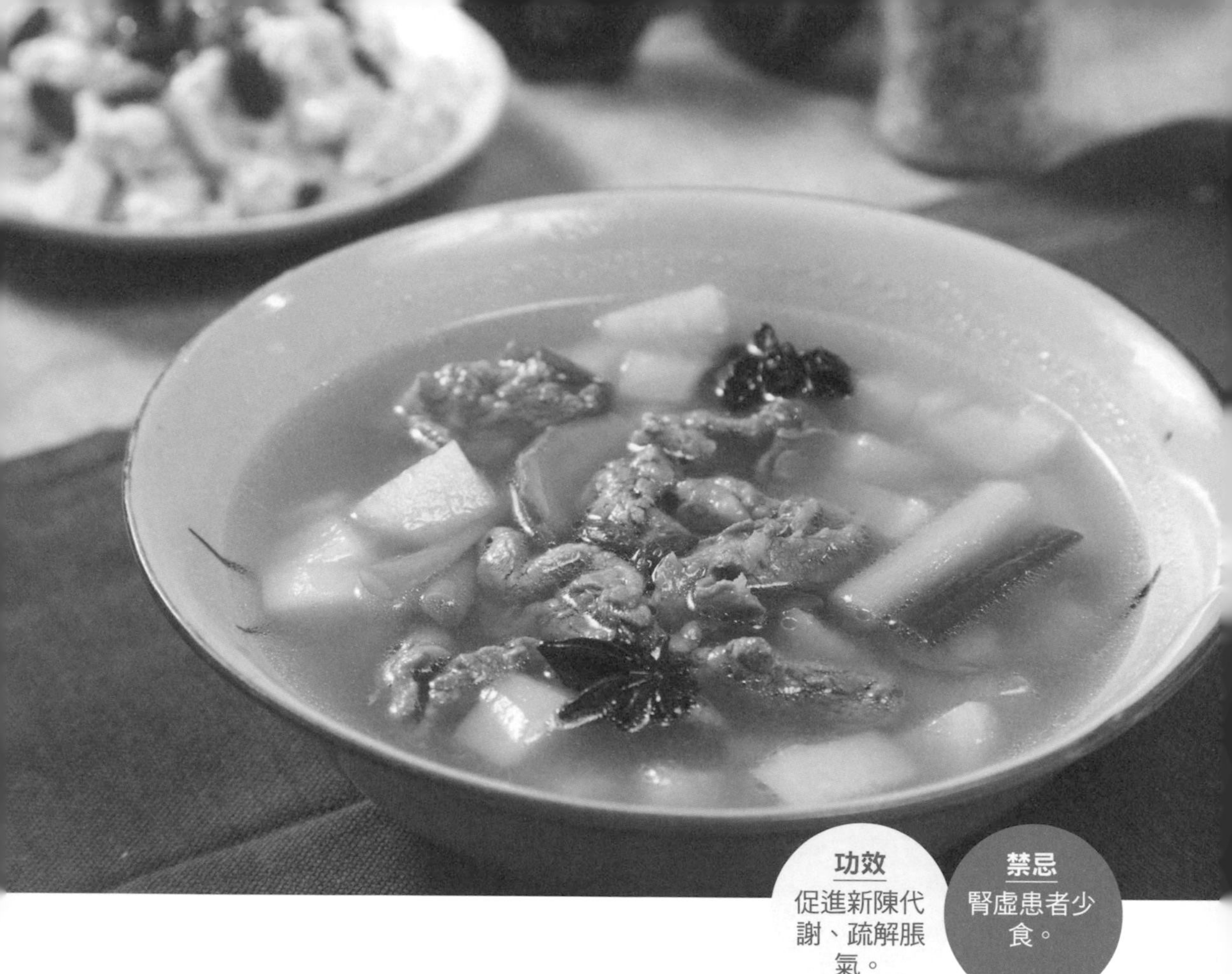

功效

促進新陳代謝、疏解脹氣。

禁忌

腎虛患者少食。

牛肉活湯

八角茴香理氣行滯、和中開胃；枸杞子補肝腎、益精血、明目；牛肉有補中益氣、滋養脾胃、強健筋骨、化痰息風的作用。這碗湯品不僅可補氣血，也能促進新陳代謝，讓瘦身更有效率。

材料：

八角茴香…5朵
牛肉…150克
蔥…2枝
紅辣椒…1枝
枸杞子…5錢
白蘿蔔…150克
薑片…5片
調味料…少許

作法：

1. 牛肉切成3～4公分塊狀、蘿蔔去皮切塊、蔥與辣椒洗淨切段。
2. 取一鍋，加入1200cc的水、薑、蔥、八角茴香、牛肉，用大火煮開後，除去浮在上方的油末，再放入辣椒、枸杞子、蘿蔔，煮開後再次撈掉浮末。
3. 依個人喜好加入調味料，再轉小火慢燉至熟爛即可。

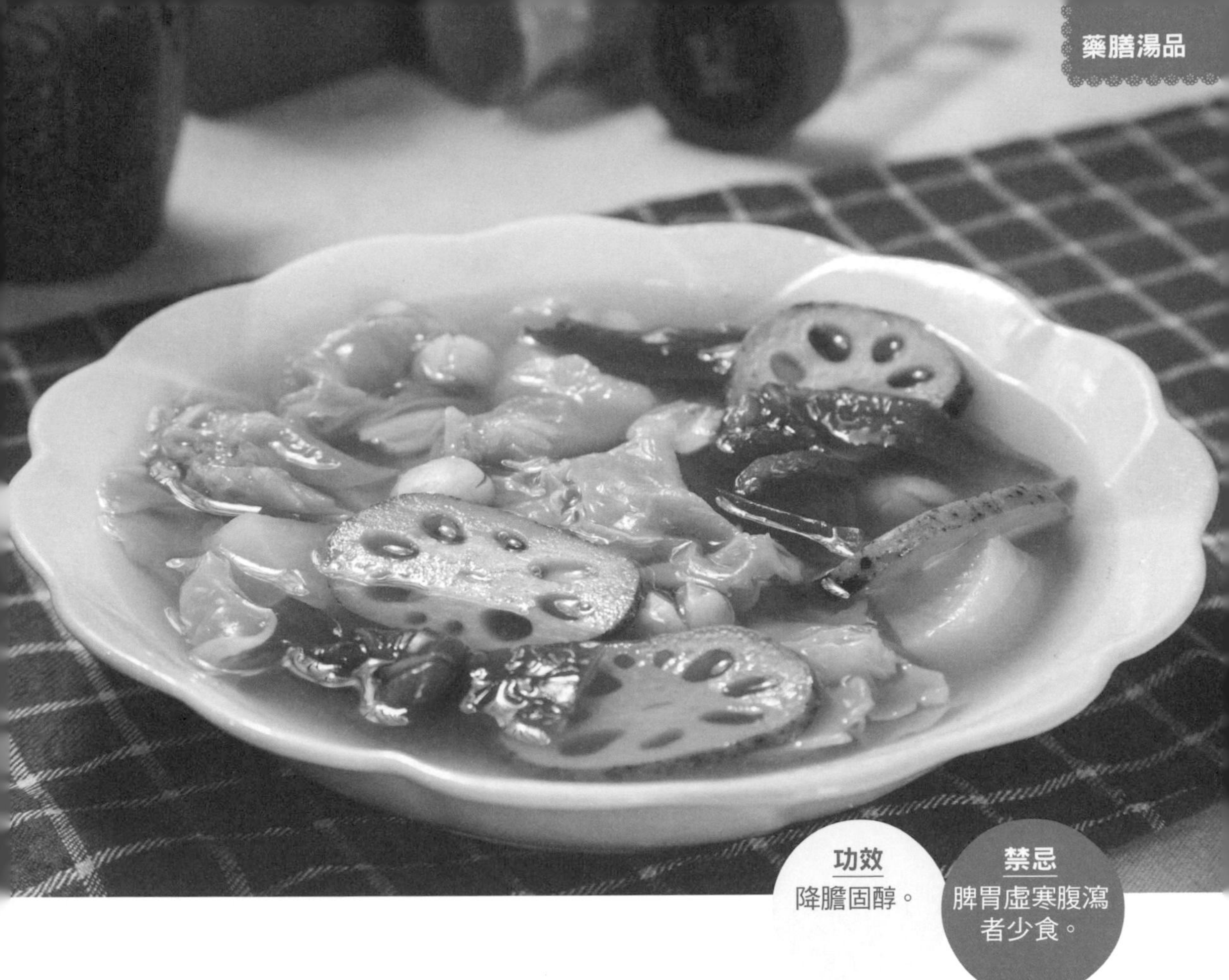

功效
降膽固醇。

禁忌
脾胃虛寒腹瀉者少食。

蓮耳海帶湯

白木耳能降低血脂、滋陰潤肺；蓮藕清熱除煩、養血安神、寧神補血；海帶是礦物質碘的重要來源，有助於降低血中膽固醇。

材料：

白木耳…15克　蓮藕…200克
白蘿蔔…50克　紅棗…20克
蓮子…50克　海帶…60克
薑…適量　蔥…1枝
鹽…適量

作法：

1. 蓮子、紅棗、白木耳洗淨、泡熱水。
2. 蓮藕洗淨切片、海帶洗淨泡水，軟化後切短打結。
3. 取一鍋水，放入薑、蒜、蔥，再加入海帶、蓮子、紅棗、白木耳，煮至海帶熟透後，依個人喜好調味即可。

參耆雞絲冬瓜湯

黨參補中益氣、健脾益肺；黃耆主治體虛肥胖，可利水消腫、利尿。這碗湯品可健脾補氣、輕身減重，適合容易倦怠、嗜睡、四肢浮腫者飲用。

材料：

雞胸肉…200克
黨參、黃耆…各30克
冬瓜片…200克

調味料

（鹽、米酒、味精）…適量

作法：

1. 雞胸肉切絲，與黨參、黃耆放入同一鍋內，加水500克，以小火燉煮至8分熟。
2. 放入冬瓜片，加入調味料煮至冬瓜熟透即可。

功效
健脾補氣。

禁忌
感冒少食。

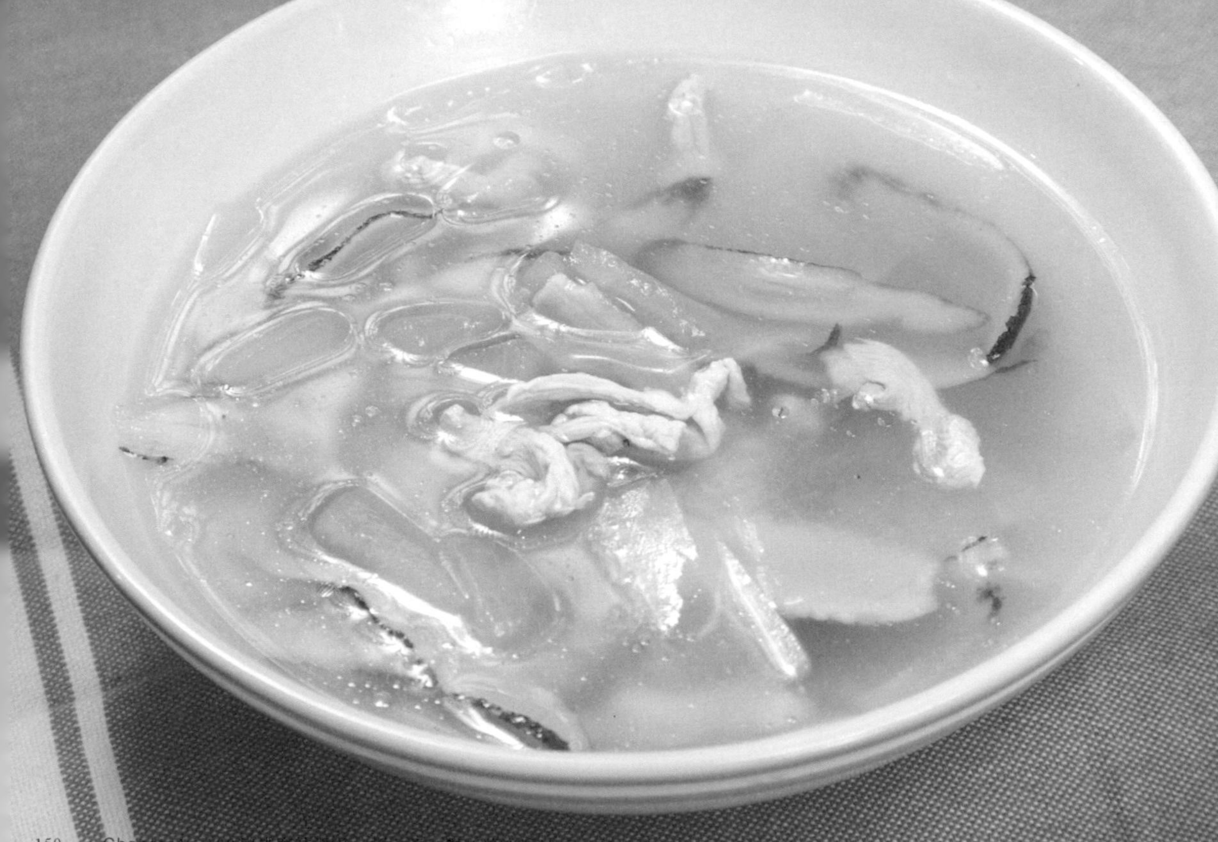

山藥人參湯

山藥有補中益氣、健脾胃、益肺止瀉、養顏美容的作用；人參補中益氣、安神強心，適用於脾虛泄瀉、倦怠乏力等症狀。

材料：

山藥…100克
人參…5片（切薄片）
枸杞子…適量
冰糖或蜂蜜…適量

作法：

1. 山藥洗淨切塊。
2. 取一大碗，放入人參、糖或蜂蜜、山藥、枸杞子。
3. 將碗放入鍋中，蒸約30分鐘即可食用。

功效
補氣活血。

禁忌
容易腹脹者少食。

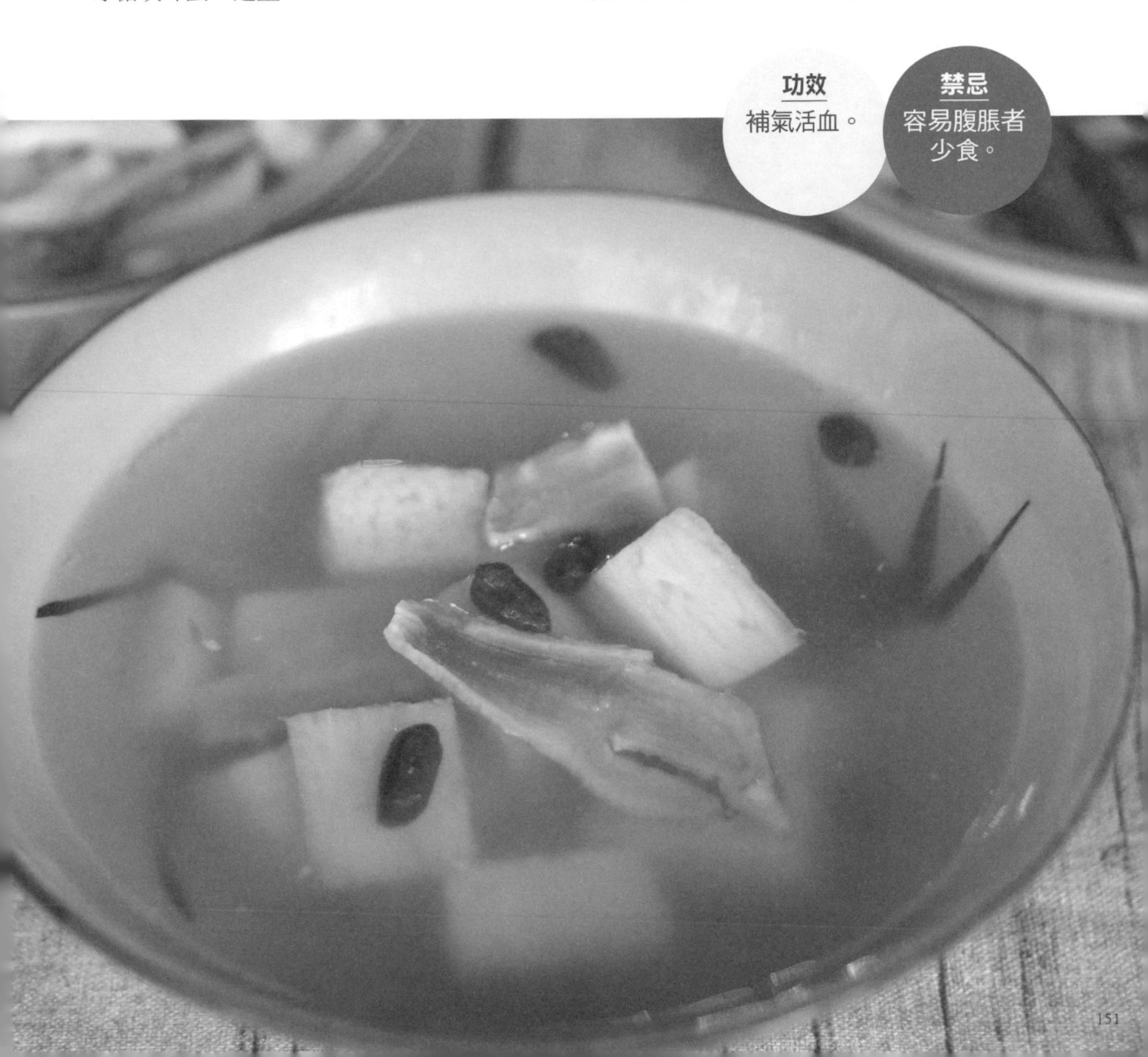

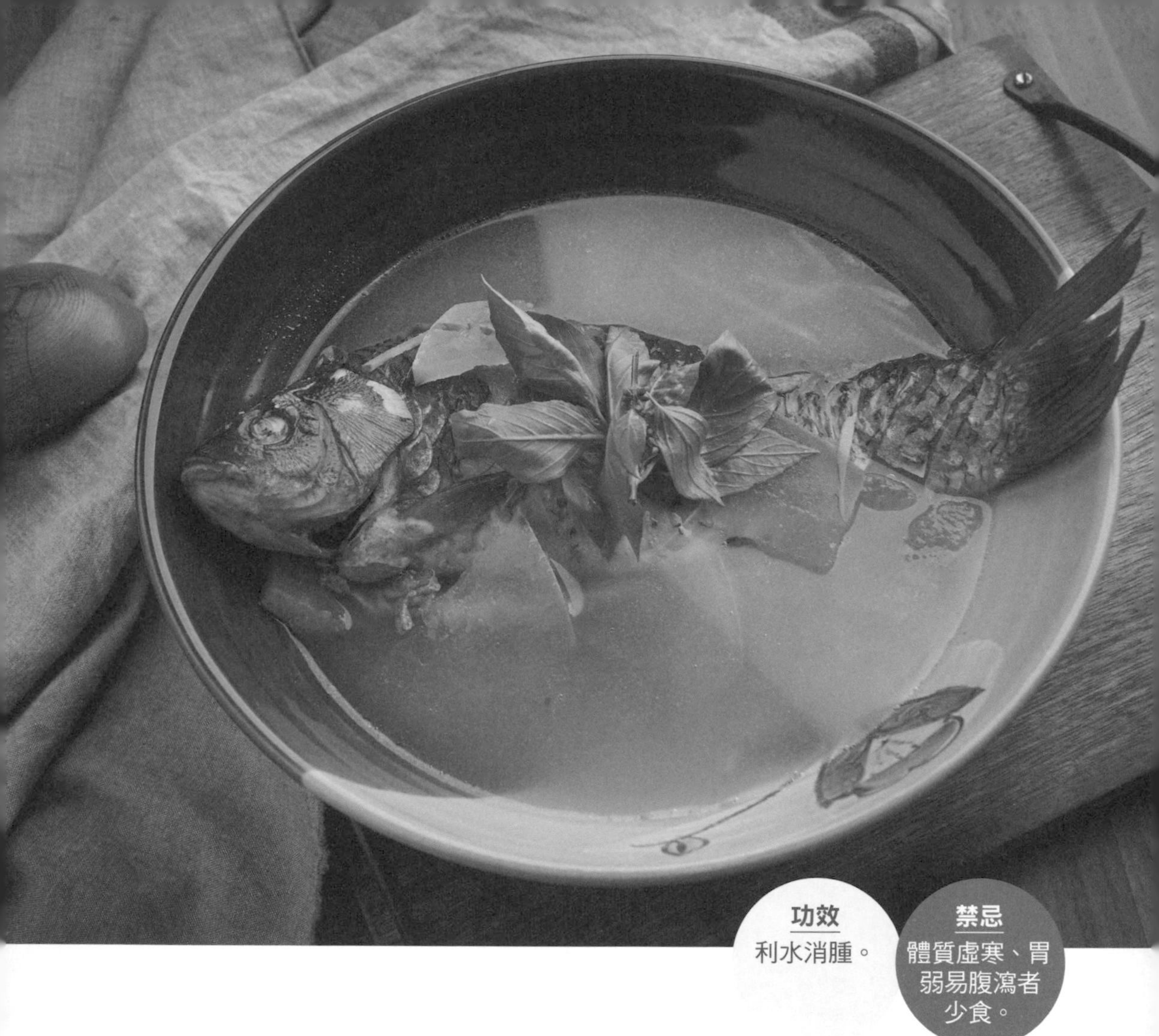

功效
利水消腫。

禁忌
體質虛寒、胃弱易腹瀉者少食。

鯉魚冬瓜湯

鯉魚補脾健胃、利水消腫；冬瓜主治痰濕肥胖，可利水消腫、化濕。這道湯品利水消腫作用極佳，可有效改善肥胖。

材料：

鯉魚（也可用鯽魚或台灣鯛）…1條
冬瓜片…150克　生薑…適量
蔥…適量

調味料

（香菜、料酒、味精、醋）…適量

作法：

1. 薑、蔥洗淨，切片切段；鯉魚去鱗及內臟、洗淨切成小塊。
2. 冬瓜片、鯉魚、蔥、生薑放入鍋中加水燒開，再用文火煮約40分鐘。
3. 放入調味料即完成。

赤小豆雞肉湯

土雞脂肪、水分含量較少，蛋白質含量較高；赤小豆（紅豆）可補血、健脾去濕、利水消腫。這道湯品有健脾和胃、利尿消腫之功效。

材料：

土雞…1隻

赤小豆…250克

草果…1個

調味料

（蔥、味精、鹽）…少許

作法：

1. 土雞洗淨，放旁備用。
2. 赤小豆洗淨、草果去梗洗淨，放入雞腹內煮至熟爛。
3. 加入調味料，即可食用。

功效

健脾胃、消腫。

禁忌

腸胃功能弱、腎虛尿頻者不宜多食。

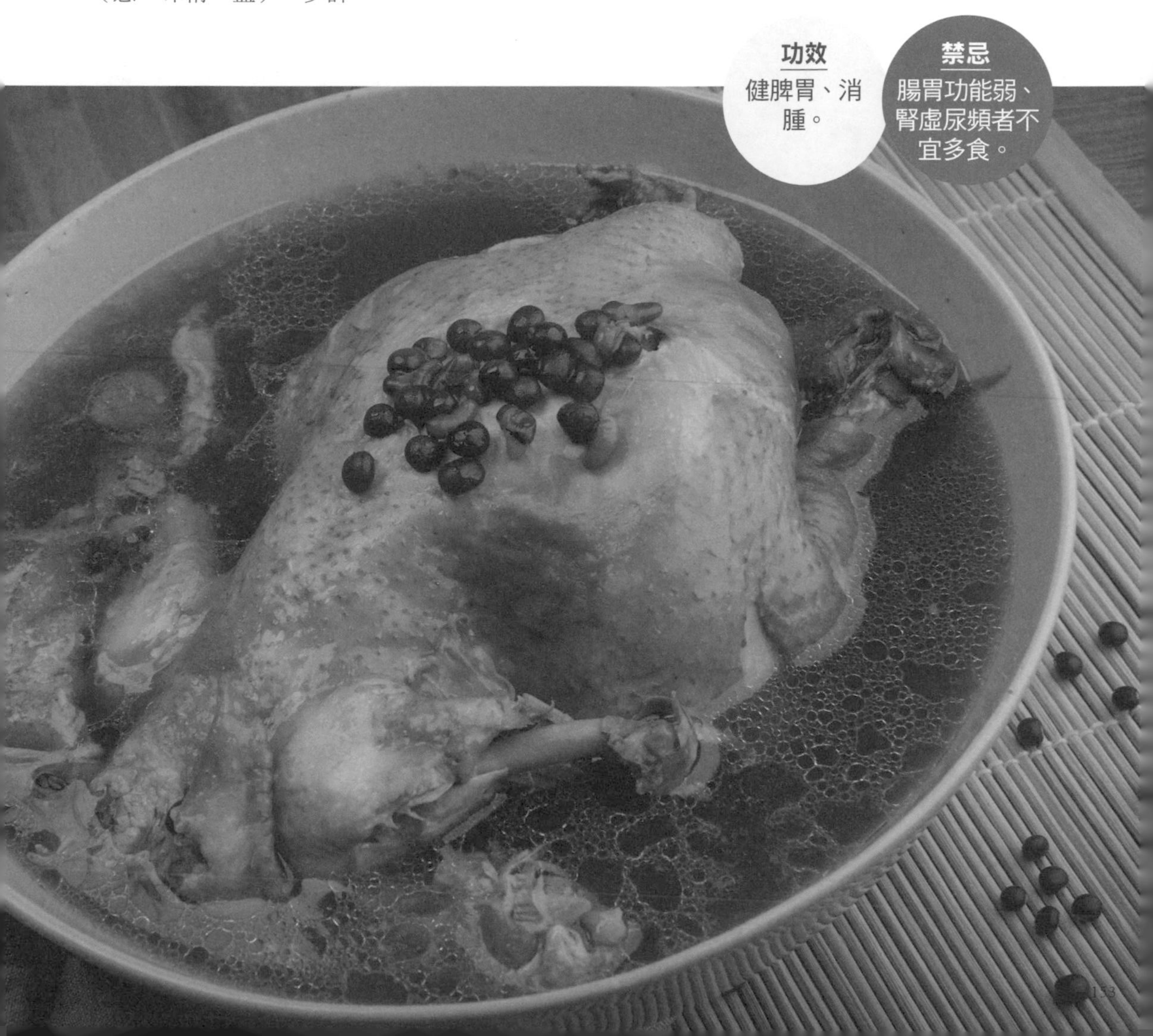

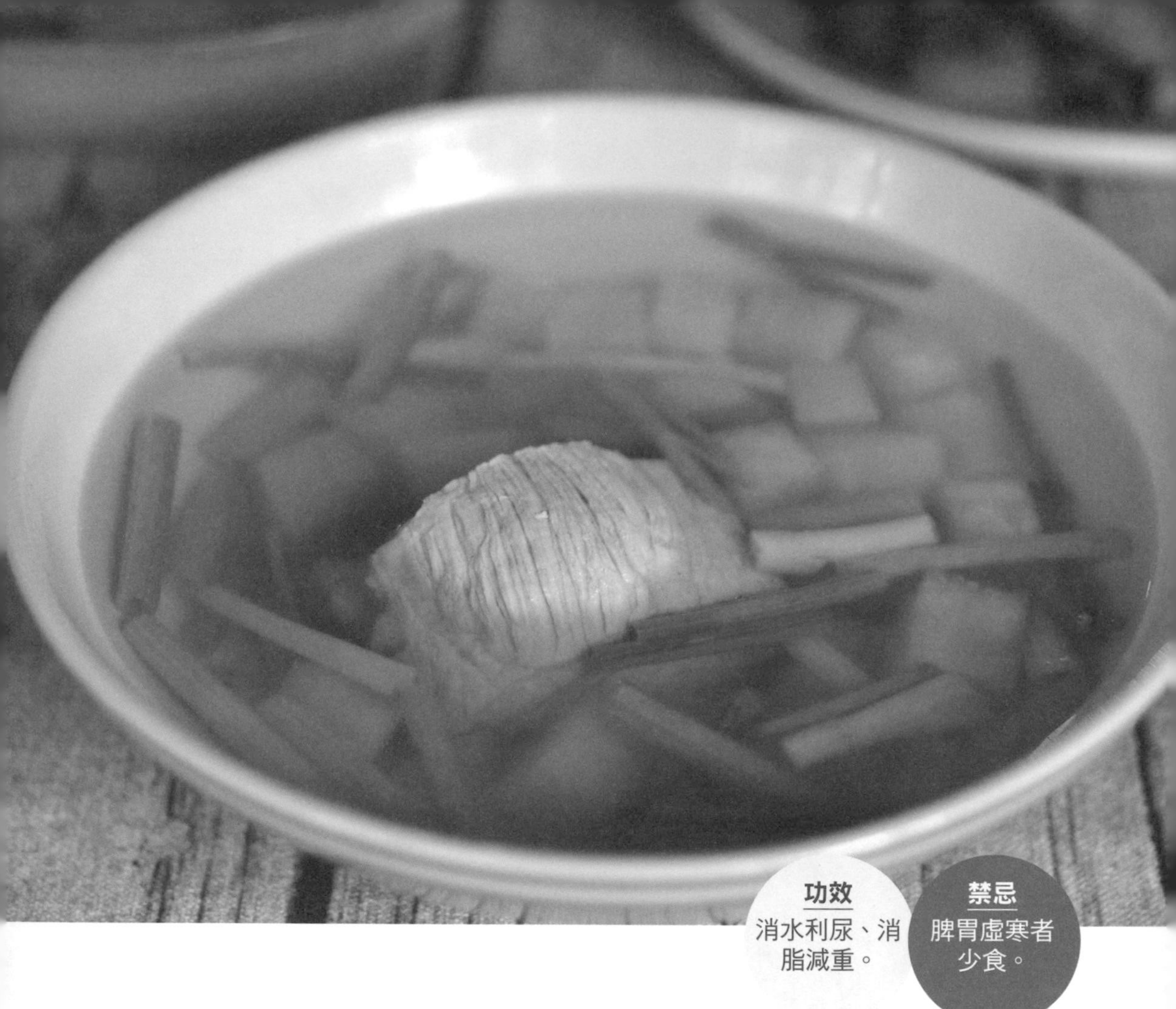

功效
消水利尿、消脂減重。

禁忌
脾胃虛寒者少食。

芹菜豬腱湯

芹菜清熱涼血，止血調經；豬腱健脾補氣、養血滋陰；白蘿蔔健胃消食、通氣導滯、解毒散瘀。這碗湯品可改善消化不良、便祕。

材料：

芹菜…半斤
白蘿蔔…1條
豬腱…300克

作法：

1. 芹菜洗淨、去葉切短莖備用。
2. 白蘿蔔洗淨去皮，切塊備用；豬腱洗淨備用。
3. 白蘿蔔、豬腱放入鍋中，加入水3000cc（約15碗），用中火煮滾約1小時，再放入芹菜，稍滾後加鹽調味即可。

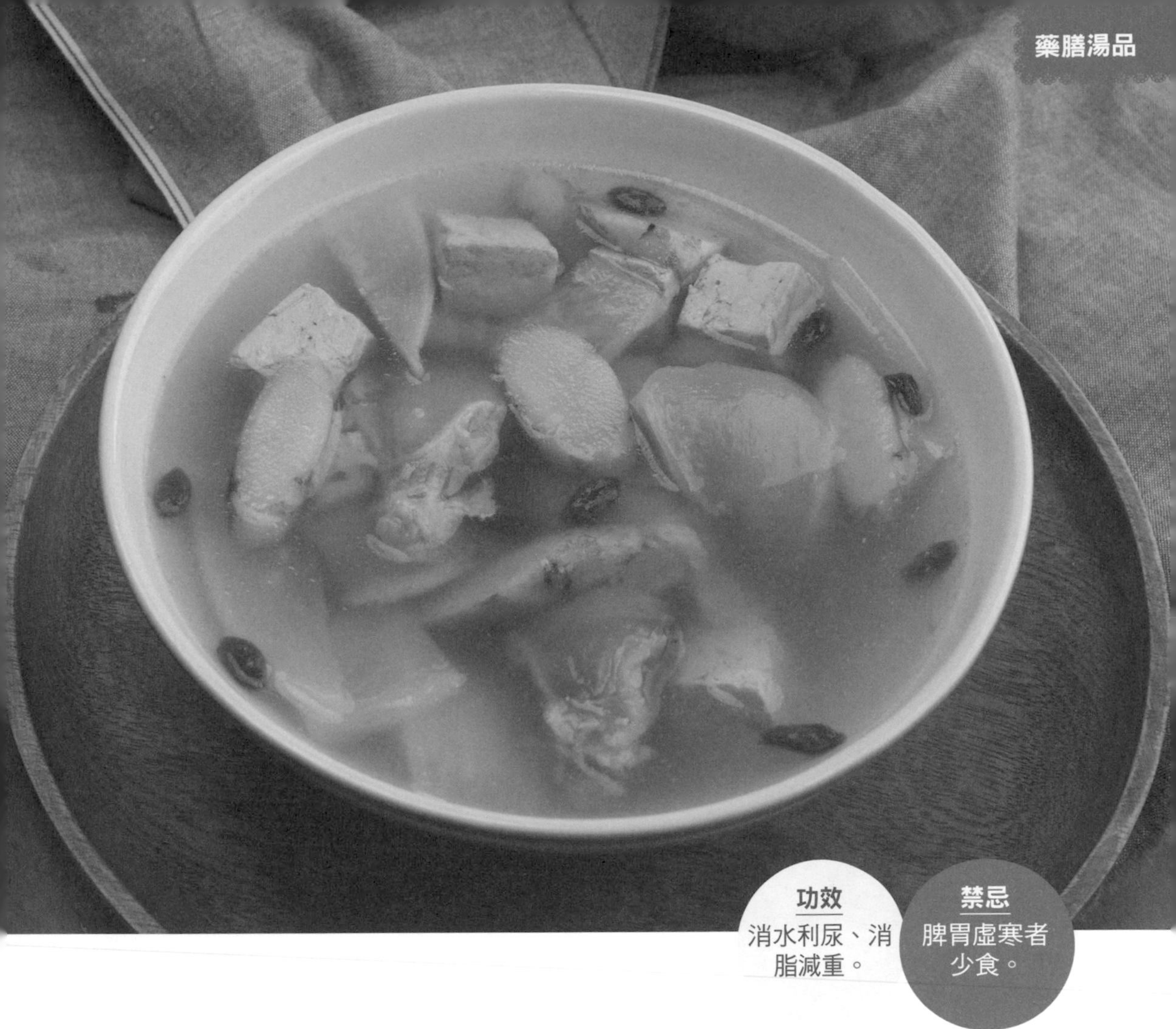

功效
消水利尿、消脂減重。

禁忌
脾胃虛寒者少食。

瘦身雙牛湯

牛筋補肝強筋，益氣力；牛蒡主治痰熱，可疏散風熱、降低血脂；白蘿蔔健胃消食、通氣導滯、解毒散瘀。

材料：

豆腐…2塊
牛筋…400克
牛蒡…100克
白蘿蔔…1大條
枸杞子…1大匙
生薑…半個
水…1500cc
鹽…適量

作法：

1. 牛筋用熱水燙過、蘿蔔切片對剖、豆腐切塊、牛蒡切塊（泡鹽水）、薑斜切成片狀取4～5片，放旁備用。
2. 用大火將水煮開後，加入牛筋、薑片、白蘿蔔，繼續用中火煮至蘿蔔顏色由白變成透明狀。
3. 加入鹽、豆腐、枸杞子即熄火，燜2分鐘即可食用。

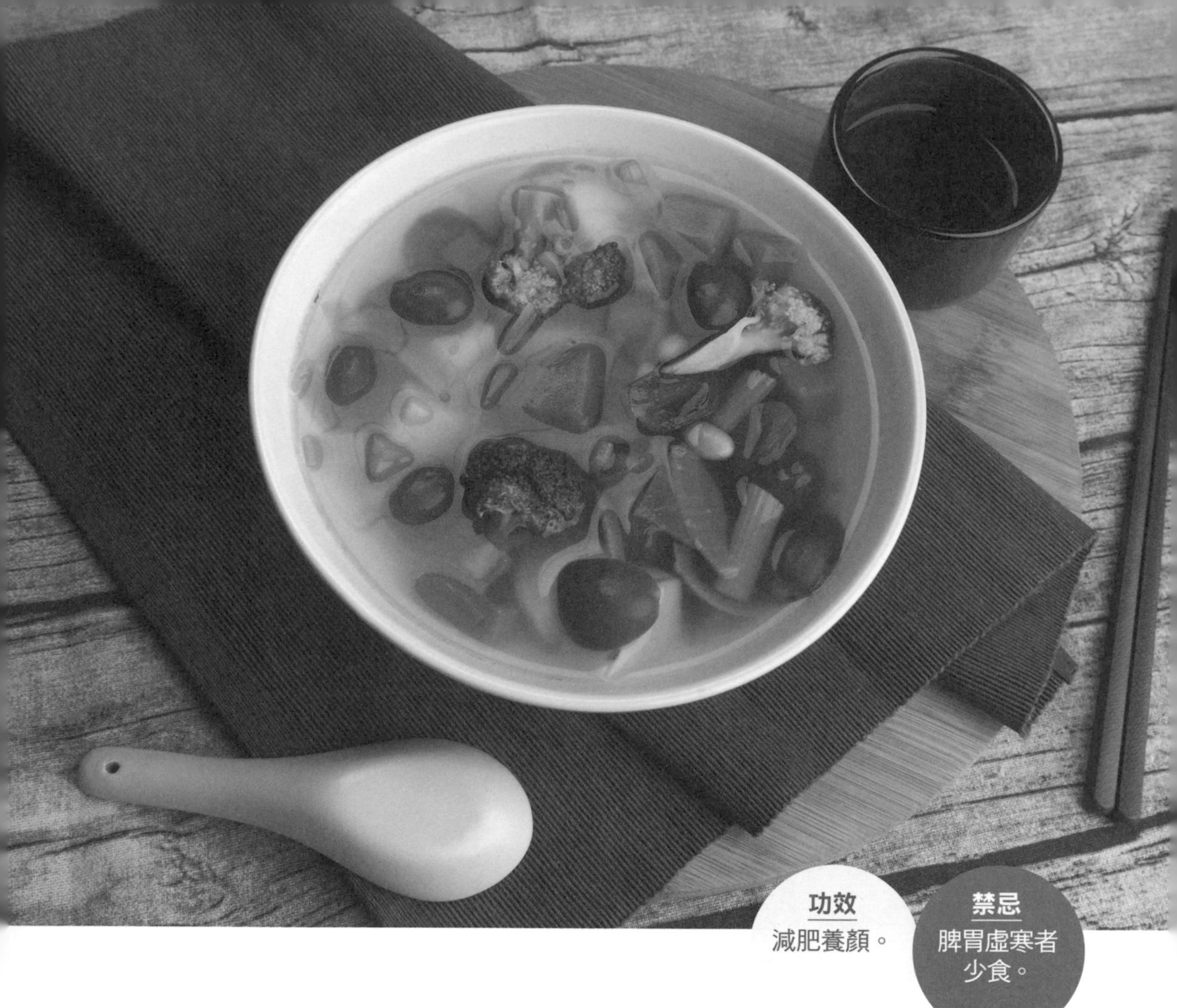

功效

減肥養顏。

禁忌

脾胃虛寒者少食。

雜菜瘦身湯

雜菜湯是素湯，含有不同顏色的蔬菜，熱量低富含營養又能養顏美容。製作時可隨喜好加些豆類、菜類，但要有各種顏色的菜，以平衡營養。

材料：

綠花椰菜…數朵
胡蘿蔔…1個
洋蔥…1個
番茄…1個
青豆…少許
馬鈴薯…半個
西芹…少許

作法：

1. 蔬菜洗淨；胡蘿蔔、馬鈴薯、洋蔥去皮、切塊；西芹切段；番茄切塊。
2. 鍋內放油燒熱，炒香洋蔥、胡蘿蔔、西芹。
3. 繼續加入其他材料，再倒入1500cc水煮開，轉小火再煮20分鐘即可。

補血雞肉湯

黃精又名山生薑，可補中益氣、補養五臟六腑、助筋骨，還能增加飽足感，補血益氣讓你有好氣色。

材料：

黃精…1兩
雞腿肉…200克

調味料

（蔥段適量、薑15片、酒10cc、鹽少量、味精少量）

作法：

1. 黃精、雞腿肉洗淨，分別切剁成塊，再將雞肉汆燙去血水。
2. 步驟1放入鍋中，加1000cc的水、調味料，以大火煮沸後再轉小火煮至肉熟爛即可。

功效
補血益氣、增加飽足感。

禁忌
感冒咽痛者少食。

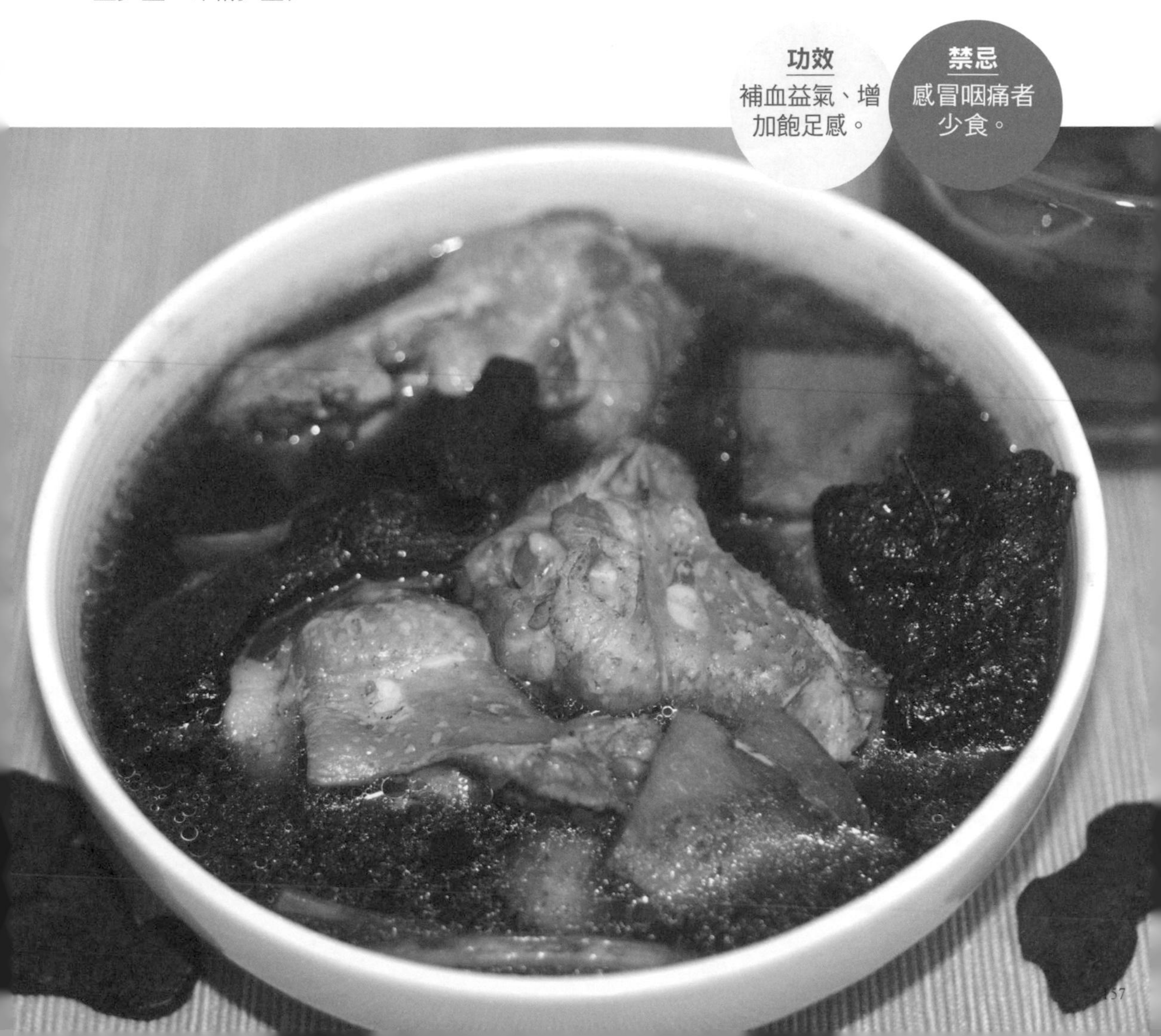

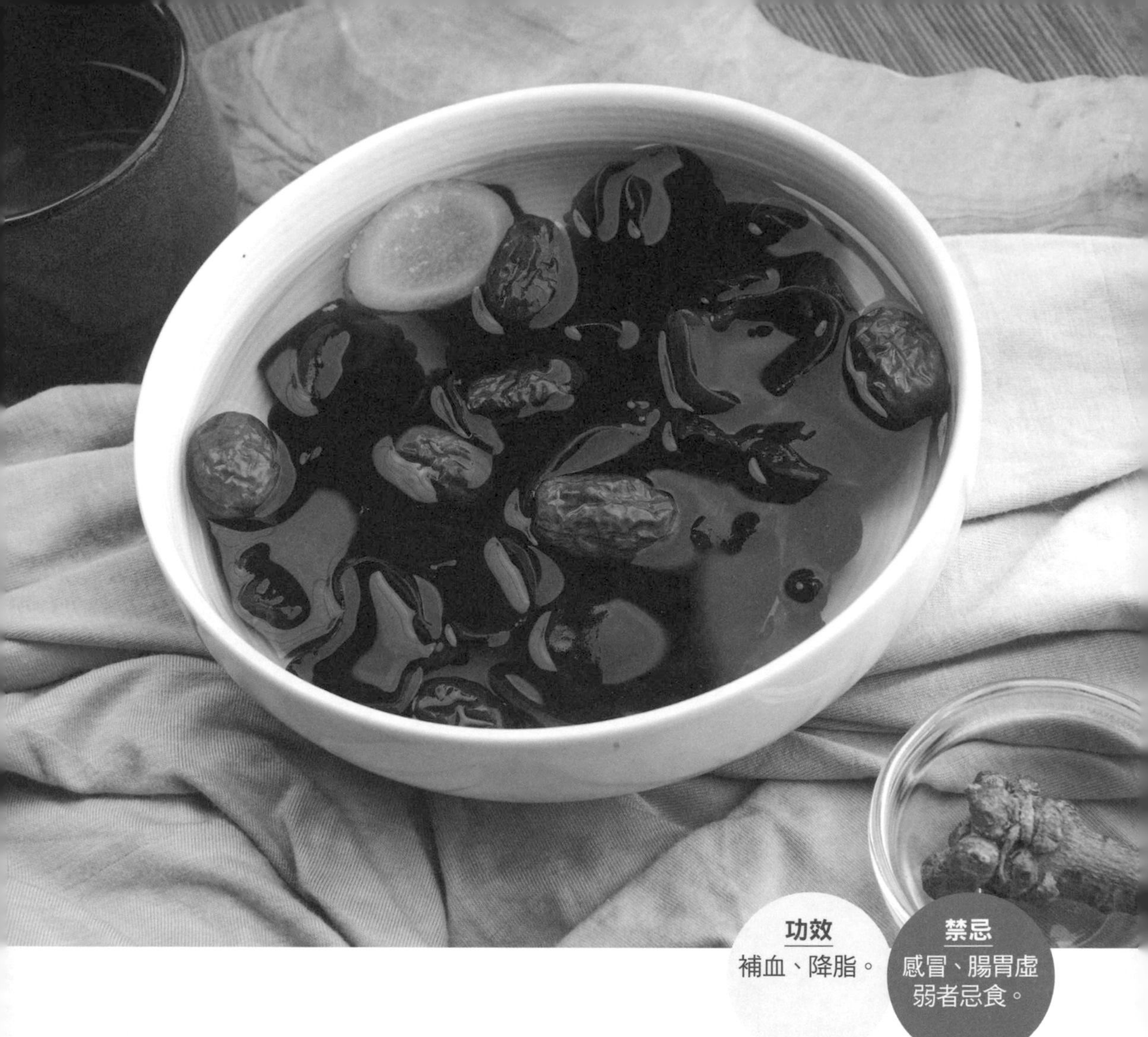

功效
補血、降脂。

禁忌
感冒、腸胃虛弱者忌食。

木耳紅棗湯

木耳性味甘寒，可補氣血、降脂潤肺；田七性味微甘、微溫，能去瘀止血、消腫。這碗湯品不僅能補血、降脂，還具有美肌的作用喔！

材料：

黑木耳…1兩
田七…3錢
紅棗…10粒
生薑（切片）…2片
鹽…少許

作法：

1. 黑木耳泡軟、去蒂切碎；田七洗淨切碎；紅棗洗淨、拍碎去核。
2. 上述材料與薑片，放入2000cc的水，以大火煮滾後，再轉中火煮2小時，起鍋後用鹽調味即可。

補腎排濕湯

淡菜補肝腎、益精血；栗子助消化、補腎氣；茯苓安心寧神、調理心腎；薏苡仁清熱去濕、利尿；扁豆排濕解暑熱、促進消化；淮山補血、助消化。這碗湯品補肝腎、排濕、益精血功效佳。

材料：

淡菜…30克　栗子…100克
茯苓…15克　薏苡仁…20克
扁豆…15克　淮山…20克
鹽…少許

作法：

1. 淡菜洗淨、瀝乾水分；薏苡仁泡水，放旁備用。
2. 取一油鍋，放入淡菜略炒後，再放入1500cc水煮滾，放入栗子、茯苓、薏苡仁、扁豆、淮山，轉小火慢煮40分鐘，最後用鹽調味即可食用。

功效
補肝腎、清熱去濕。

禁忌
孕婦忌食。

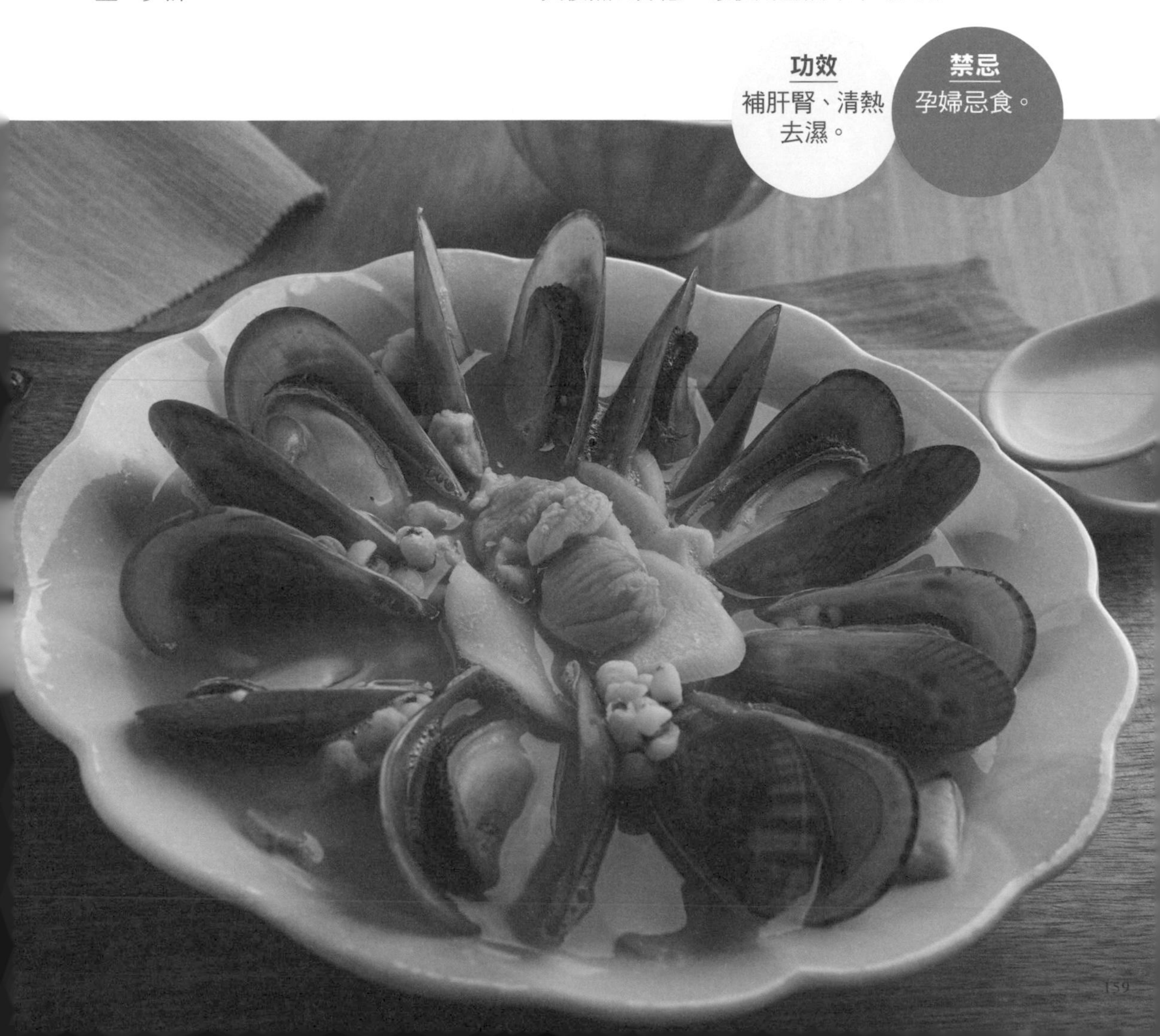

減肥茶飲

茶有「化痰消食下氣」的功效，當油膩食物吃很多，導致腸胃不適，此時喝茶即具有消脂、化痰降氣的作用。中藥茶雖然能增強減重效果，但有些狀況不適合喝藥茶瘦身，例如：孕婦、空腹、過敏或虛寒體質、有心臟或腎臟功能問題的人，都不適合飲用。另外，隔夜茶也不宜飲用喔！

二陳竹葉茶

本茶飲可健脾利水、降脂減重，適用於肥胖、高血脂、腎炎脾虛水腫、尿酸過高者飲用。

材料：
陳皮、茵陳、淡竹葉…各3錢
水…2000cc

作法&喝法：
煎煮10分鐘後，過濾取汁，於飯後慢慢飲用。

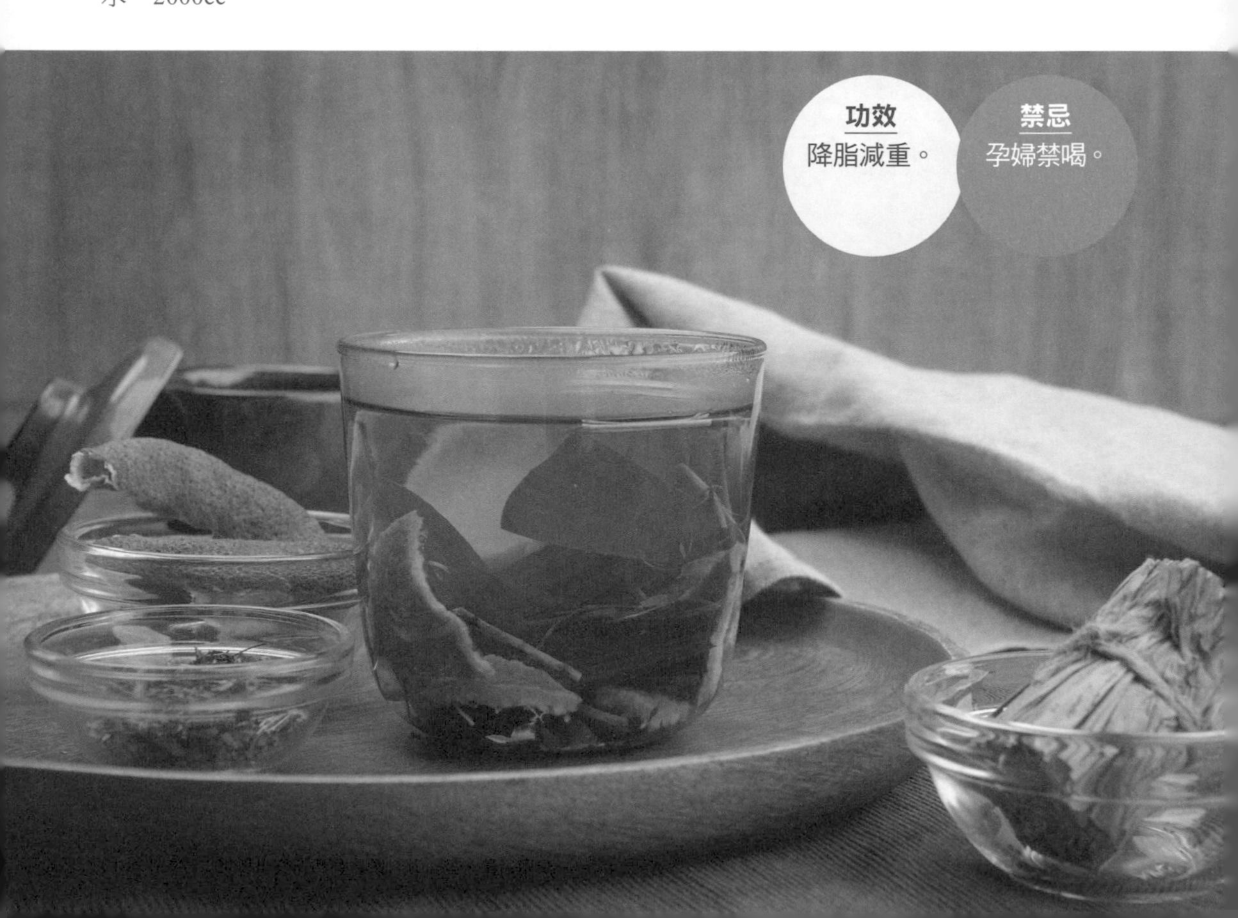

功效
降脂減重。

禁忌
孕婦禁喝。

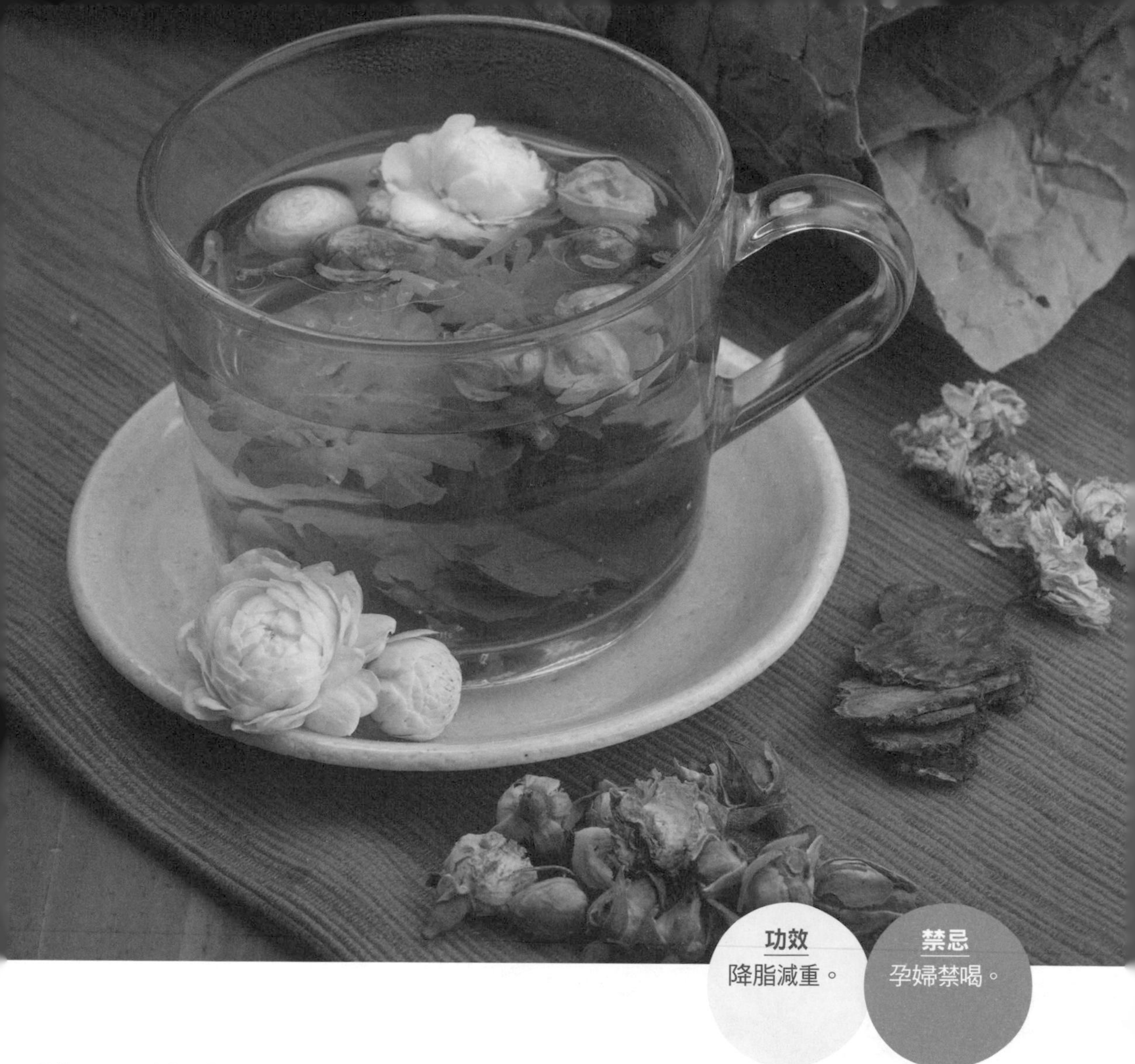

功效
降脂減重。

禁忌
孕婦禁喝。

三花茶

本茶飲性味甘平，適用於痰濕、高血脂、肥胖症，飲用後有瘦身、提氣、減壓的作用，且無任何副作用、四季皆適合飲用。

材料：
玫瑰花、茉莉花、玳玳花（或菊花）、川芎、荷葉…各3錢
水…2500cc

作法&喝法：
以開水沖泡，每日代茶飲用，連服3個月。

七葉膽茶

茶有「化痰消食下氣」的功效，而綠茶對消脂瘦身更有幫助；七葉膽消炎解毒、止咳祛痰。本茶飲有利尿消腫、降血壓的作用。

材料：

七葉膽…3錢
綠茶…5克
水…1500 cc

作法&喝法：

七葉膽洗淨，加沸水燜泡10分鐘，濾渣取汁飲用，每日三餐飯前飲用500cc。

功效
利水消腫。

禁忌
經期禁喝。

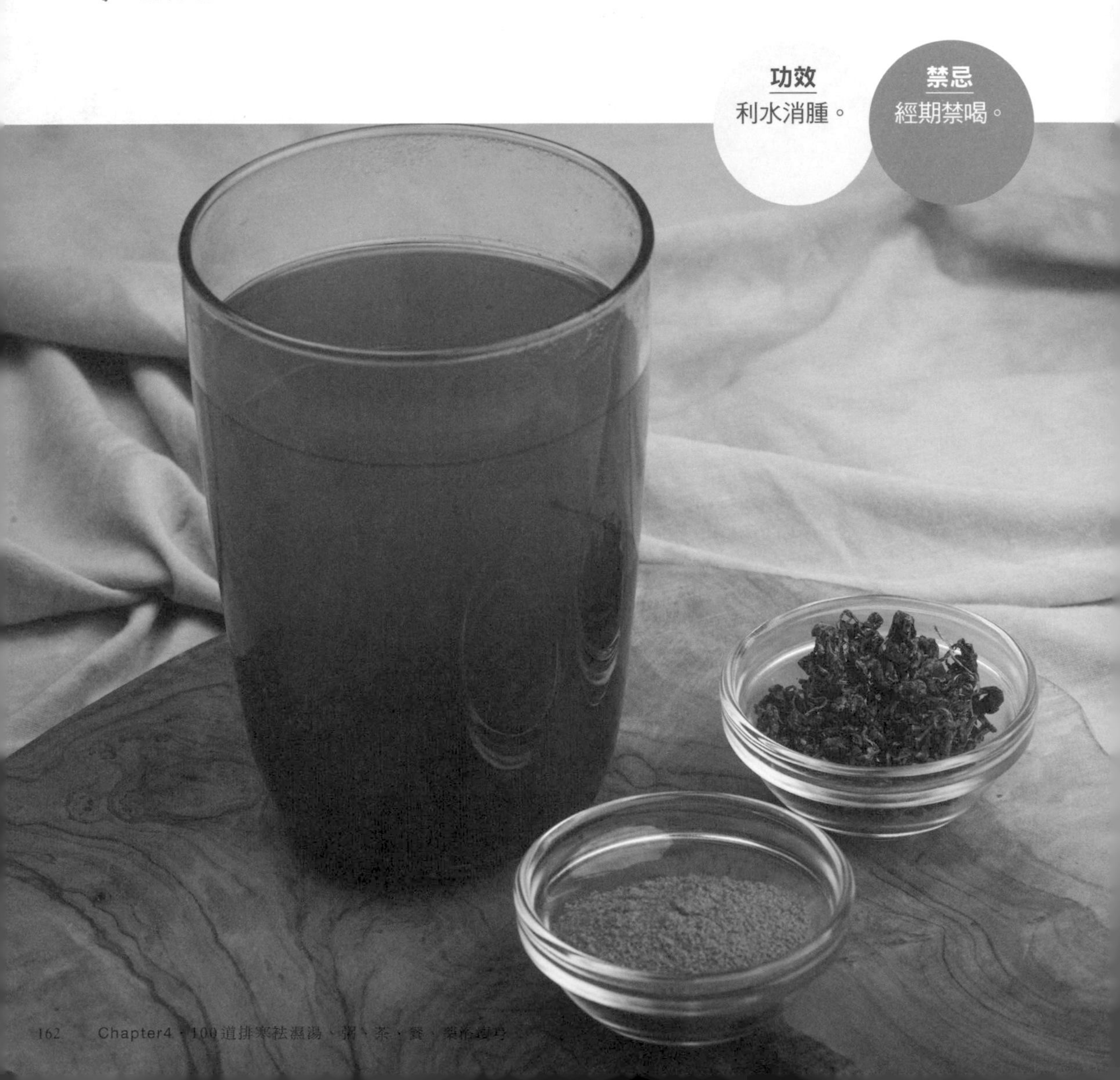

山楂丹參茶

山楂開胃消食、化滯消積；丹參活血祛瘀、通經止痛；菊花疏散風熱、平肝明目、清熱解毒。本茶飲有消積、減重、降壓、消脂的作用，尤其適合喜歡吃肉食的肥胖者飲用。

材料：

山楂…3錢
丹參…2錢
菊花…2錢
水…1500cc

作法&喝法：

材料加水煎煮後，濾渣取汁，每日飯後當茶飲用。

功效
消積滯、減脂。

禁忌
孕婦禁喝。

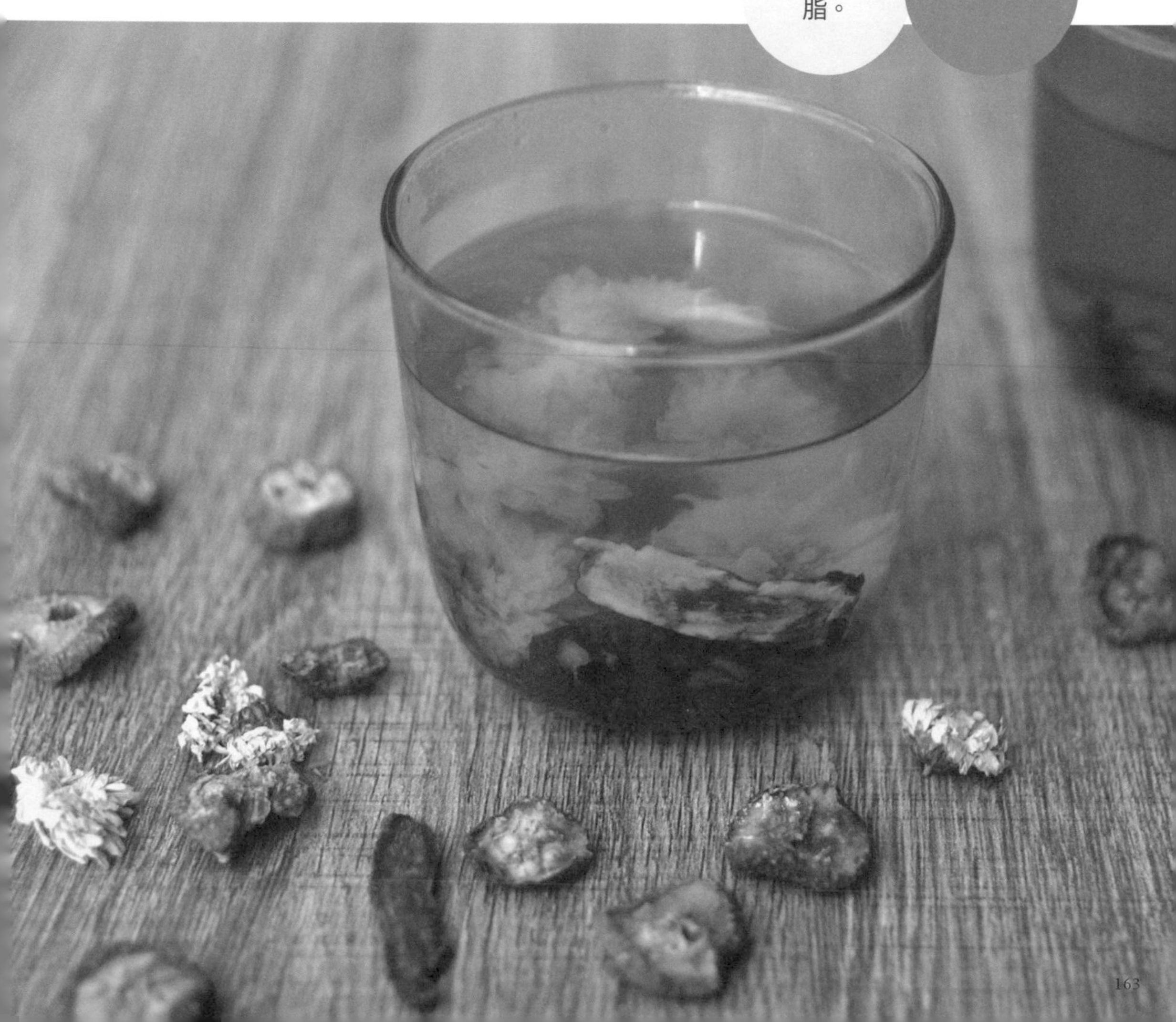

山楂銀菊茶

本茶飲可清利頭目、降脂降壓，適用於體重過重、高血脂症、高血壓患者飲用，能消腫祛濕。

材料：

山楂、金銀花、菊花…各3錢

水…1500cc

作法&喝法：

將山楂搗碎，三味藥加水煎煮後，濾渣取汁飲用。

功效

利水消腫。

禁忌

孕婦禁喝。

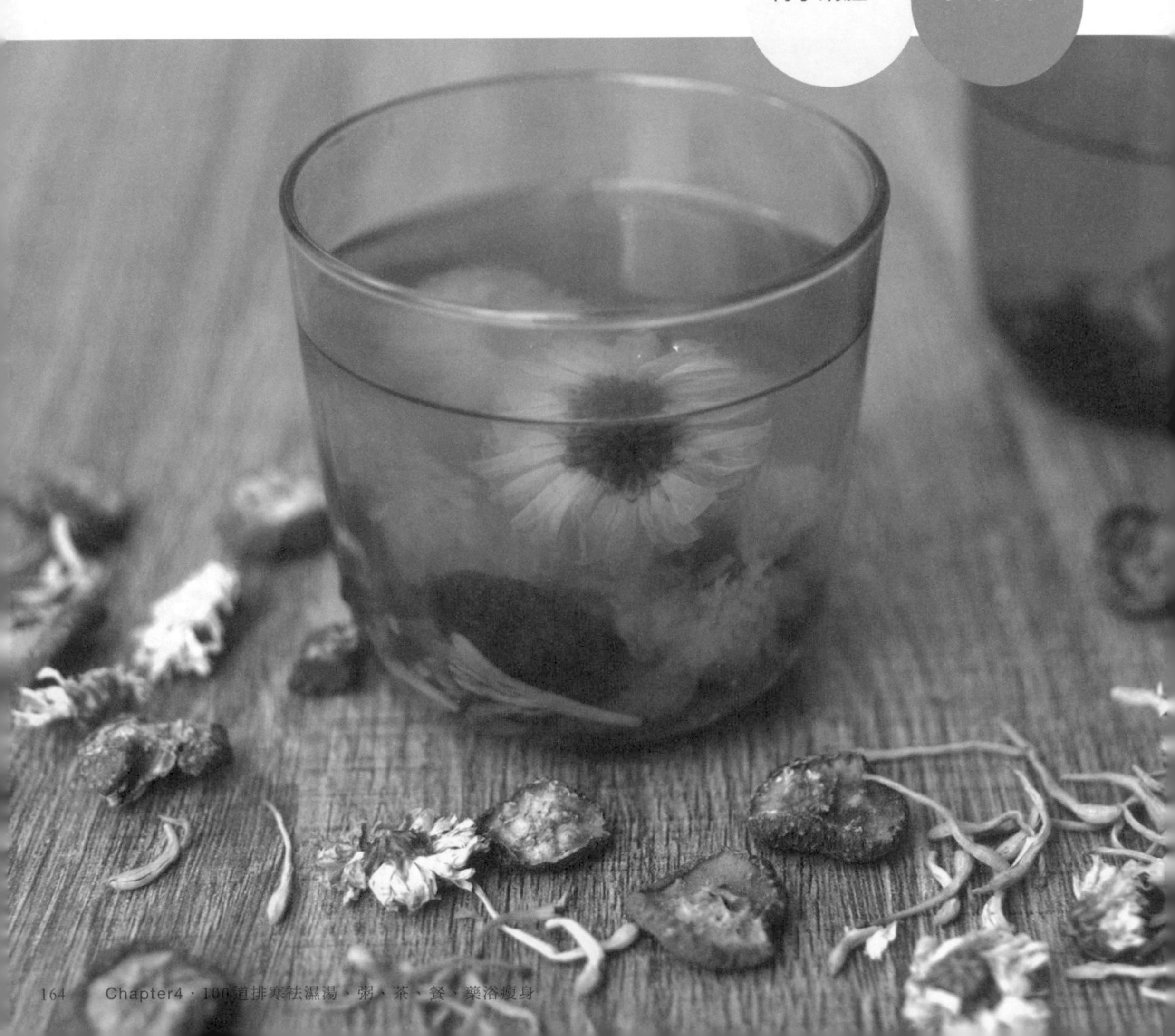

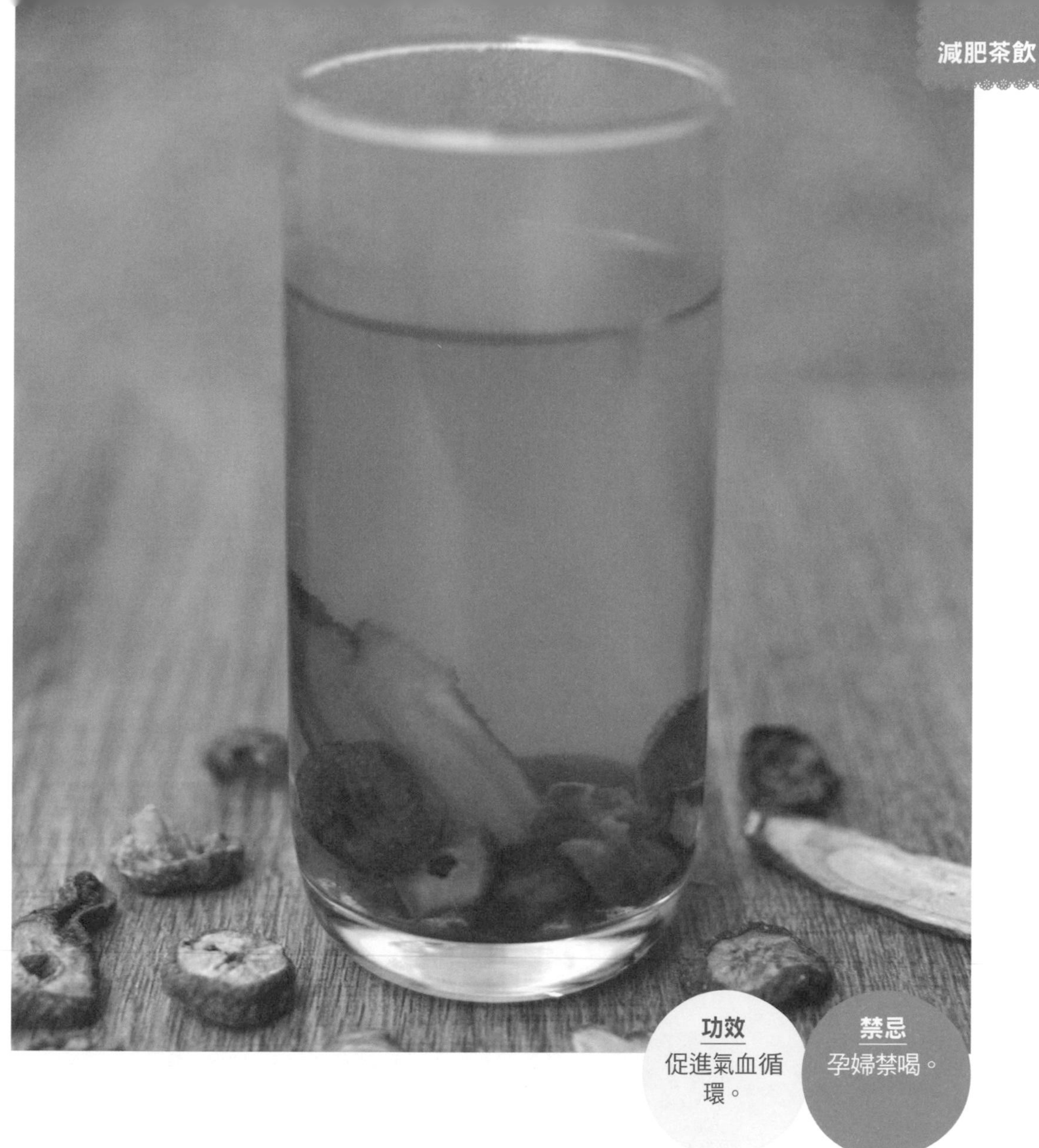

功效
促進氣血循環。

禁忌
孕婦禁喝。

山楂川七茶

川七可化瘀止血；山楂開胃消食、化滯消積；生甘草益氣補中、潤肺止咳。本茶飲祛風散寒、溫經通脈、減重，適合氣血循環不良的肥胖者飲用。

材料：

川七…3錢　　山楂…5錢
生甘草…2錢　　水…3000cc

作法&喝法：

所有材料以慢火煎煮15分鐘，濾渣取汁飲用，每日分數次飲用即可。

山楂健脾茶

陳皮助消化、通氣健脾、消滯健胃；荷葉治水腫、化痰濕；炒山楂酸味減弱，能緩和胃的刺激性，治療脾虛食滯。本茶飲能健脾導滯、升清化濁、降脂減重。

材料：

陳皮…2錢
荷葉…1.5錢
炒山楂…3錢
水…1500cc

作法&喝法：

陳皮、荷葉切絲，與炒山楂放入鍋中，加水煎煮15分鐘後，濾渣取汁，三餐飯後溫服。

功效
降脂減重。

禁忌
孕婦禁喝。

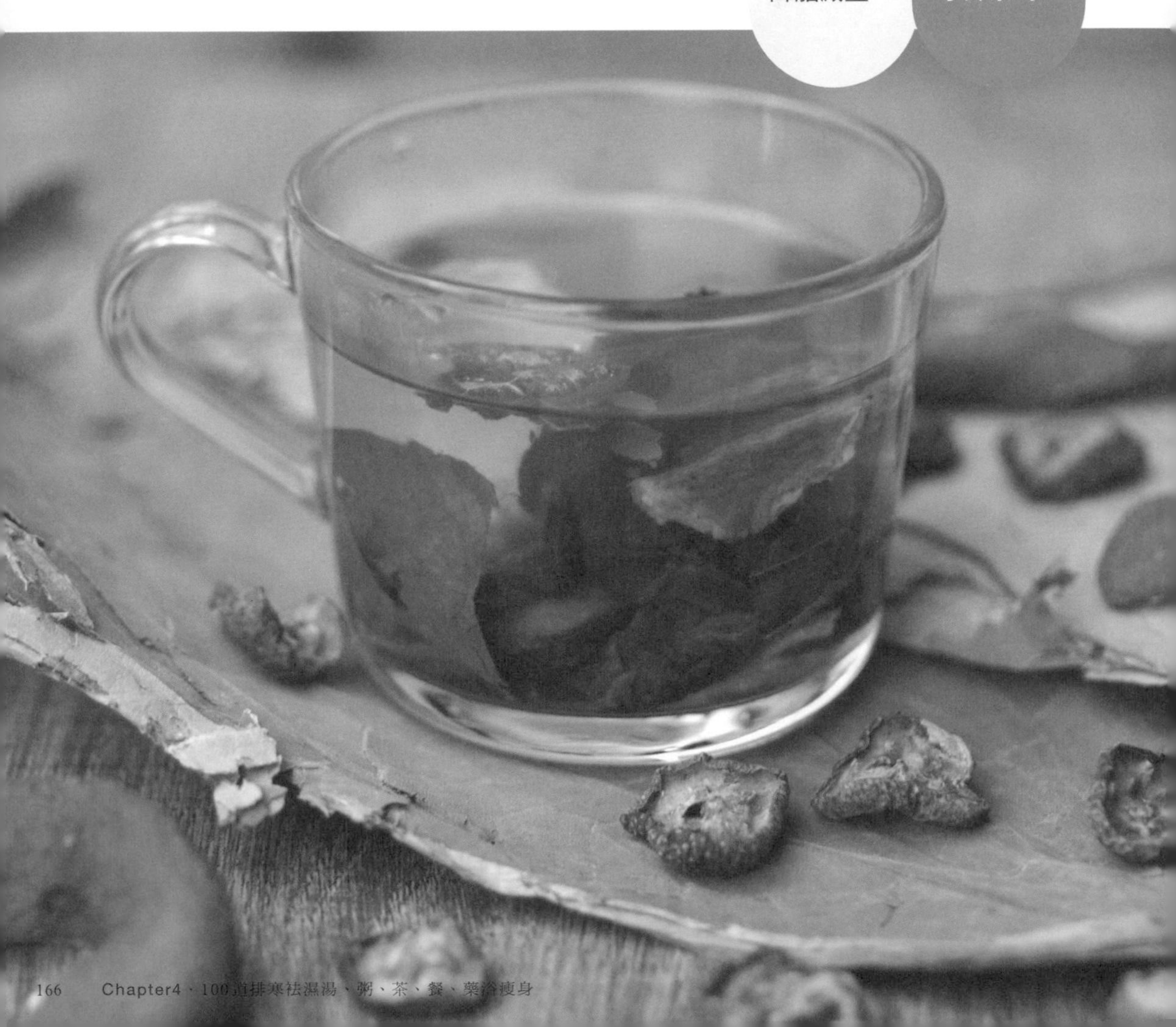

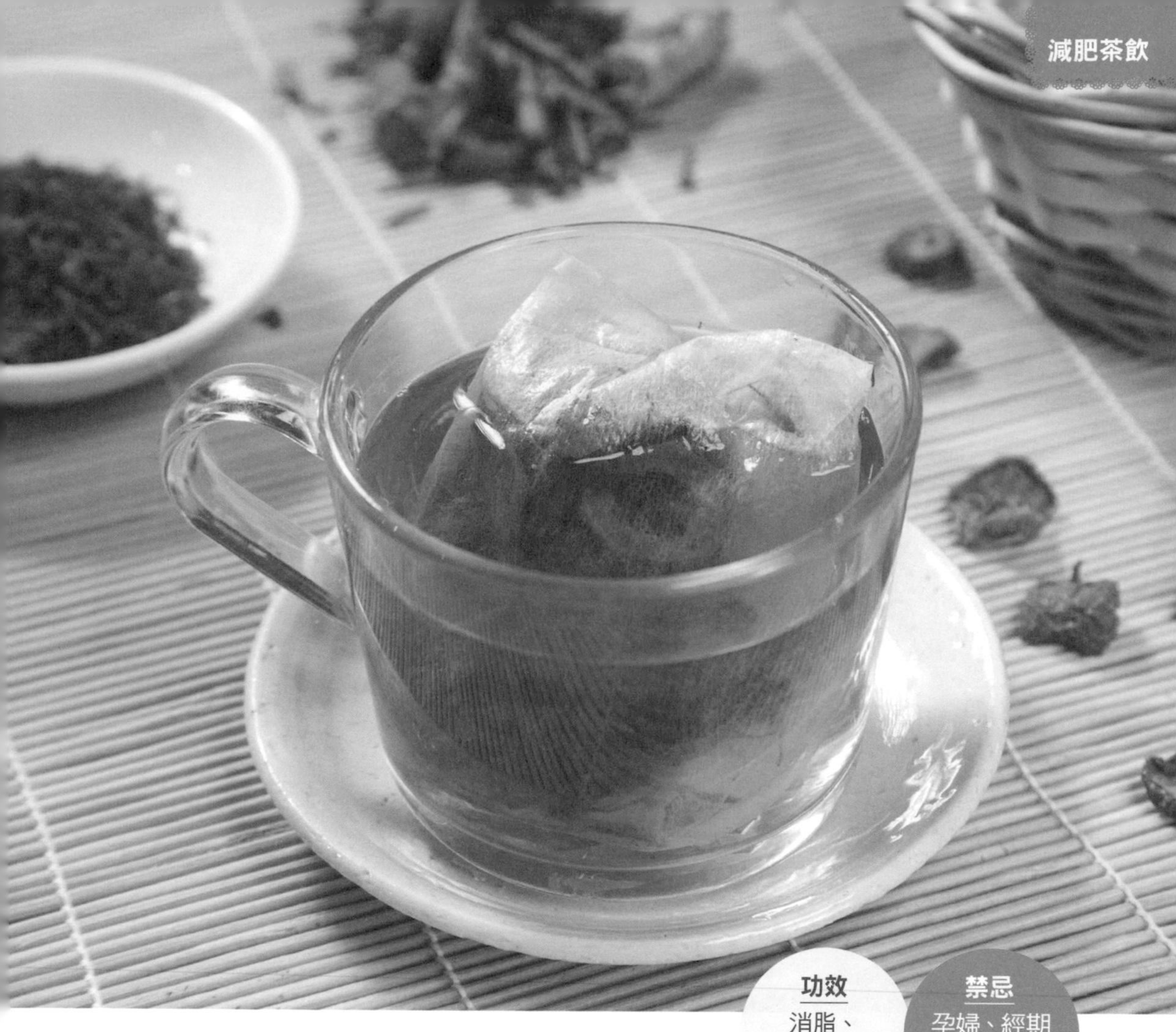

功效
消脂、
降膽固醇。

禁忌
孕婦、經期
禁喝。

山楂去脂茶

山楂能消食散瘀、降血脂；紅花主治瘀血疼痛，少量使用可養血。本茶飲能消脂、去膽固醇、消積滯、調整血壓。

材料：

山楂…5錢
紅花…1錢
桑寄生…5錢
水…1000cc

作法&喝法：

所有材料洗淨，裝入藥袋中加水以大火煮開，再轉小火續煮10分鐘後，將藥袋取出即可飲用。每餐間，當茶飲用即可。

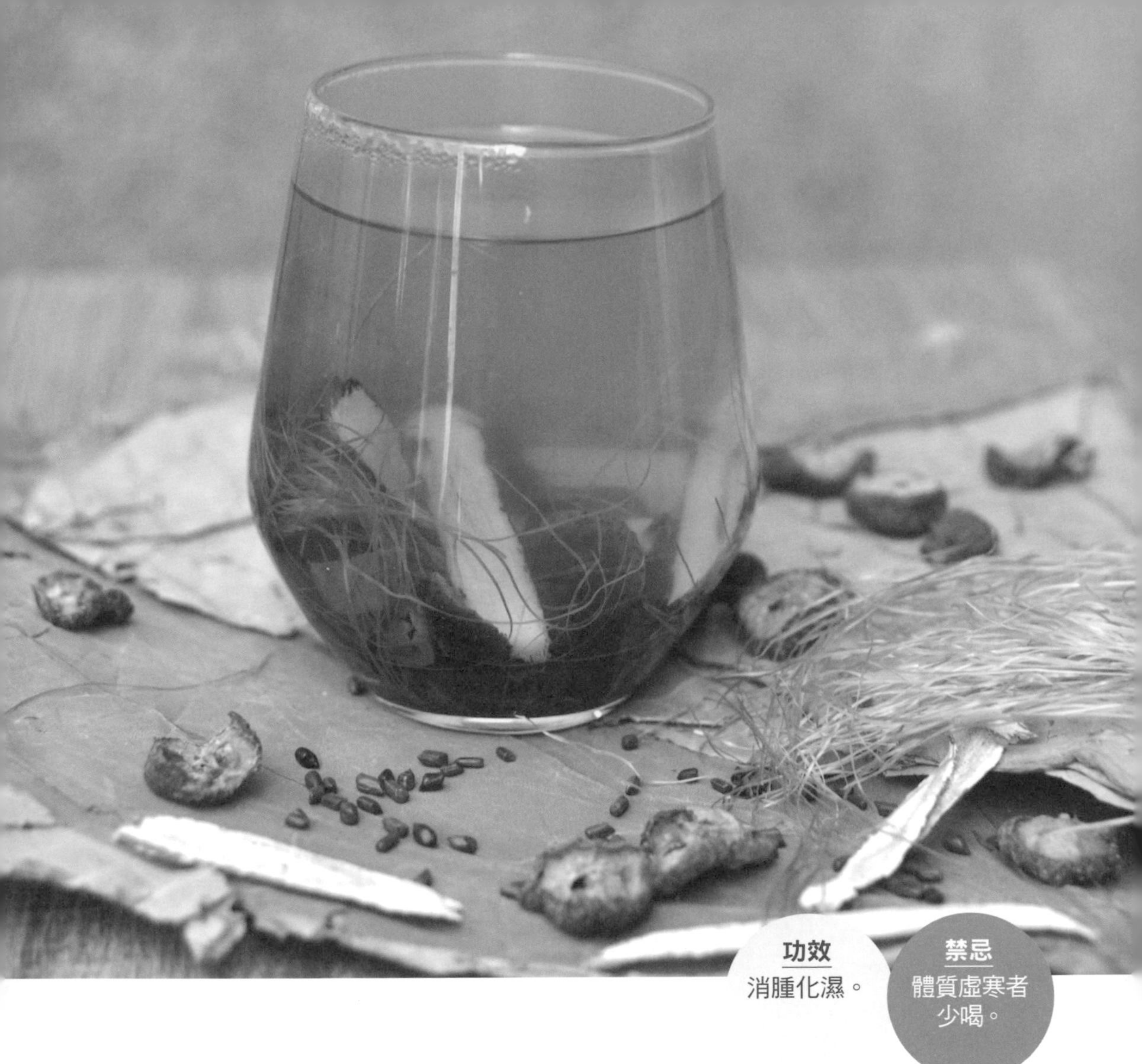

功效
消腫化濕。

禁忌
體質虛寒者少喝。

山楂窈窕茶

山楂消食散瘀、降血脂；決明子明目、滋益肝腎；黃耆補中益氣、利水退腫；荷葉治水腫、化痰濕；玉米鬚降血脂、降血壓、消水腫。本茶飲可補氣提神、消腫化濕、促進代謝。

材料：

山楂…1錢　　炒決明子…3錢
黃耆…2錢　　荷葉…0.5錢
玉米鬚…0.5錢　　水…800cc

作法&喝法：

藥材洗淨放入藥袋，沖入沸水800cc，再燜泡15分鐘後即可飲用。飲用完可加水回沖，反覆回沖至味道變淡為止。

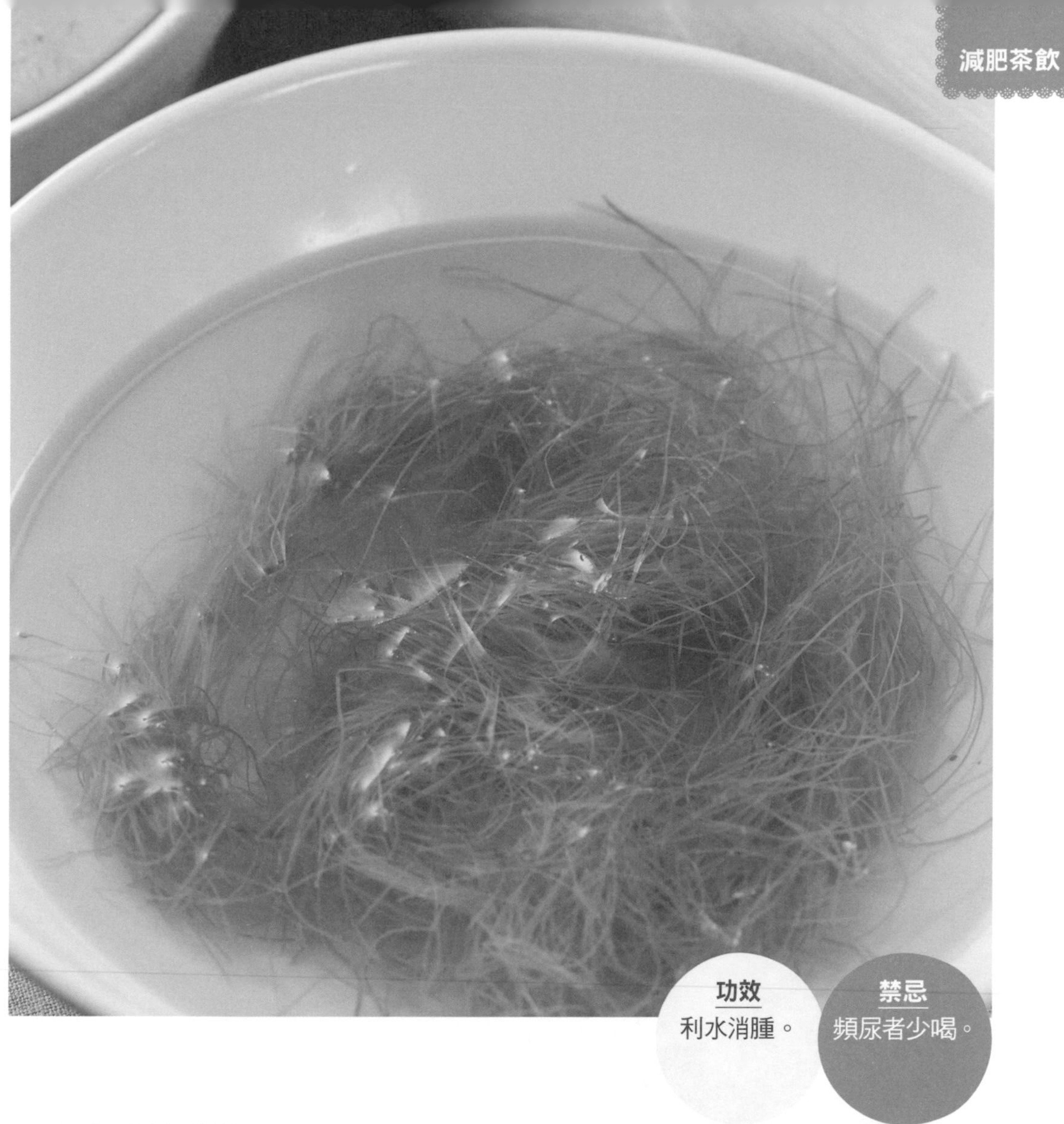

功效
利水消腫。

禁忌
頻尿者少喝。

玉米鬚茶

玉米鬚有降血脂、降血壓、消水腫的功效。本茶飲可利水消腫、化痰減重，適合體重過重、高血壓、水腫，常覺得下肢深重、小便短少者飲用。

材料：

玉米鬚…5錢
烏龍茶…3錢
水…3000cc

作法&喝法：

所有材料以慢火煎煮15分鐘，濾渣取汁飲用，每日分數次飲用即可。

茅根茶

茅根涼血止血、清熱利濕，搭配綠茶飲用有生津利尿、祛濕降脂的作用。本茶飲適合體重過重、小便不利、下肢容易腫脹者飲用。

材料：
茅根…1兩
綠茶…2錢
水…1500cc

作法&喝法：
所有材料以慢火煎煮15分鐘，濾渣取汁飲用，每日分數次飲用即可。

功效
祛濕降脂。

禁忌
腎虛頻尿者少喝。

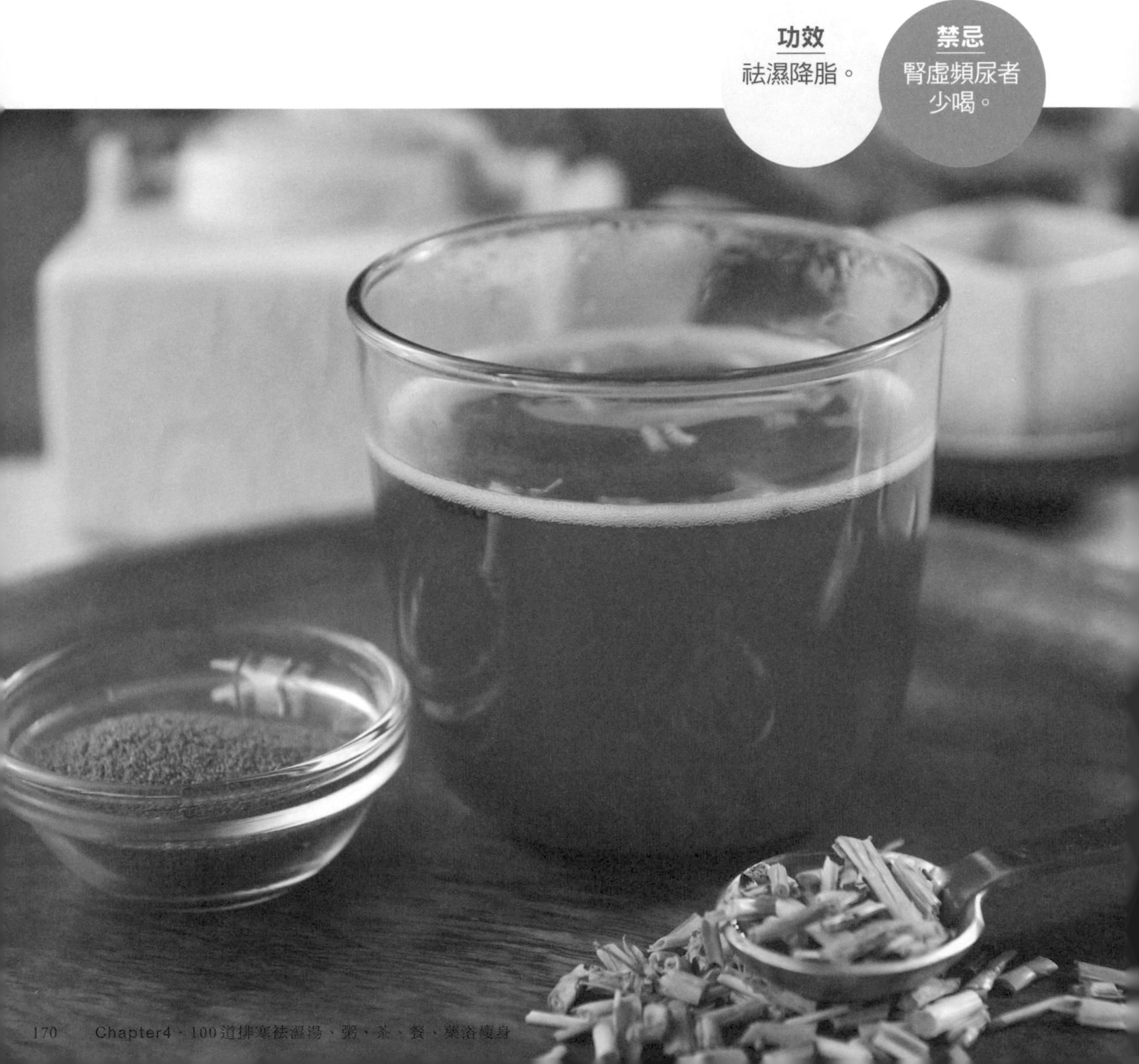

決明茶

決明子屬於豆科植物，常用於治療習慣性便祕，也可單用炒香的決明子，以開水沖泡待水變成金黃色飲用。

材料：
生決明子…5錢
綠茶、甘草…各2錢
水…2000cc

作法&喝法：
開水浸泡後，當茶飲用即可。

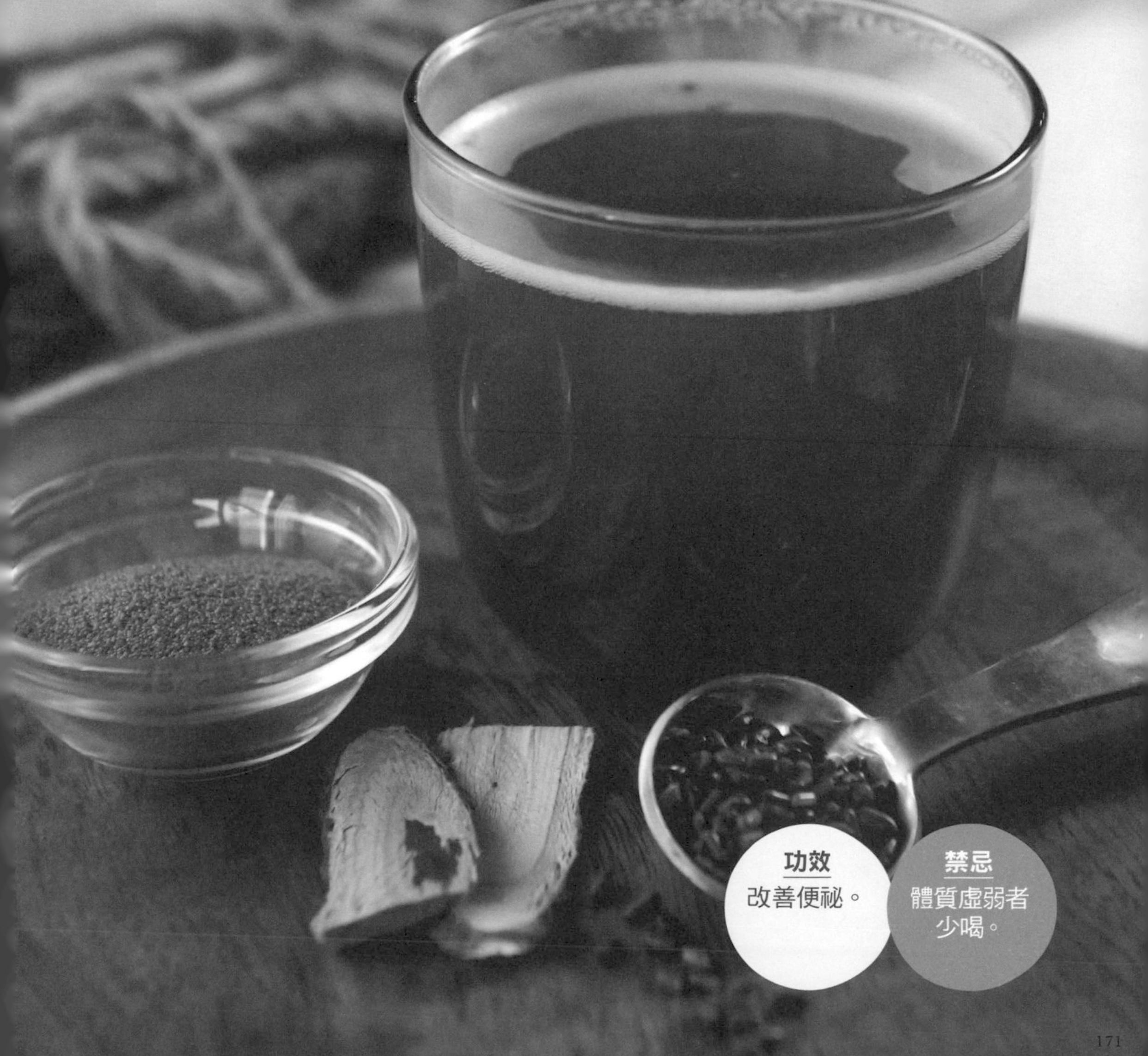

功效
改善便祕。

禁忌
體質虛弱者少喝。

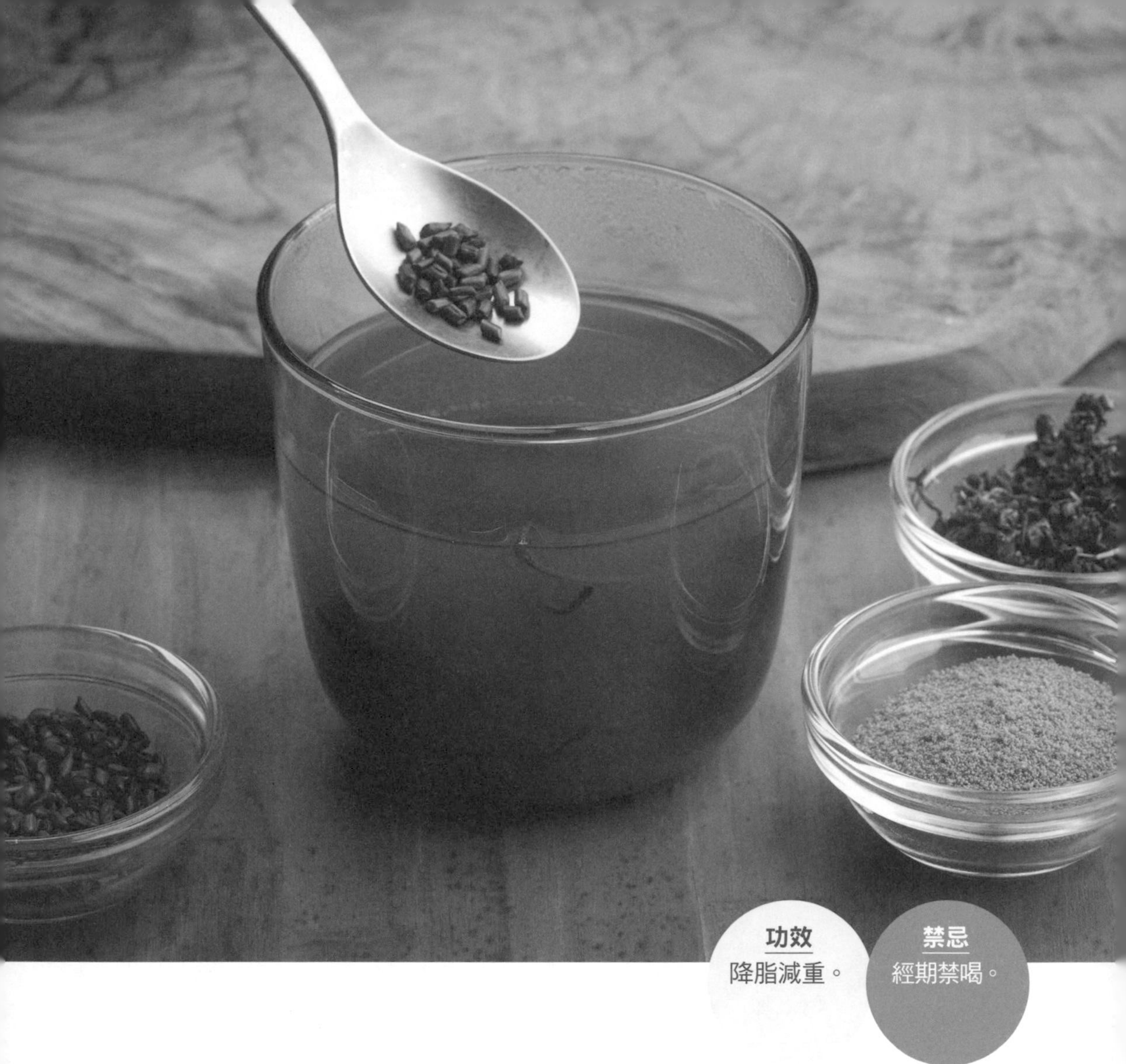

功效
降脂減重。

禁忌
經期禁喝。

決明減脂茶

綠茶降脂助消化；七葉膽消炎解毒、止咳祛痰；生決明子清肝明目、潤腸通便。本茶飲能降脂減重、改善便祕。

材料：
綠茶…15克
七葉膽…20克
生決明子…20克
水…3000cc

作法&喝法：
材料加水，以大火煮5分鐘後，濾渣取汁飲用。每日飯後當茶飲用，每日要喝完3000cc。

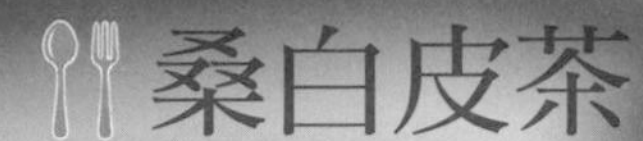

桑白皮茶

功效
祛濕減重。

禁忌
孕婦少喝。

桑白皮利水消腫、補虛、活血祛瘀、化痰止嗽。本茶飲可降脂減重，適合血壓高、尿量少、容易浮腫者飲用。

材料：

桑白皮…1兩
水…3000cc

作法&喝法：

桑白皮洗淨、切成短節後，放入一鍋沸水中，再次煮沸約5分鐘，熄火燜一下即可飲用，

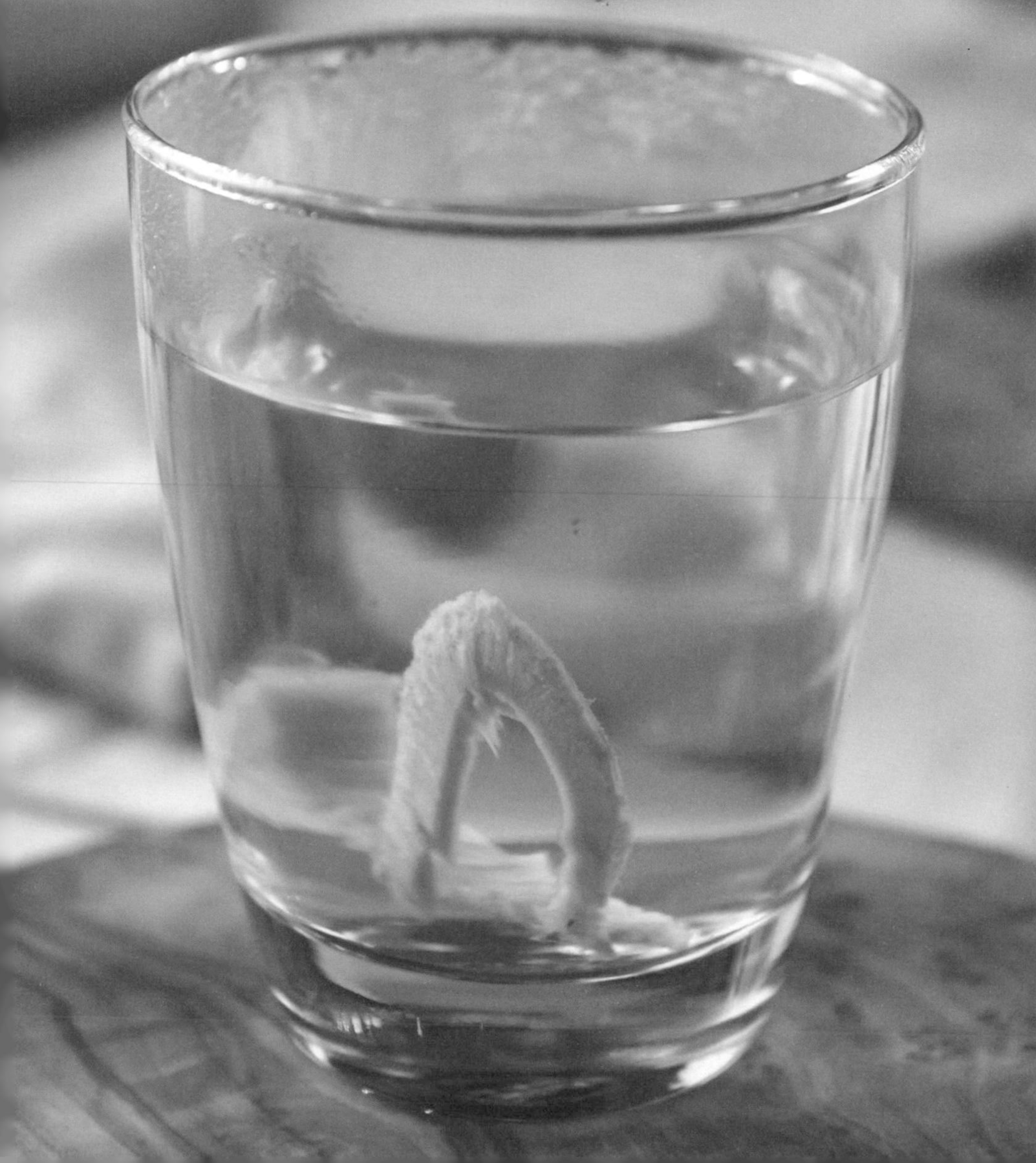

桂花茶

桂花散寒破 、化痰止咳；山楂開胃消食、化滯消積；黨參補中益氣、健脾益肺。本茶飲可祛風散寒、溫經通脈，適用於氣虛型肥胖者飲用。

材料：

桂花…12克　山楂…6克

黨參…3克

作法&喝法：

所有材料加入沸水沖泡，即可當茶飲用。

功效

祛風散寒。

禁忌

脾胃弱、易腹瀉者少喝。

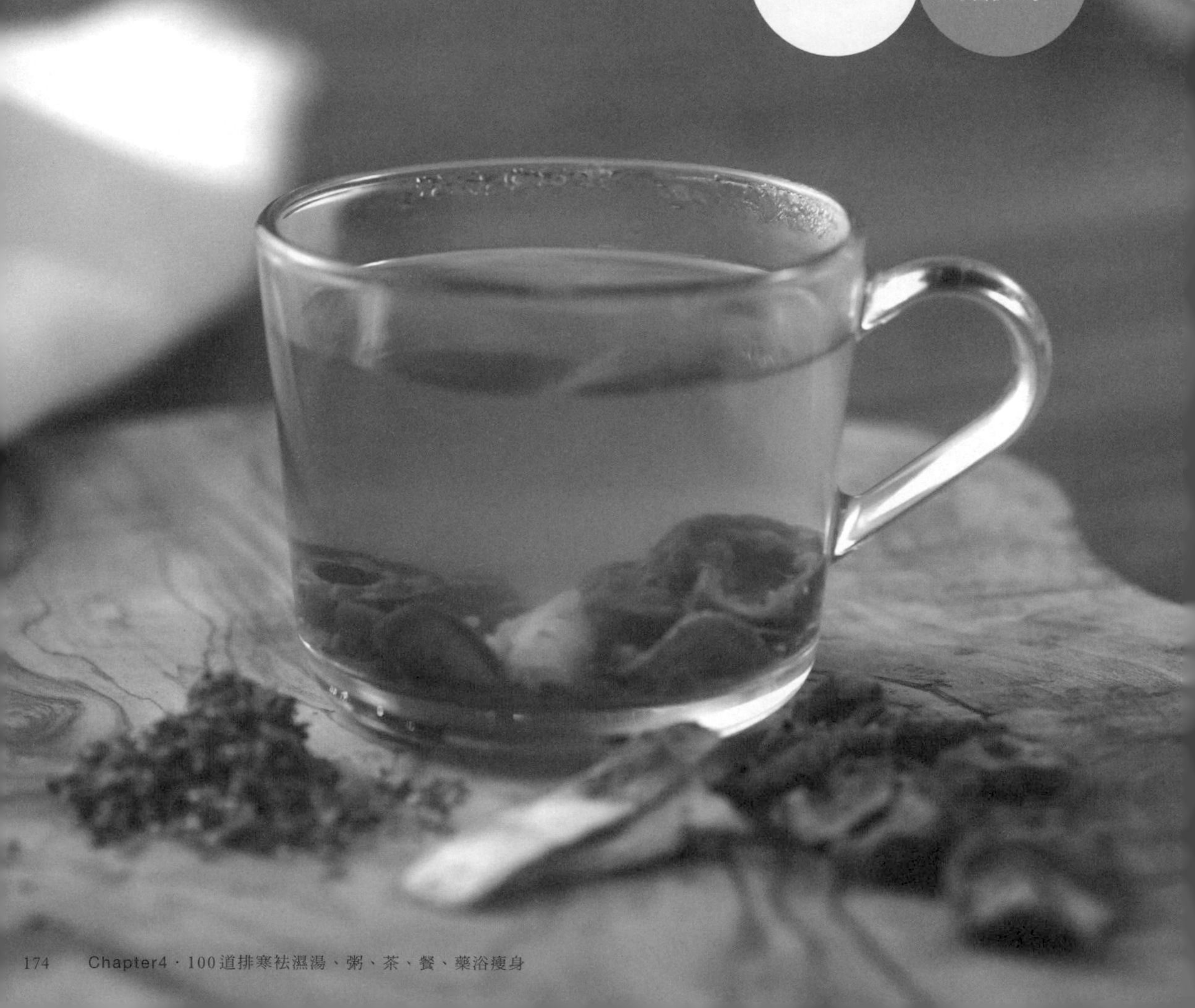

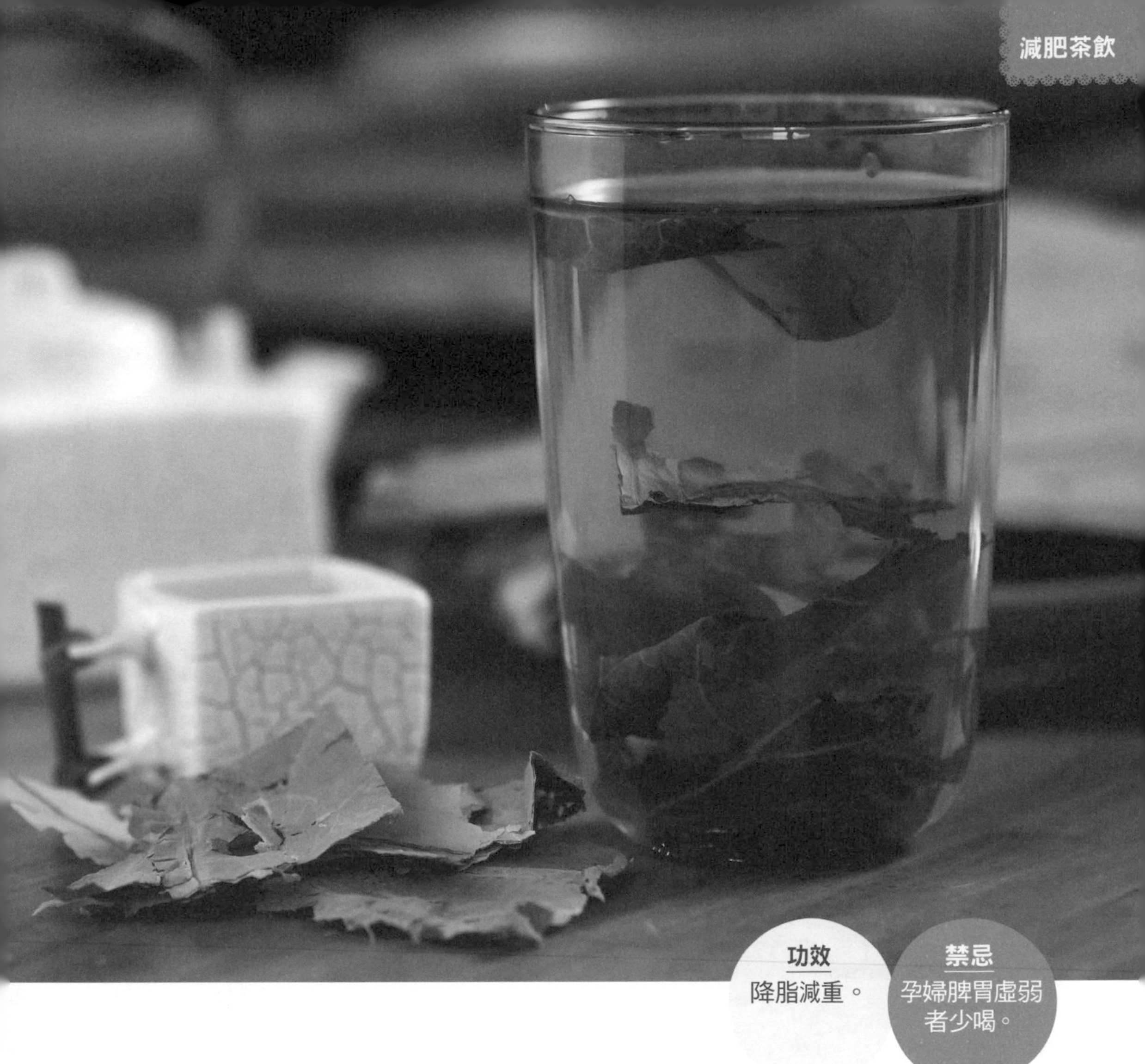

功效
降脂減重。

禁忌
孕婦脾胃虛弱者少喝。

荷葉飲

荷葉主治水腫、化痰濕，可清心解暑，主要用於解暑熱煩渴、暑濕、浮腫眩暈、化瘀止血等用途。

材料：
荷葉…3錢
水…2000cc

作法&喝法：
荷葉洗淨切碎，煮後當茶飲用，適合夏季暑熱易口乾舌燥者、一直想喝飲料的人飲用。

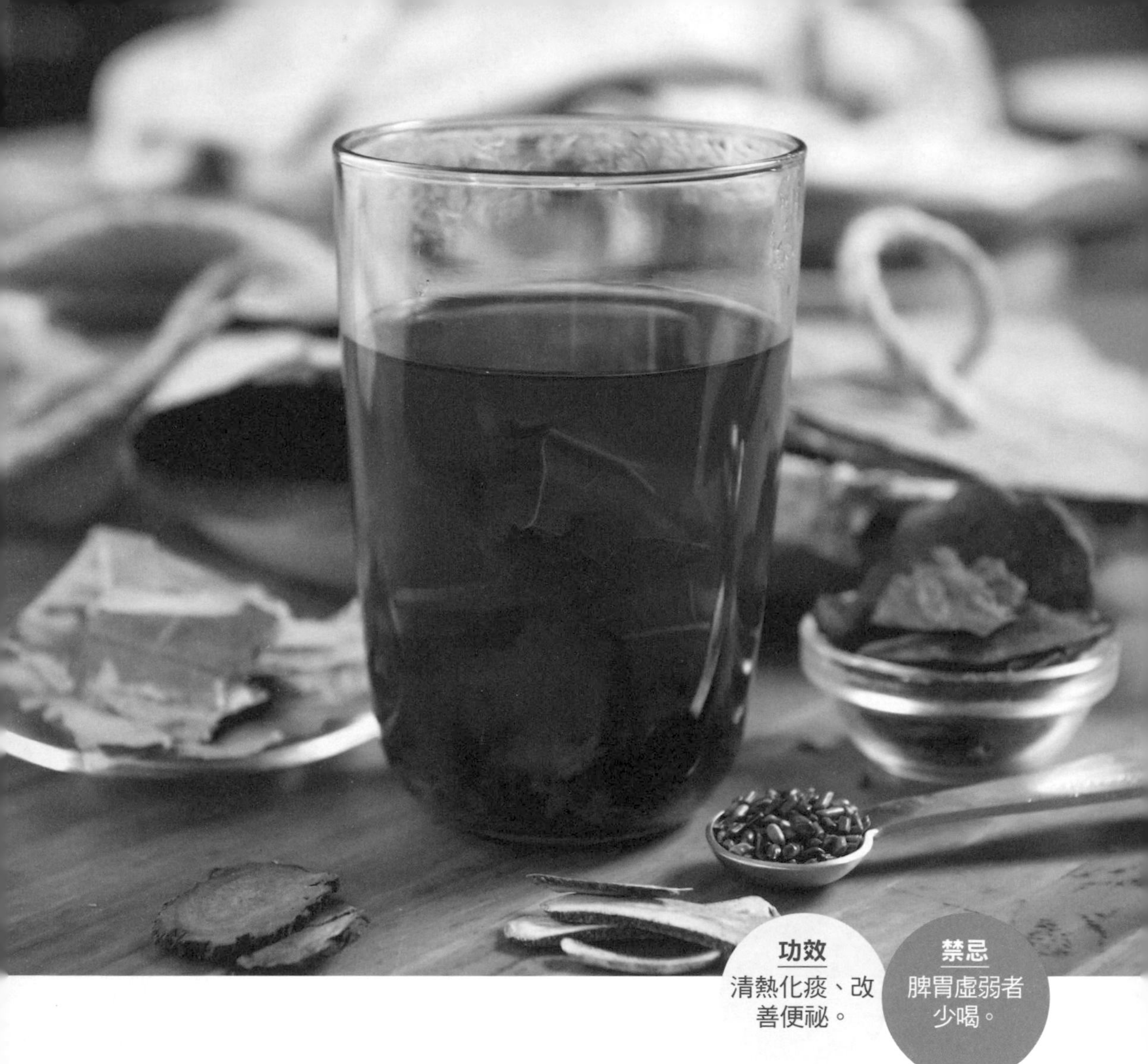

功效
清熱化痰、改善便祕。

禁忌
脾胃虛弱者少喝。

荷葉通腑茶

荷葉治水腫、化痰濕；決明子明目、滋益肝腎；大黃主治濕熱黃疸、降低膽固醇與血脂；首烏潤腸通便；枳殼治水腫、便祕。本茶飲降脂減重、潤腸通便效果佳，適合常便祕、口乾舌燥者飲用。

材料：

荷葉…2錢　　決明子…3錢
大黃…1錢　　首烏…5錢
枳殼…1.5錢　　水…1500cc

作法&喝法：

所有材料裝入藥袋中，加入沸水沖泡，即可當茶飲用。

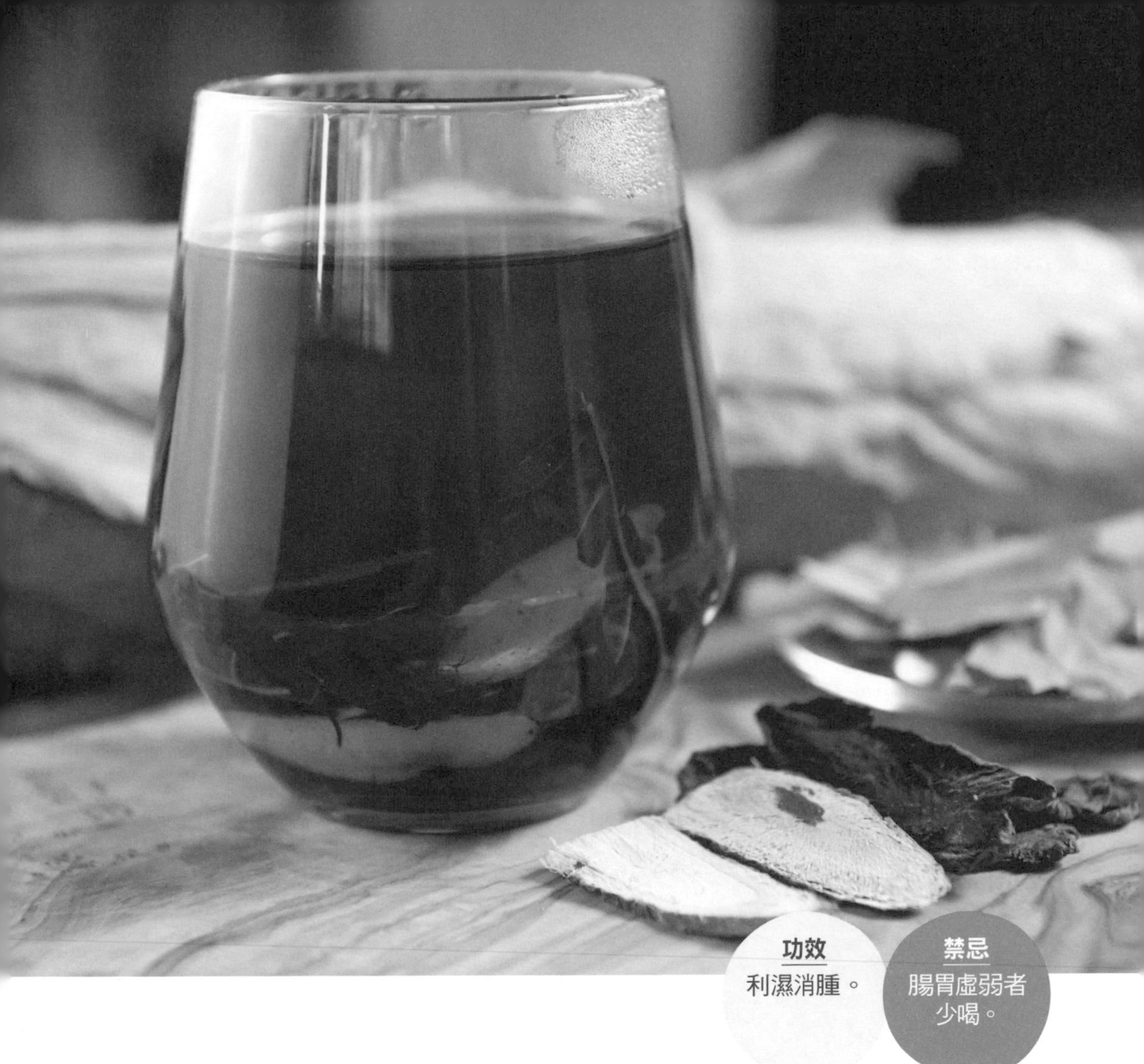

功效
利濕消腫。

禁忌
腸胃虛弱者少喝。

荷葉減脂茶

荷葉清暑利濕、散瘀止血；玄參除煩熱口渴、腸燥津枯、大便祕結；甘草補脾益氣，清熱解毒，祛痰止咳。本茶飲可改善食慾過盛、常口乾舌燥的現象，能清熱利濕、改善水腫。

材料：
荷葉、玄參、甘草…各2錢
水…1000cc

作法&喝法：
所有材料沖淨放入杯中，沖沸水拌勻，加蓋燜泡10分鐘即可飲用。餐前15～30分鐘飲用，每天最少喝3000cc，持續3個月。

鉤藤降壓茶

鉤藤有鎮靜、降壓、清熱平肝的作用；陳皮助消化、通氣健脾、消滯健胃；菊花疏風明目，清熱解毒。本茶飲能祛風化痰、降壓減重，適合高血壓、眼睛容易酸澀者飲用。

材料：

鉤藤、陳皮、菊花…各5錢
水…3000cc

作法&喝法：

中藥放入鍋中，加水煎煮15分鐘後放涼，濾渣取汁，每日分數次當茶喝。

功效
降壓減重。

禁忌
脾胃虛弱者少喝。

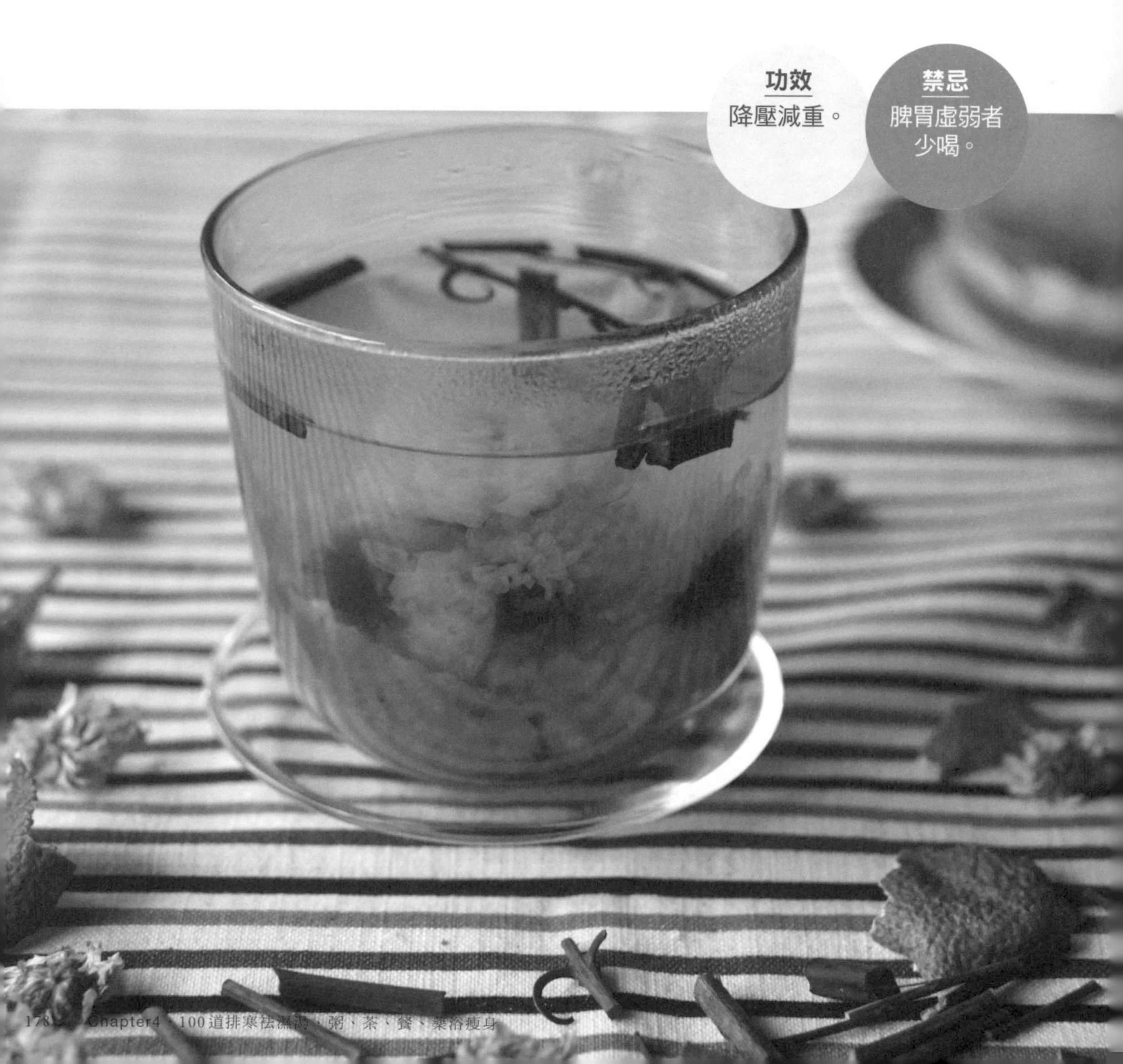

陳皮杏仁飲

陳皮理氣健脾、燥濕化痰；杏仁止咳平喘、潤腸通便；絲瓜絡袪風通絡、活血解熱。本茶飲適合體重過重、食量大、痰多怕熱、肢體沉重倦怠的人飲用。

材料：

陳皮、杏仁、絲瓜絡…各3錢

水…1500CC

作法&喝法：

絲瓜絡、陳皮洗淨，與杏仁一起放入鍋中，加水燒開後，再用文火煮30分鐘。放涼濾渣取汁，即可當茶飲用。

功效

化痰去濕。

禁忌

孕婦禁喝。

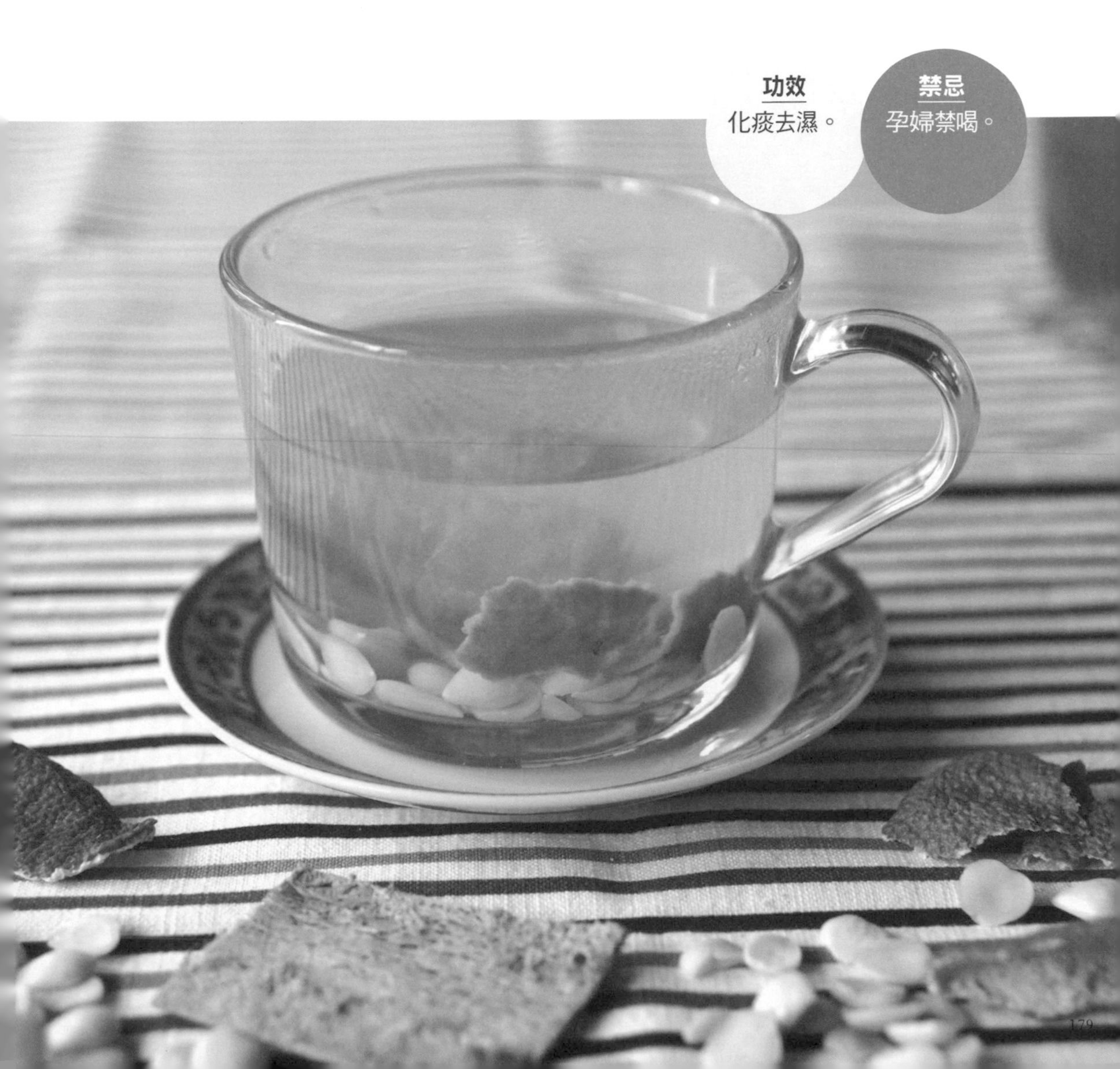

葛花陳皮茶

葛花解酒醒脾；陳皮理氣健脾、燥濕化痰。本茶飲化痰行氣、減重、醒酒，適合咽喉常感到有痰的肥胖者、不容易流汗的人、酒醉需醒酒者飲用。

材料：

葛花…5錢
陳皮…4錢
水…3000cc

作法&喝法：

中藥放入鍋中，加水煎煮15分鐘後，濾渣取汁，飯前當茶飲用。

功效
化痰行氣。

禁忌
胃弱者少喝。

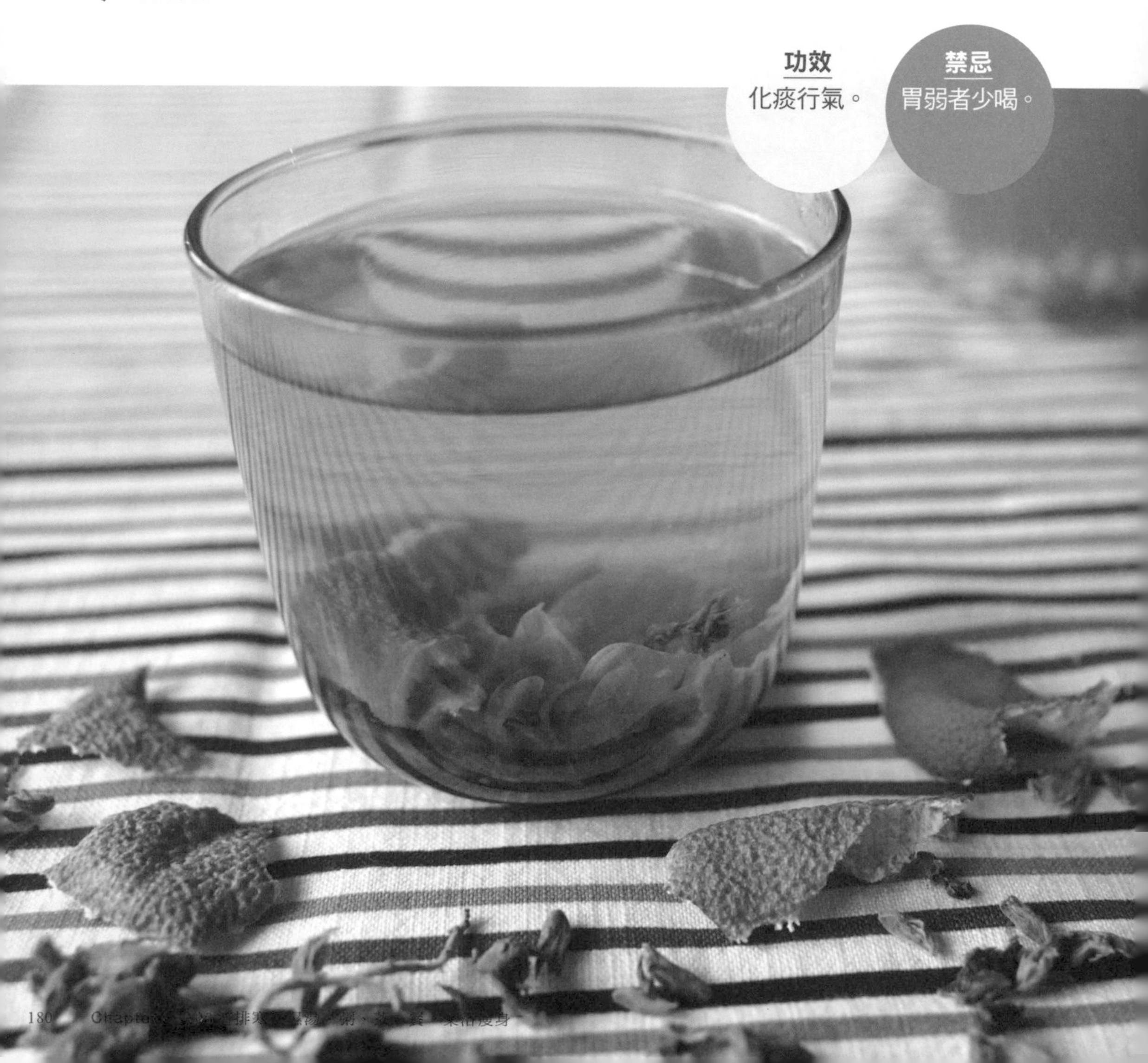

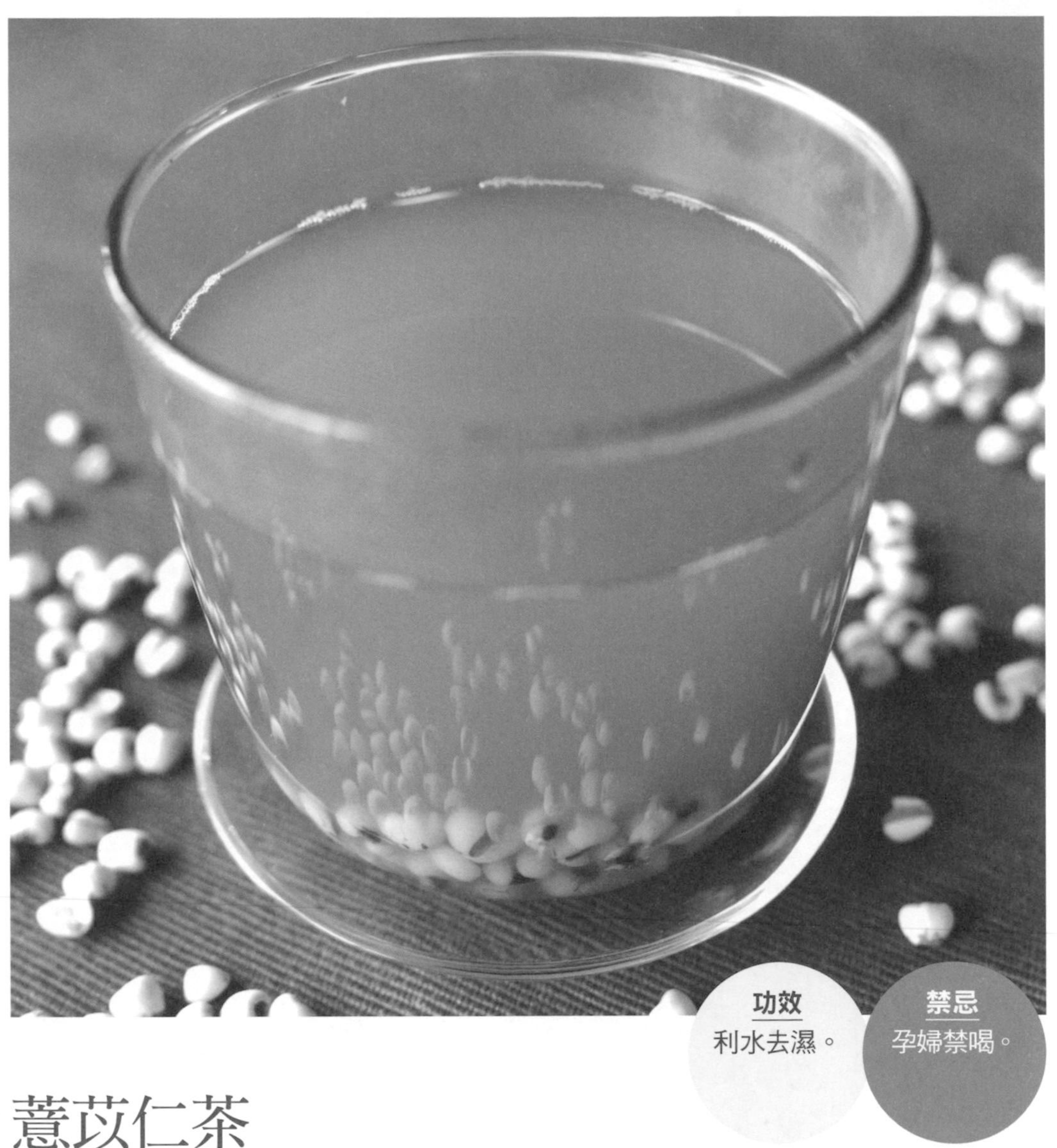

功效
利水去濕。

禁忌
孕婦禁喝。

薏苡仁茶

薏苡仁主治痰濕，可健脾滲濕、降血脂；綠茶化痰利尿、促進新陳代謝。本茶飲利水去濕功效佳，可去除下半身水腫型肥胖。

材料：

薏苡仁…2兩
綠茶…3錢
水…1500CC

作法&喝法：

薏苡仁略炒一下，倒入鍋中加水泡2小時，再煮沸轉小火煮30分鐘，濾渣取汁，代茶飲用。

薏苡仁茅根茶

玉米鬚利水消腫，可降血脂、降血壓、消水腫；茅根利尿去濕；薏苡仁治痰濕，可健脾滲濕、降血脂。本茶飲適合需要長時間站立或坐著工作，下肢血液循環差、容易水腫的人飲用。

材料：

玉米鬚…3錢
茅根…3錢
薏苡仁…1兩
水…1000cc

作法&喝法：

所有藥材沖淨，將薏苡仁泡水2小時，再和水、其他藥材放入鍋中，以大火煮滾，再轉小火煮20分鐘即可飲用。餐前15～30分鐘飲用，每天最少喝3000cc，持續喝3個月。

功效

利水消腫。

禁忌

孕婦禁喝、腸胃虛弱者少喝。

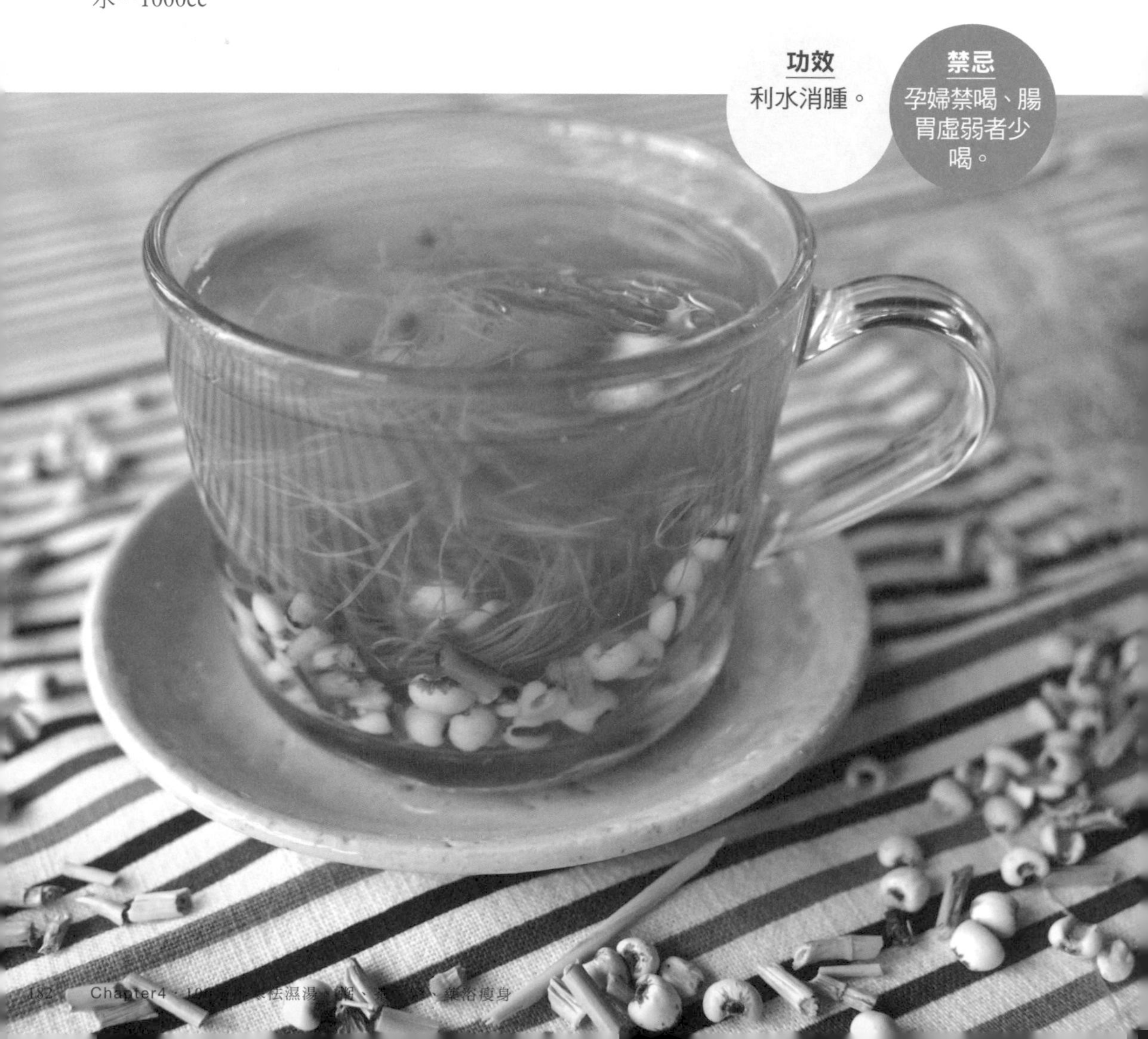

健脾去濕茶

黃耆味甘、性微溫，可補中益氣、利水退腫，改善氣虛血滯的肢體麻木、關節痺痛；茯苓補脾、健胃、利水。這兩種中藥材搭配飲用，可補氣健脾、利水化濕、消腫，是水腫型肥胖者不錯的茶飲選擇。

材料：

黃耆…5錢
茯苓…5錢
水…1000cc

作法&喝法：

所有藥材沖淨，加水以大火煮開，再轉小火轉10分鐘即可飲用。每餐間飲用即可。

功效

健脾、利水去濕。

禁忌

感冒、孕婦、多尿者少喝。

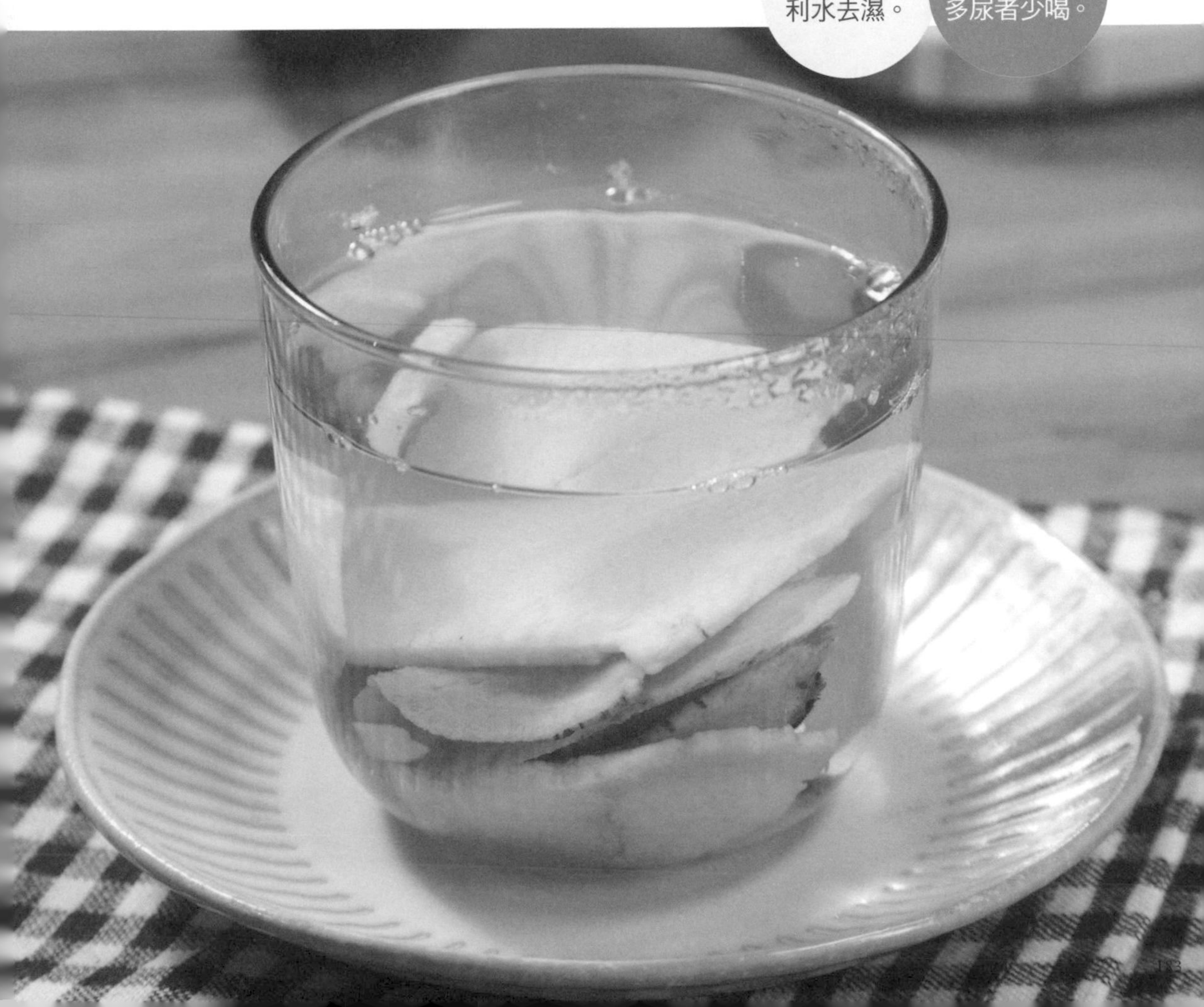

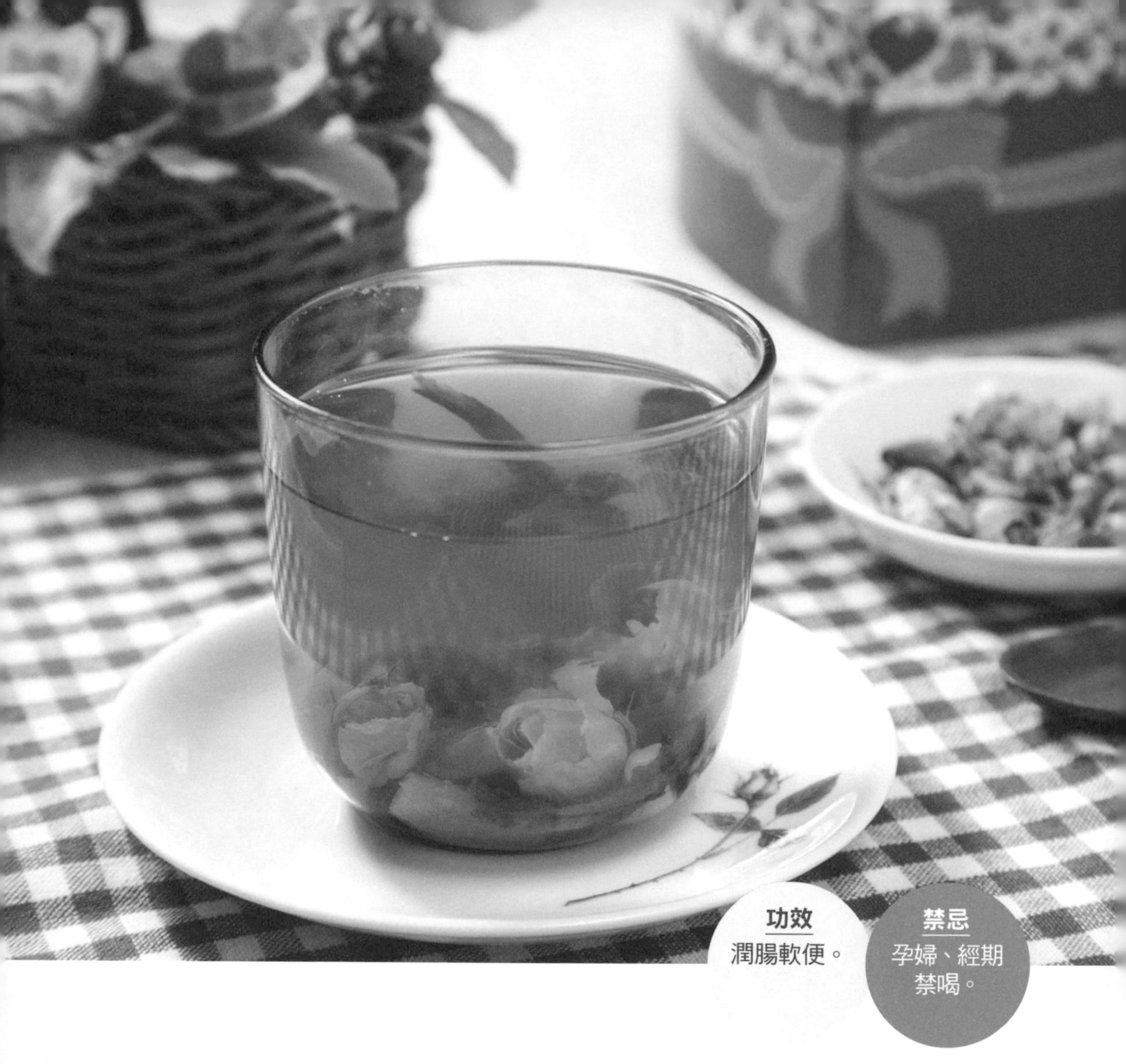

功效
潤腸軟便。

禁忌
孕婦、經期禁喝。

何首烏減脂茶

製何首烏是以何首烏以黑豆煮汁拌蒸、曬乾而成，能補肝腎、降膽固醇；牛膝通經利尿、活血祛瘀；玫瑰花行氣活血。本茶飲可潤腸軟便、去脂、疏肝理氣、補腎。

材料：
製何首烏…6錢
玫瑰花…3錢
牛膝…3錢
水…1500cc

作法&喝法：
所有藥材沖淨，浸泡水中20分鐘，大火煮開後轉小火煮5分鐘，濾渣取汁，放涼即可飲用。每餐間飲用，每天最少要喝3000cc，持續3個月。

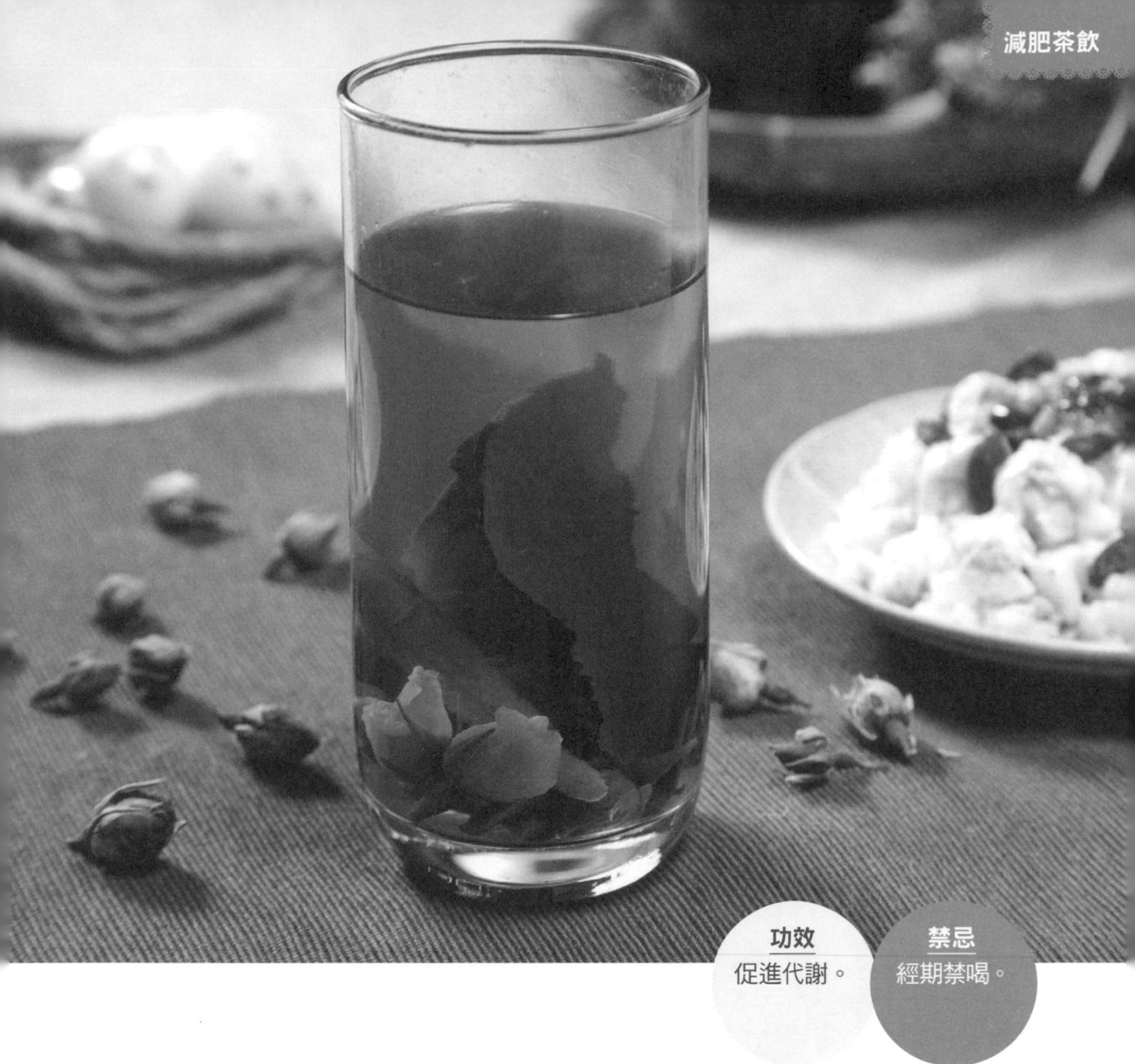

功效
促進代謝。

禁忌
經期禁喝。

何首烏纖腿茶

製何首烏補肝腎、降膽固醇；當歸能活血、增加肝腎代謝力；玫瑰花幫助肝經氣血回流。本茶飲活血疏肝理氣、滋養肝腎、促進代謝，可改善腿部肥胖問題。

材料：
製何首烏⋯5錢
當歸⋯3錢
玫瑰花⋯3錢
水⋯1000cc

作法&喝法：
所有藥材沖淨，加水以大火煮開，再轉小火續煮10分鐘即可飲用。每日當茶飲用即可。

烏梅消脂茶

海藻利水消腫、清熱；竹茹止血涼血、鎮靜鎮咳；烏梅生津止渴、清熱除煩。本茶飲具有幫助代謝、消水腫的作用。

材料：

海藻…3錢　竹茹…3錢
烏梅…5個　水…1500cc

作法&喝法：

所有藥材沖淨，加水以大火煮開，再轉小火續煮10分鐘即可飲用。每日當茶飲用即可。

功效
清熱消脂。

禁忌
脾胃虛寒、經期禁喝。

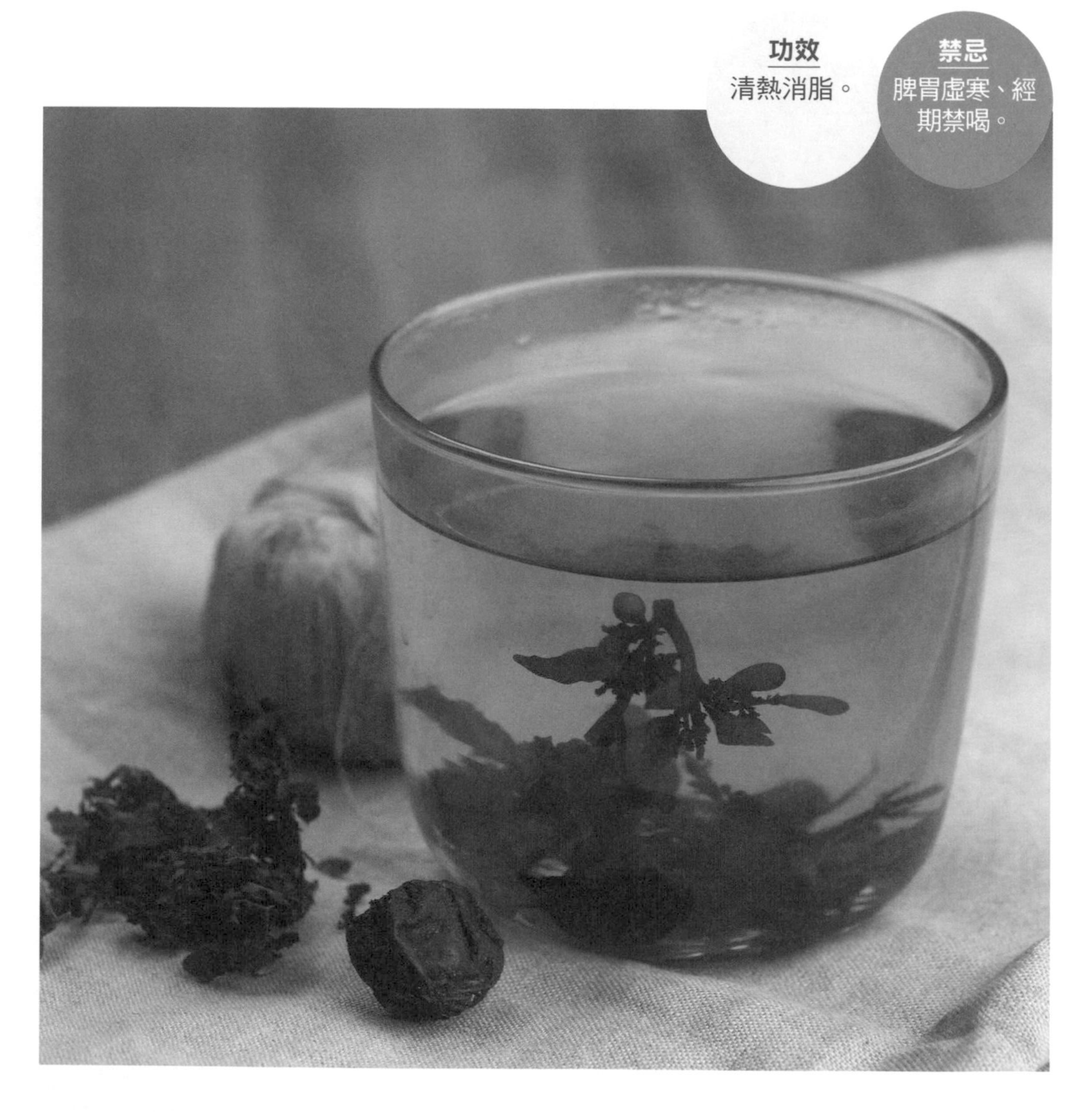

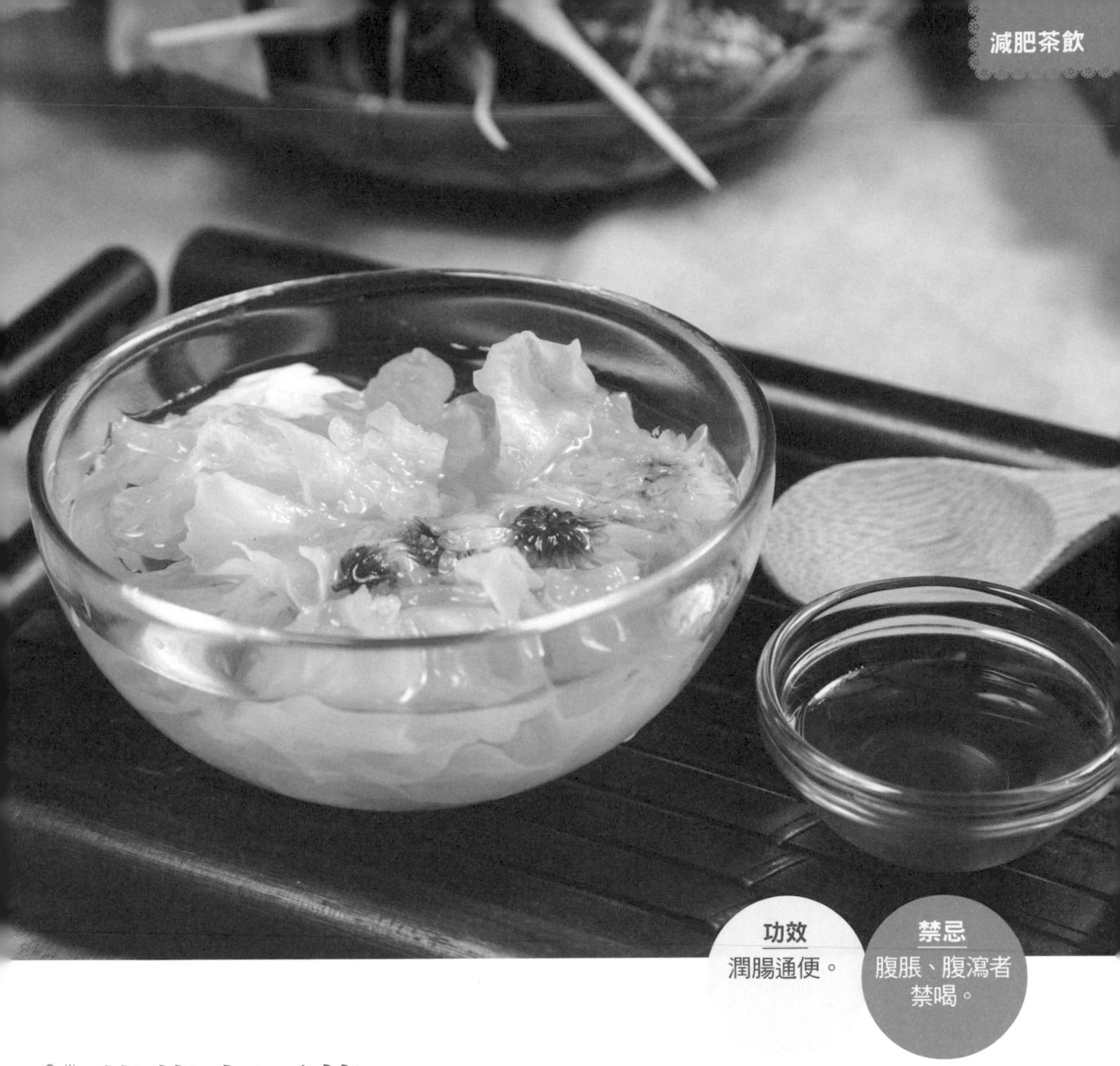

功效
潤腸通便。

禁忌
腹脹、腹瀉者禁喝。

菊花木耳茶

白木耳清熱、潤肺生津、益氣活血；甘菊花能益肺腎、制火平心肝；蜂蜜補肺潤中、改善腸燥便祕。本茶飲甘而滋潤、改善便祕，適合大腸乾燥型便祕者飲用。

材料：
白木耳…2錢
乾菊花…3錢
蜂蜜…適量
水…500cc

作法&喝法：
所有食材沖淨，白木耳用溫開水泡發後，與菊花放入沸水沖泡，再燜泡10分鐘，加蜂蜜攪拌均勻即可飲用。

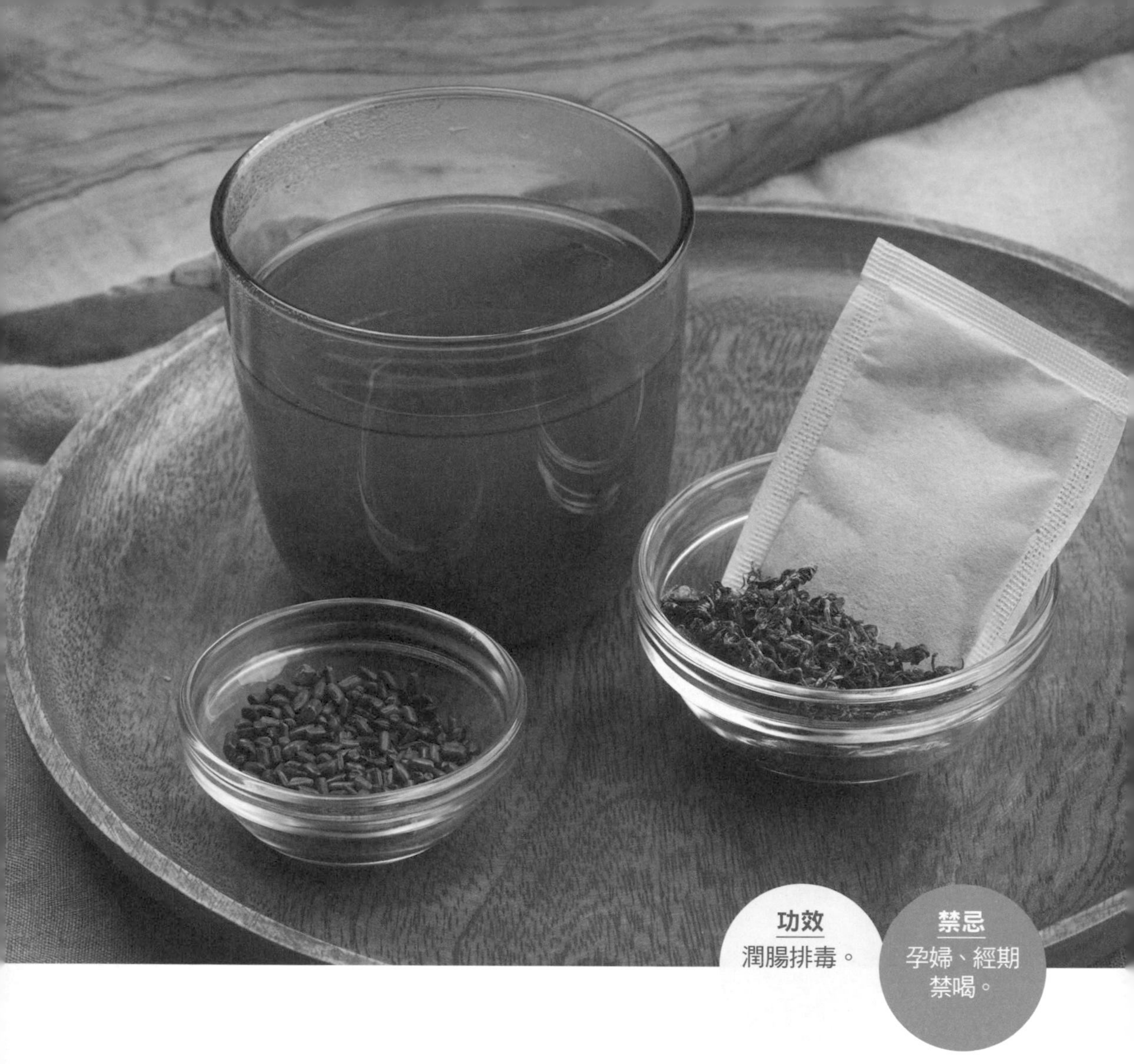

功效

潤腸排毒。

禁忌

孕婦、經期禁喝。

潤腸減脂茶

決明子清肝明目、潤腸通便，有降血壓、降膽固醇作用；七葉膽可降血脂、降血糖、抑制肥胖；綠茶抗氧化、促進身體油脂排除。本茶飲可消脂減肥、潤腸排便，排除體內廢物。

材料：

生決明子…3錢

七葉膽…3錢

綠茶茶包…1包

水…1500cc

作法&喝法：

中藥材沖淨，加水以大火煮開，再轉小火續煮5分鐘後關火。放到微溫再加入綠茶包，出味即可取出茶包，趁溫熱飲用。本茶飲可作為體內環保茶，每日喝3000cc，能有效幫助排便。

清暑瘦身茶

荷葉主治水腫、化痰濕，清心解暑；洛神花生津解渴、養顏美容、去脂活血，健胃、利尿。本茶飲可當夏日的清涼飲料。

材料：

乾荷葉…1錢
洛神花…5朵
水…1000cc

作法&喝法：

藥材洗淨後放入茶壺中，倒入沸水沖至出味或變成紅色，即可放涼過濾取汁，再放入冰箱冷藏，就是夏日的清涼、增強免疫力兼瘦身的清暑涼飲！每日飯後飲用即可。

功效
潤腸排毒。

禁忌
腸胃虛寒者少喝。

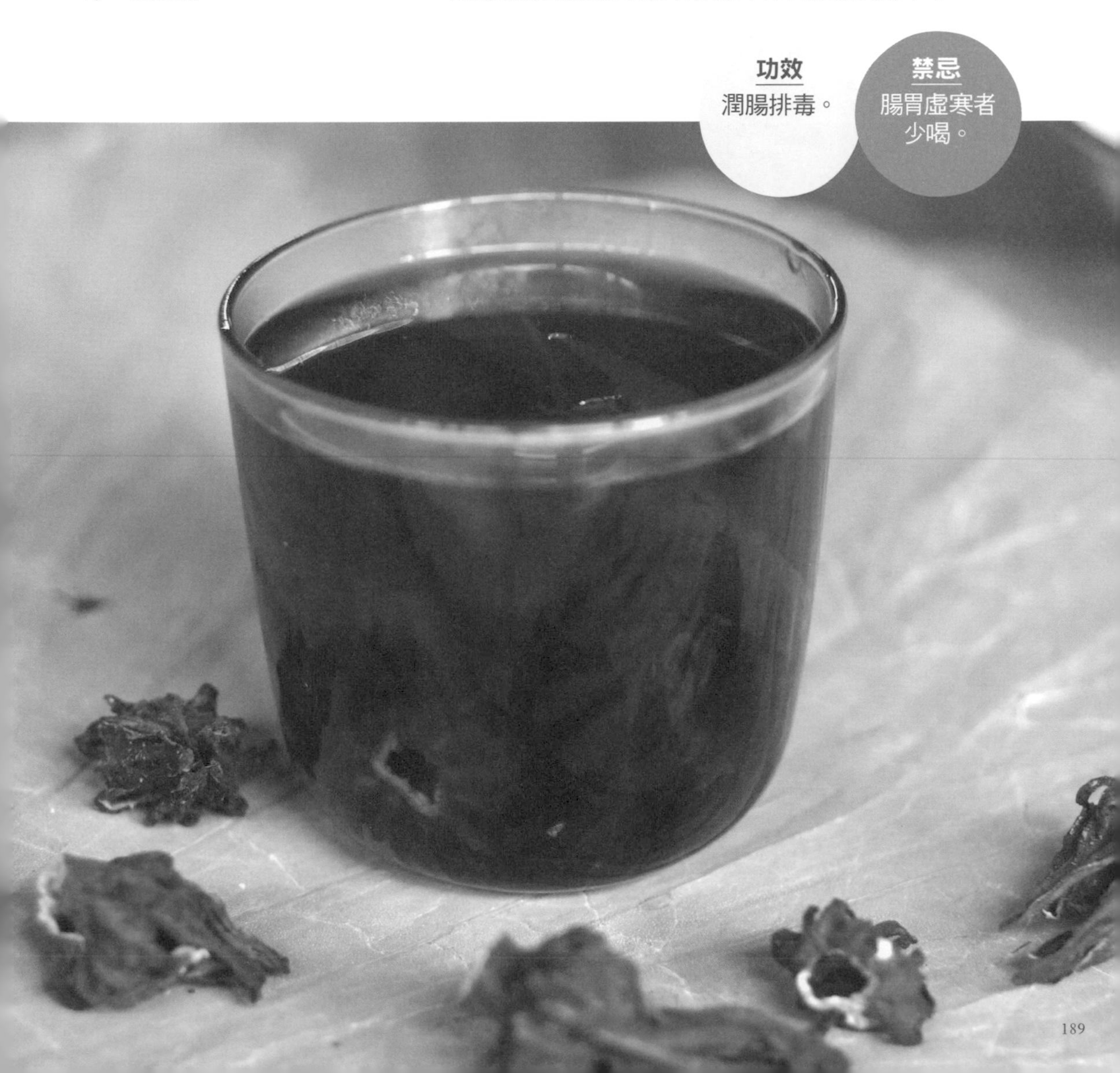

清秀玫瑰茶

玫瑰疏導肝氣、減緩肌餓感；烏梅可殺菌、生津、止渴、清熱除煩；薄荷有清涼的香味，還可預防感冒，緩解頭痛和口臭。

材料：

粉紫色玫瑰…5朵
烏梅…2顆
新鮮薄荷…2片
水…500cc

作法&喝法：

藥材洗淨後，以沸水將茶杯燙過，將玫瑰、烏梅、薄荷放入杯中，沖入沸水燜5分鐘至出味即可。每日飯後飲用。

功效
疏導肝氣。

禁忌
腸胃虛寒者少喝。

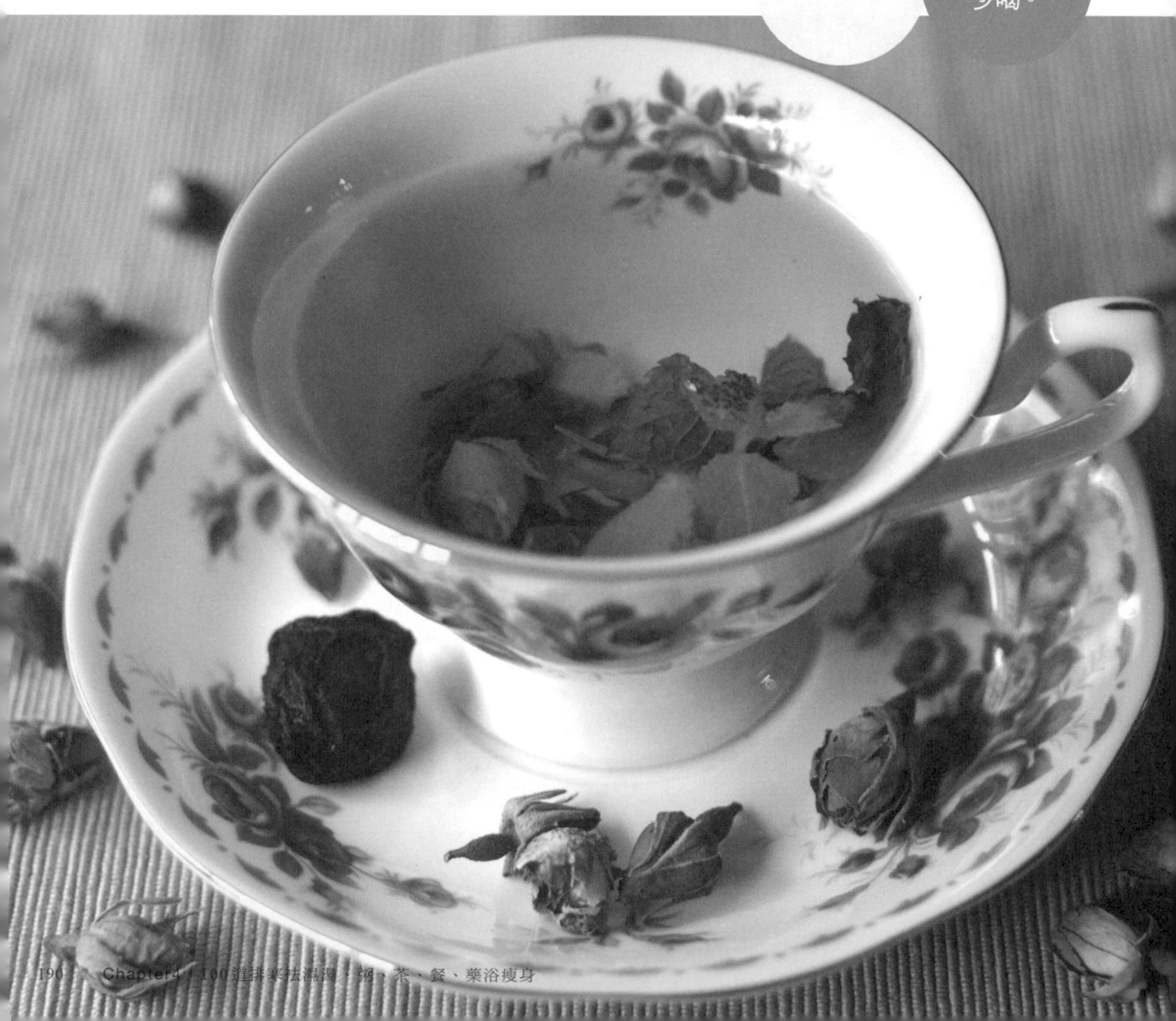

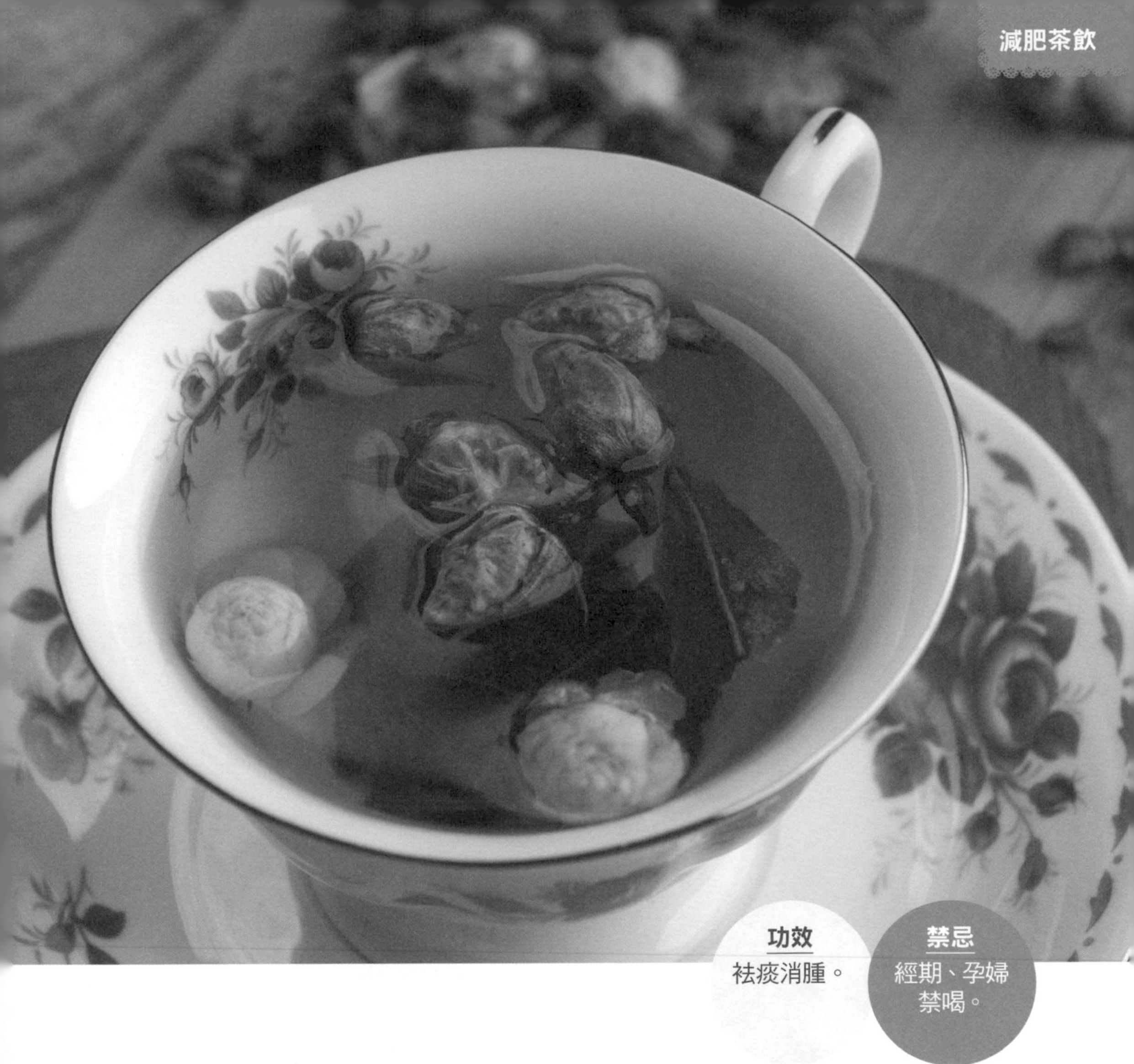

功效
祛痰消腫。

禁忌
經期、孕婦禁喝。

玫瑰荷葉茶

本茶飲藥性甘平，長期服用無不良作用，可寬胸利氣、祛痰消腫、活血養胃、降脂減肥提神。適用於有痰飲、高血脂、肥胖症者。

材料：
玫瑰花、茉莉花、枳殼、川芎、荷葉…各5克
水…1000cc

作法&喝法：
所有藥材放入茶杯中，加沸水1000cc沖泡並燜10分鐘，或稍煮5～10分鐘，即可代茶飲用。飯後當茶飲用，飲2～3個月。

活力綠茶飲

何首烏養血益肝；澤瀉利水滲濕；丹參活血散瘀；綠茶降脂助消化。本茶飲有助降脂瘦身，常飲用還能疏肝解鬱，讓你有好心情。

材料：

綠茶粉…2茶匙

何首烏、澤瀉、丹參…各3錢

作法&喝法：

所有材料放入鍋中，用7碗水煎成2碗，早晚飯後喝1碗，連飲2～3個月。

功效

增代謝、消脂。

禁忌

經期、孕婦禁喝。

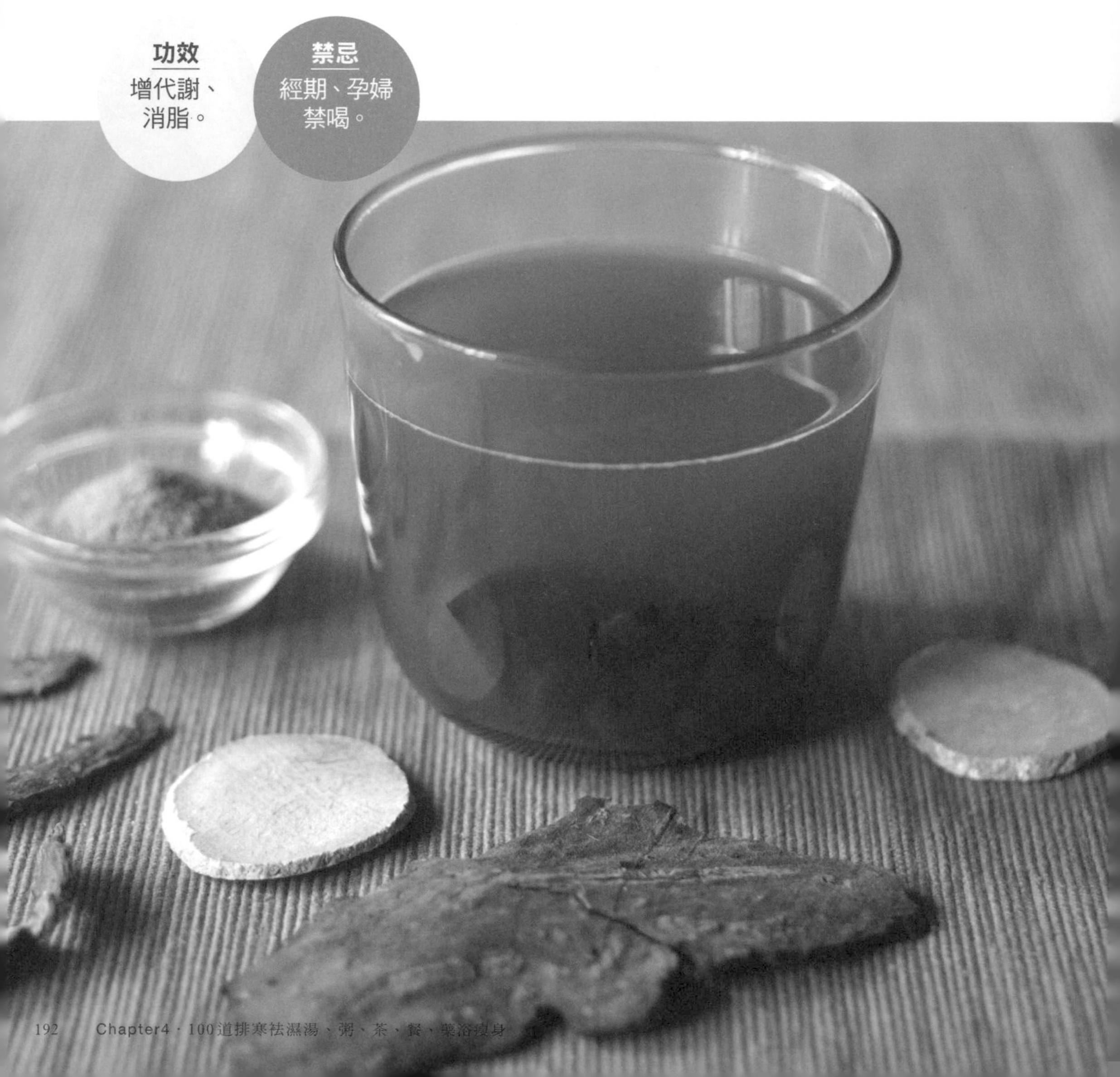

桑葉消脂茶

桑葉可消腫、清血；荷葉主治水腫、化痰濕，清心解暑；丹參主治高血脂、脂肪肝，可降脂減重、降低膽固醇；茯苓治水腫脹滿、痰多，可利水、降血糖。本茶飲可活血消脂、清熱利濕、散瘀消脂。

材料：

桑葉…2錢　荷葉…2錢
丹參…2錢　茯苓…3錢
水…1000cc

作法&喝法：

材料全部洗淨後，放入鍋中熬煮，濃淡可依個人口味調整。

功效
散瘀消脂。

禁忌
腎虛多尿者少喝。

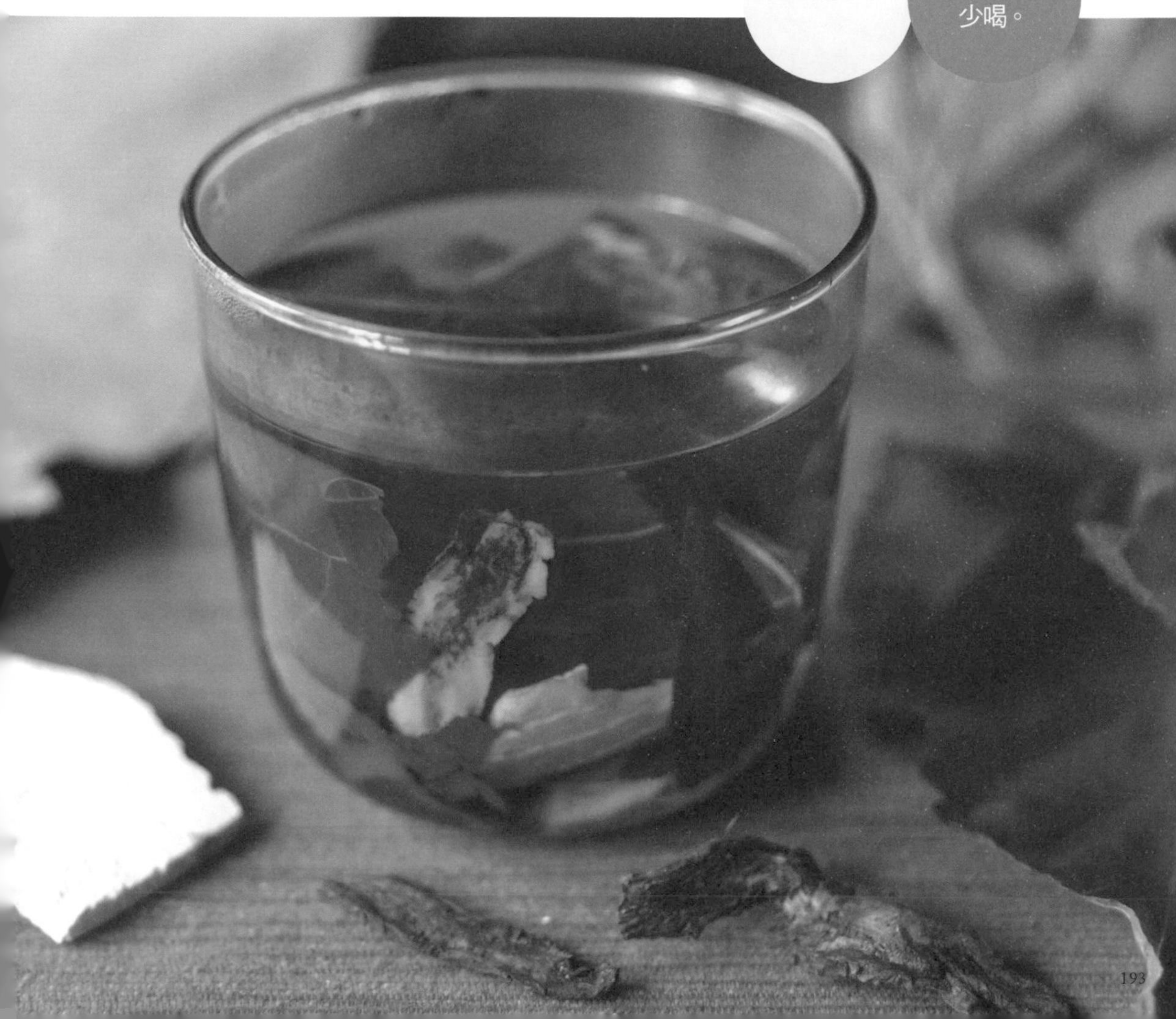

洛神桑葉茶

洛神花利尿、消浮腫，可促進膽汁分泌、有助分解脂肪；桑葉可消腫、清血；決明子能夠潤腸、利便。

材料：

洛神花…3朵　桑葉…3錢
決明子…3錢　水…500cc
檸檬片…1片

作法&喝法：

藥材洗淨，放入杯中加入500cc沸水沖泡，再加入檸檬片即可飲用。

功效
消水腫。

禁忌
腎虛多尿者少喝。

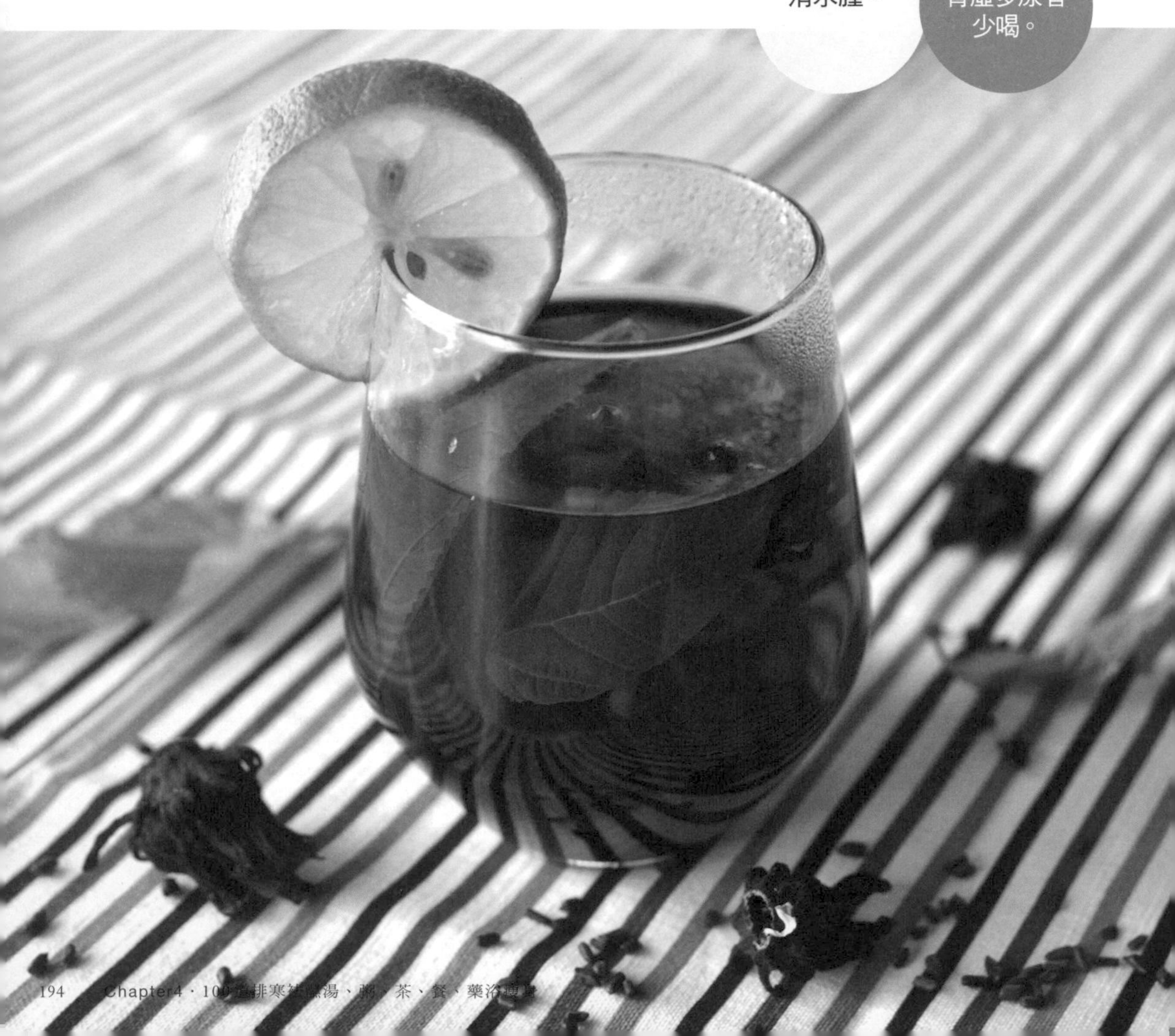

黃耆荷葉山楂茶

桑葉可消腫、清血；荷葉主治水腫、化痰濕，清心解暑；丹參主治高血脂、脂肪肝，可降脂減重、降低膽固醇；茯苓治水腫脹滿、痰多，可利水、降血糖。本茶飲可活血消脂、清熱利濕、散瘀消脂。

材料：

黃耆…3錢
荷葉…2錢
山楂…2錢
水…600cc

作法&喝法：

荷葉切小片，所有材料洗淨，用600cc的水煮沸後，放溫即可飲用。

功效

消脂活血。

禁忌

空腹飢餓時不宜飲用。

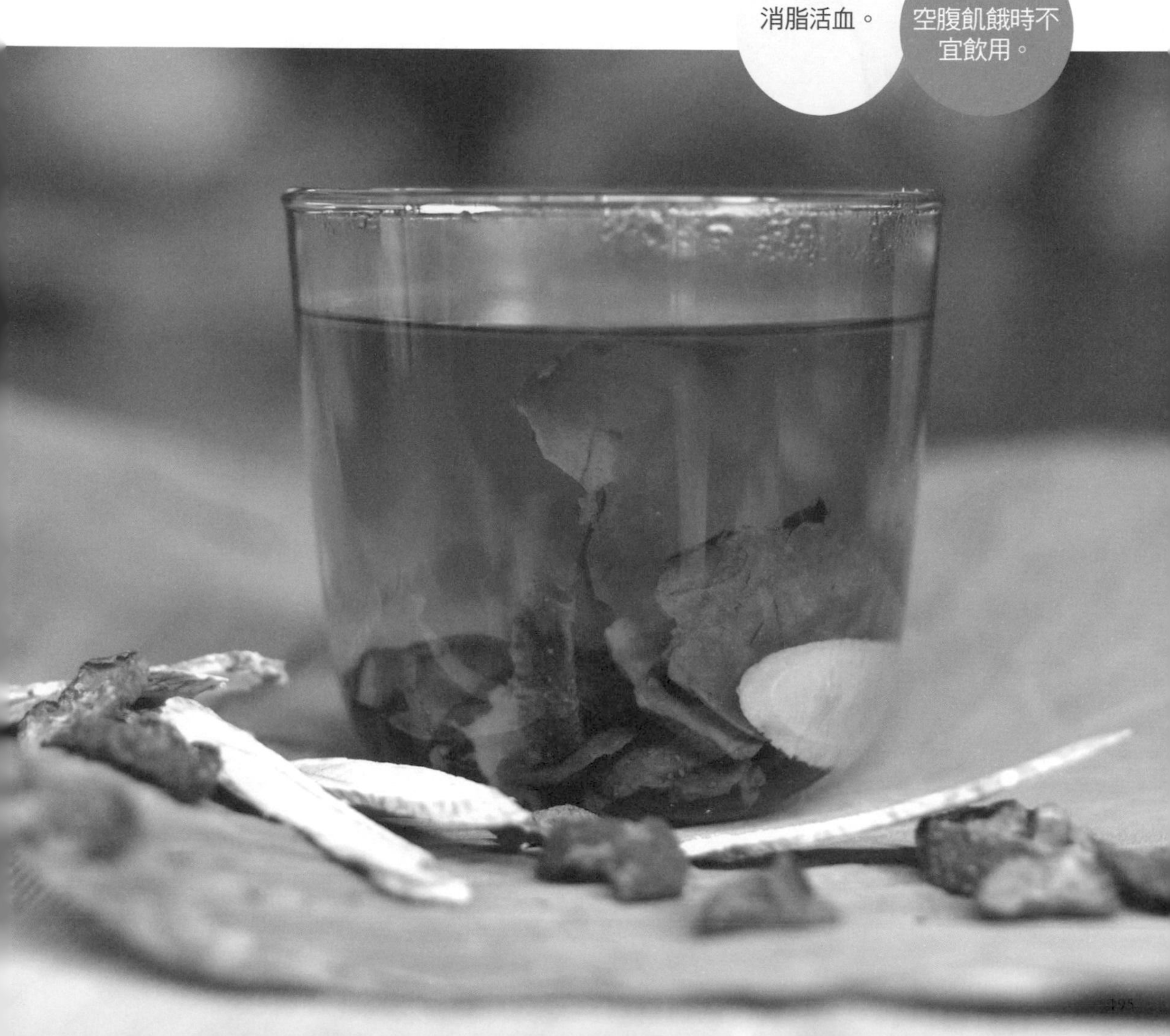

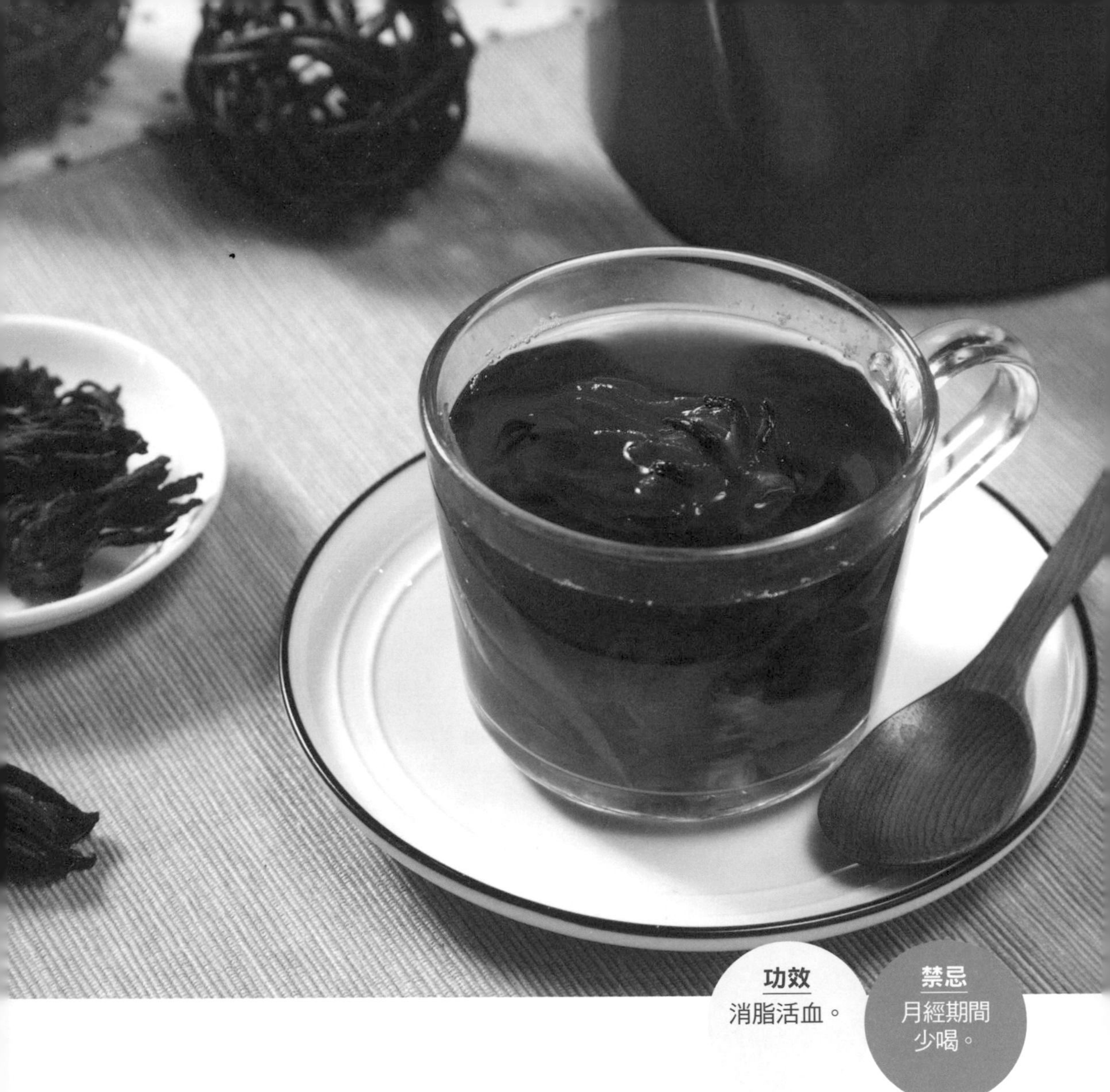

功效
消脂活血。

禁忌
月經期間少喝。

黃耆消腫茶

黃耆補中益氣、利水退腫；茯苓補脾、健胃、利水；洛神花去脂活血，健胃、利尿。本茶飲利水化濕又消腫，可改善水腫型肥胖。

材料：

黃耆…3錢　　茯苓…4錢
洛神花…5朵　　水…1000cc

作法&喝法：

所有藥材沖淨後放入茶壺中，加入沸水煮5分鐘至出味或呈紅色即可放涼，濾渣取汁，每餐飯後飲用。

健脾祛濕養肝茶

枸杞子有抑制脂肪在肝細胞內沉積、促進肝細胞新生的作用；茯苓補脾健胃、利水減重；黃耆主治體虛肥胖，可利水消腫、利尿。本茶飲能健脾祛濕，養肝通便解毒。

材料：

黃耆…2錢
茯苓…3錢
枸杞子…5錢
菊花…2錢
葛根…2錢
決明子…2錢
玫瑰花…2錢
水…2000cc

作法&喝法：

所有食材加水2000cc，煮30分鐘後即可當茶飲用。

功效
健脾祛濕。

禁忌
脾胃虛弱、易腹瀉者少食。

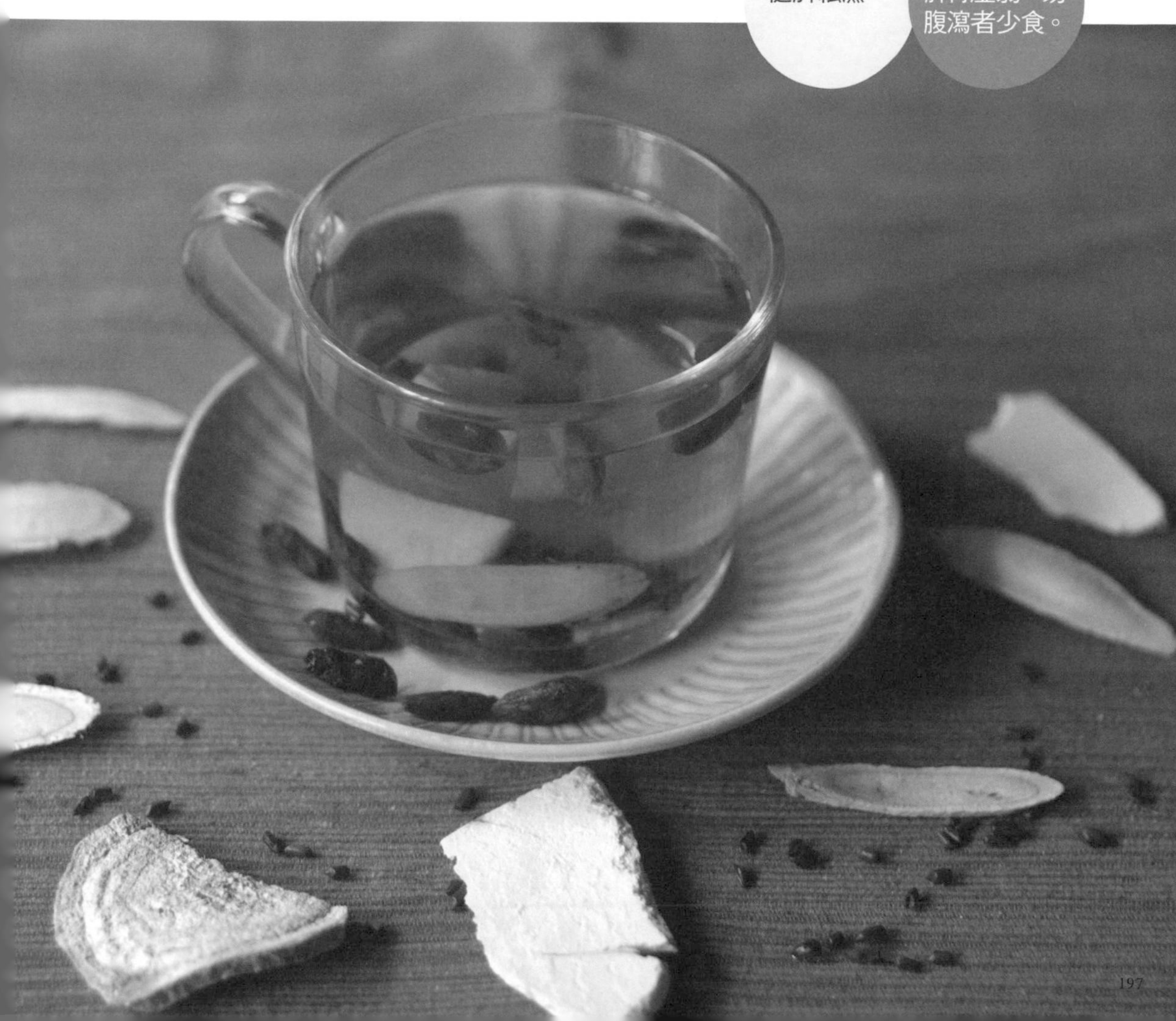

補氣生津排毒茶

茉莉花具有行氣止痛、解鬱散結的作用；黨參補中益氣、健脾益肺；石斛養陰清熱，益胃生津；西洋參補氣養陰，清火生津。本茶飲可補氣生津、活血排毒。

材料：

黨參…2錢

石斛…2錢

馬鞭草…1錢

西洋參…2錢

茉莉花…6朵。

水…1500cc

作法&喝法：

黨參、石斛、馬鞭草加水1500cc，煮20分鐘後濾渣取汁。藥汁用來沖泡西洋參、茉莉花，泡10分鐘後即可飲用。

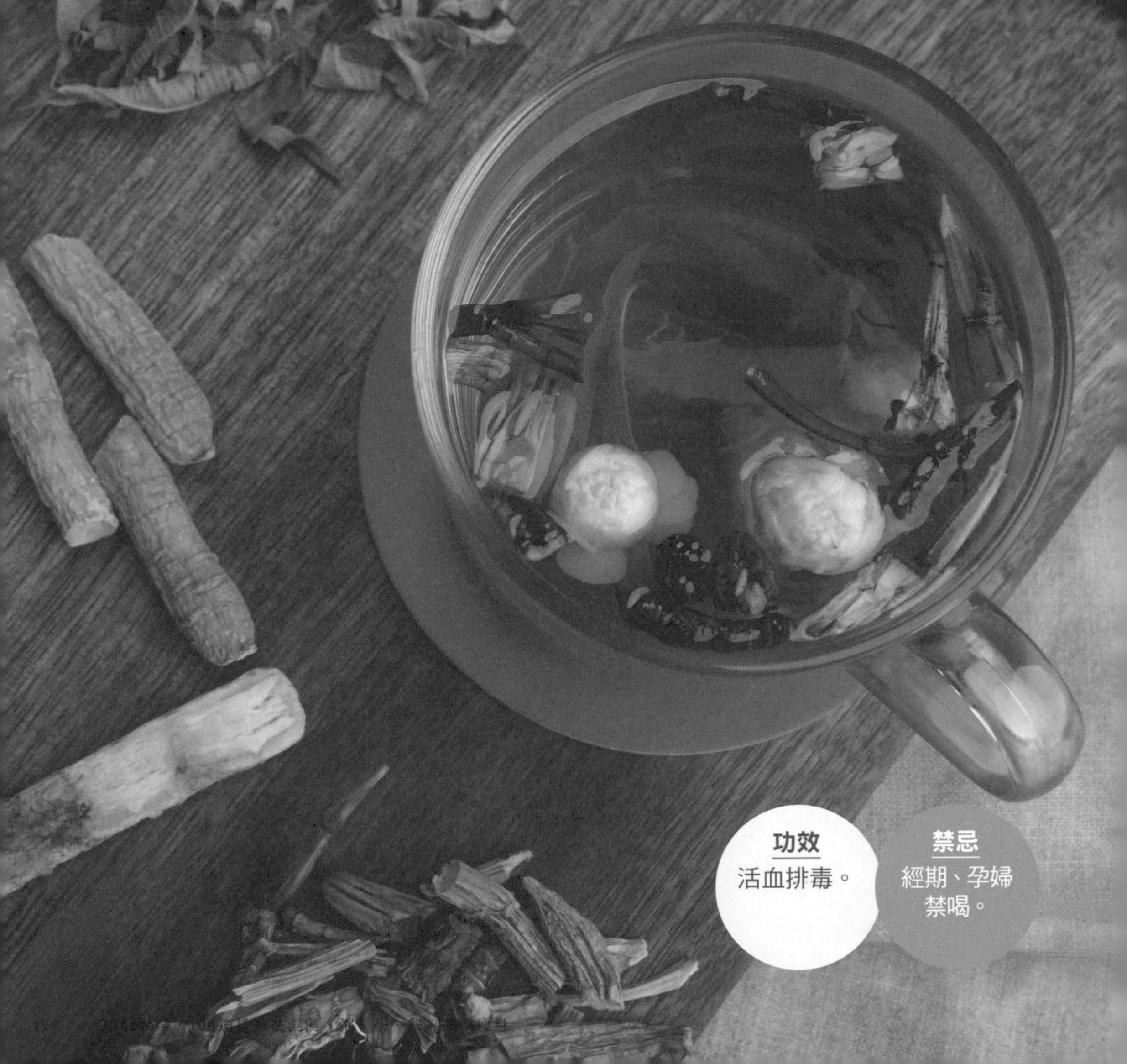

功效

活血排毒。

禁忌

經期、孕婦禁喝。

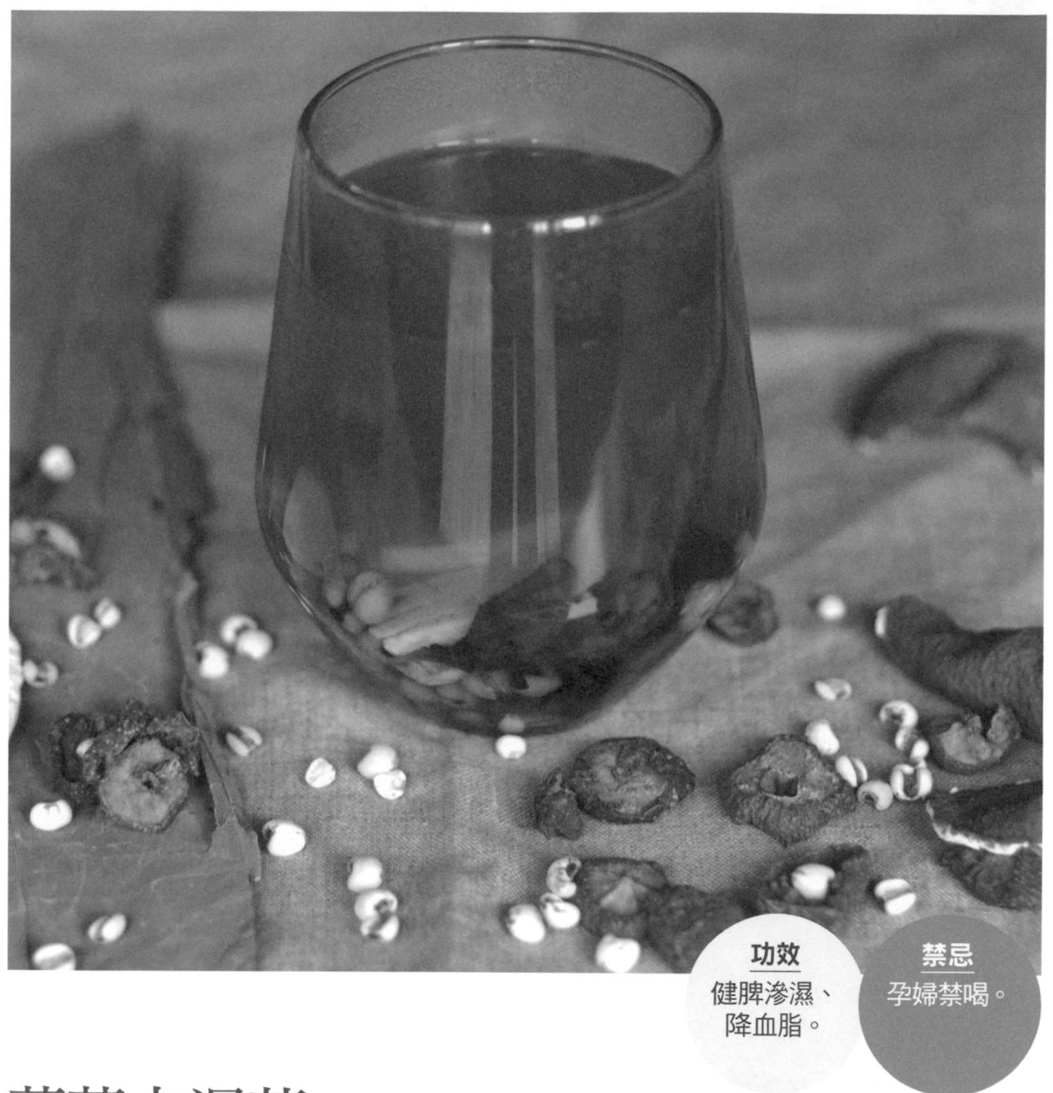

功效
健脾滲濕、降血脂。

禁忌
孕婦禁喝。

茯苓去濕茶

薏苡仁健脾滲濕、降血脂；茯苓淡補脾健胃、利水減重。本茶飲適用於痰濕重、血脂偏高之肥胖者飲用。

材料：

茯苓…3錢　　山楂…1.5錢
薏苡仁…5錢　　陳皮…1.5錢
荷葉…3錢　　水…1000cc

作法&喝法：

茯苓、山楂、薏苡仁、陳皮、荷葉沖洗後，加水1000cc，大火煮滾後再轉小火煮15～20分鐘，放涼當茶飲用。

藥浴瘦身

中藥減重養生藥浴早在四千年前就已流傳在民間，養生藥浴可促進血液循環、養顏美容，改善虛弱體質、幫助瘦身、促進代謝。

★中藥藥浴注意事項：

1. 藥浴水溫一般在攝氏 38 ～ 43 度之間。
2. 浸泡後 20 分鐘就起來休息，再喝些淡鹽水、開水，再浸泡 20 分鐘。
3. 浸泡時通風一定要好、熱度要夠，藥浴時間建議為 30 ～ 40 分鐘。
4. 可每日或隔日再進行泡澡，泡澡後需塗抹乳液。
5. 孕婦、經期、飲酒後、皮膚有傷口、剛吃飽、肚子餓、高低血壓、心臟疾病者不建議使用。

促進氣血循環

這個藥浴可增加體溫、促進氣血循環、提高身體基礎代謝率，能暖身、消除疲勞，讓肌膚散發光澤。米酒也可用清酒或紹興酒取代。

材料：

米酒、薑汁、醋…各1杯

作法：

將過濾後的薑汁，與醋、米酒（習慣後可增加酒量），倒入浴缸溫水裡，充分調合後再浸泡，不僅能美容又能瘦身。

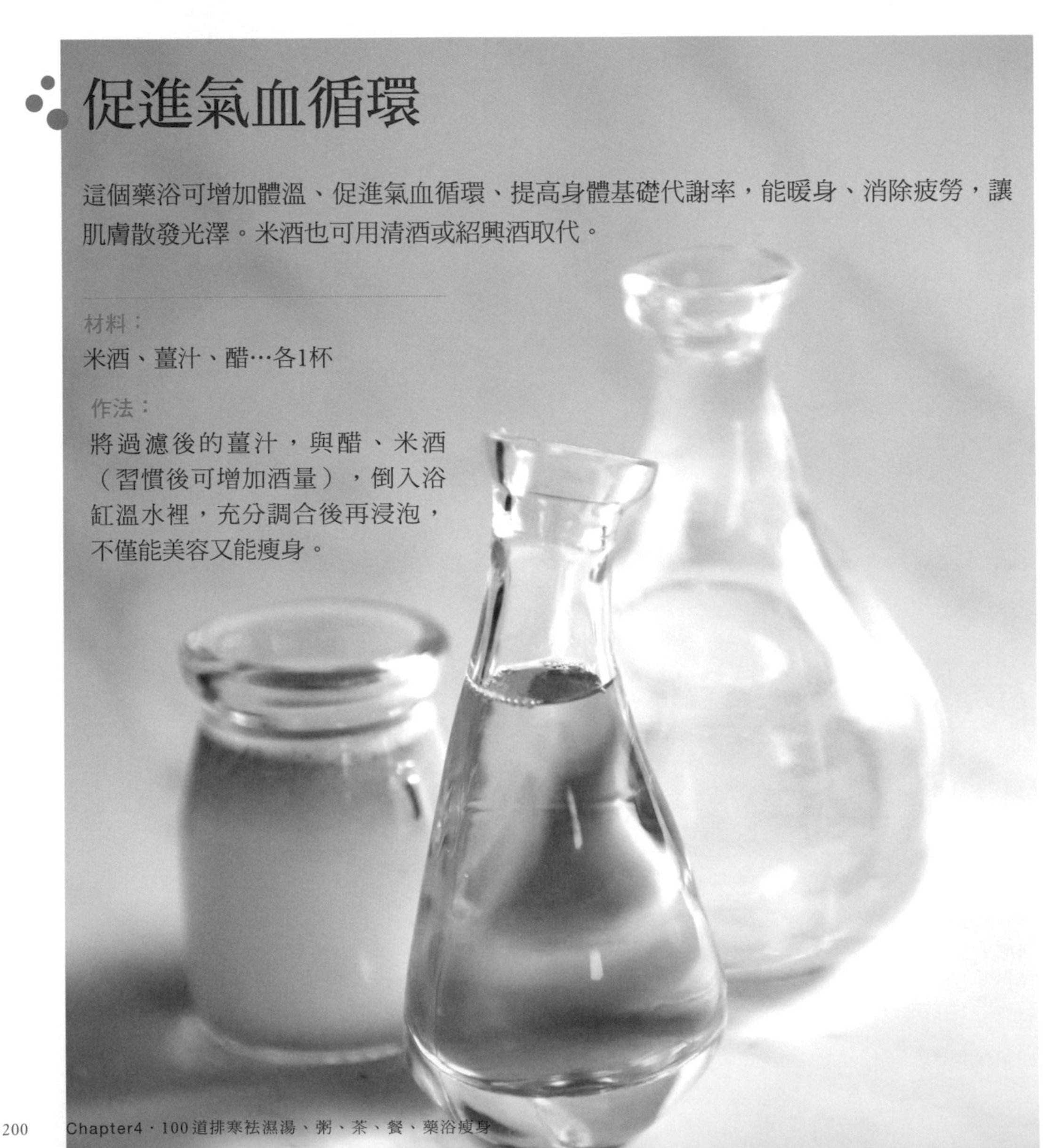

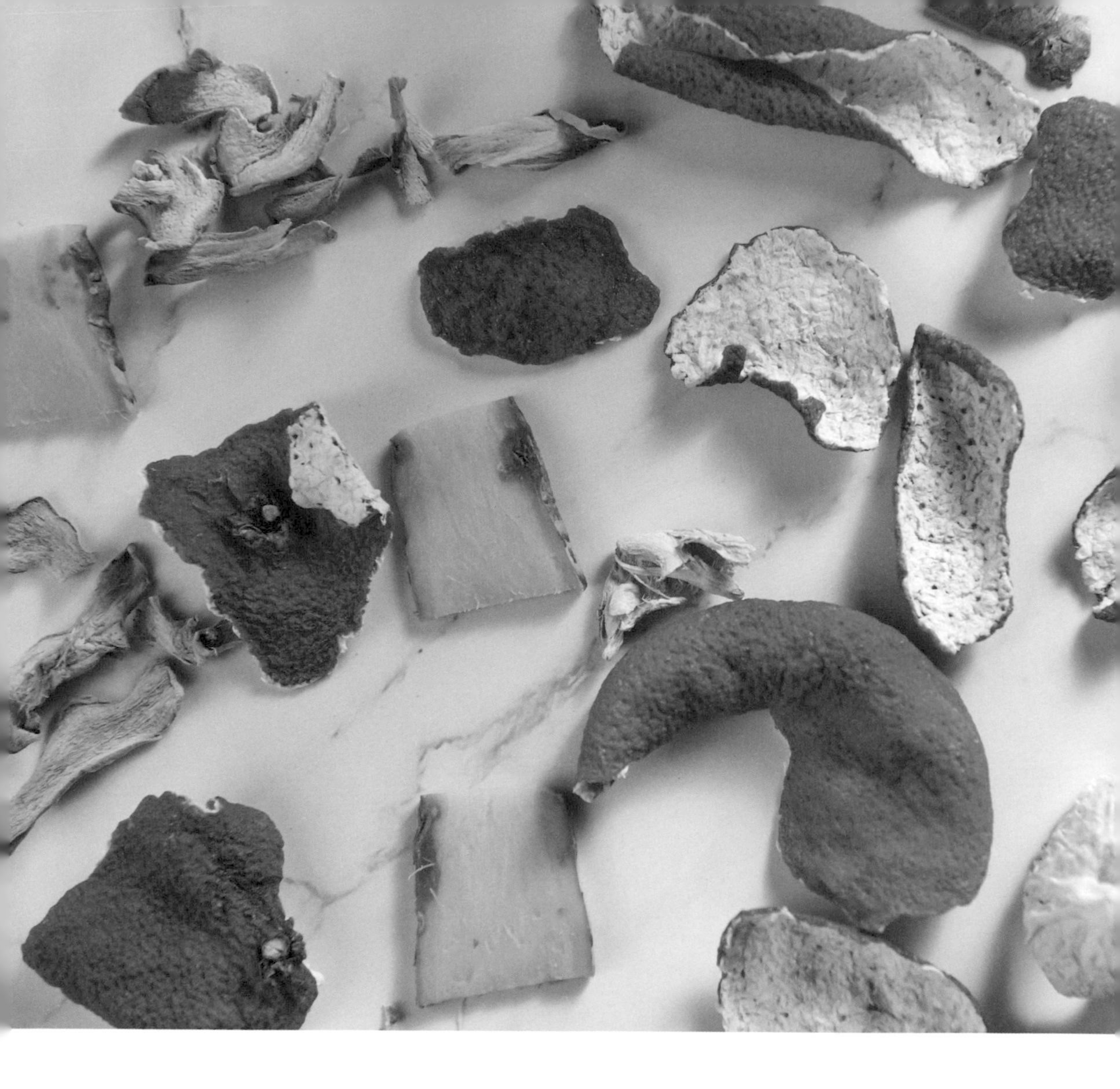

促進活血潤膚

這個藥浴能助活血，又具有潤膚、減重效果。但有敏感性膚質的人，建議應先從少量果皮開始，再慢慢加量，以免過度刺激皮膚。

材料：
老薑（切片）…10片
柑橘類果皮…數個

作法：
將材料放入紗布袋包好，泡入泡腳桶或浴缸，浸泡20分鐘。

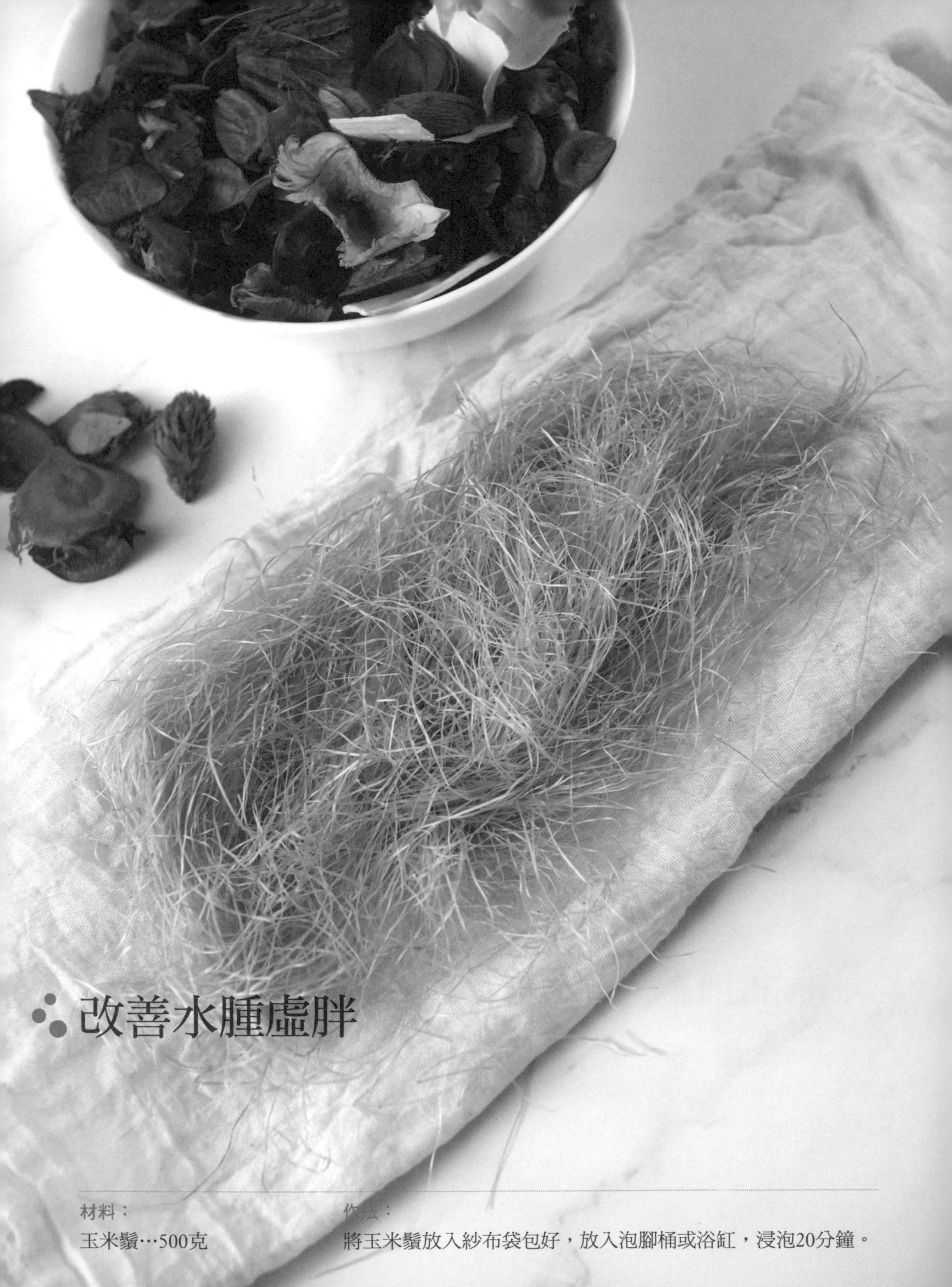

改善水腫虛胖

材料：

玉米鬚…500克

作法：

將玉米鬚放入紗布袋包好，放入泡腳桶或浴缸，浸泡20分鐘。

改善代謝不良

這個藥浴不僅可改善代謝不良的問題，還具有美容效果，可改善皮膚粗糙、容易長斑的體質。

材料：

海藻…3錢　丹參…1兩
紅花…3錢　益母草…3錢

作法：

藥材放入紗布袋包好，放入浴缸中，每日1次。

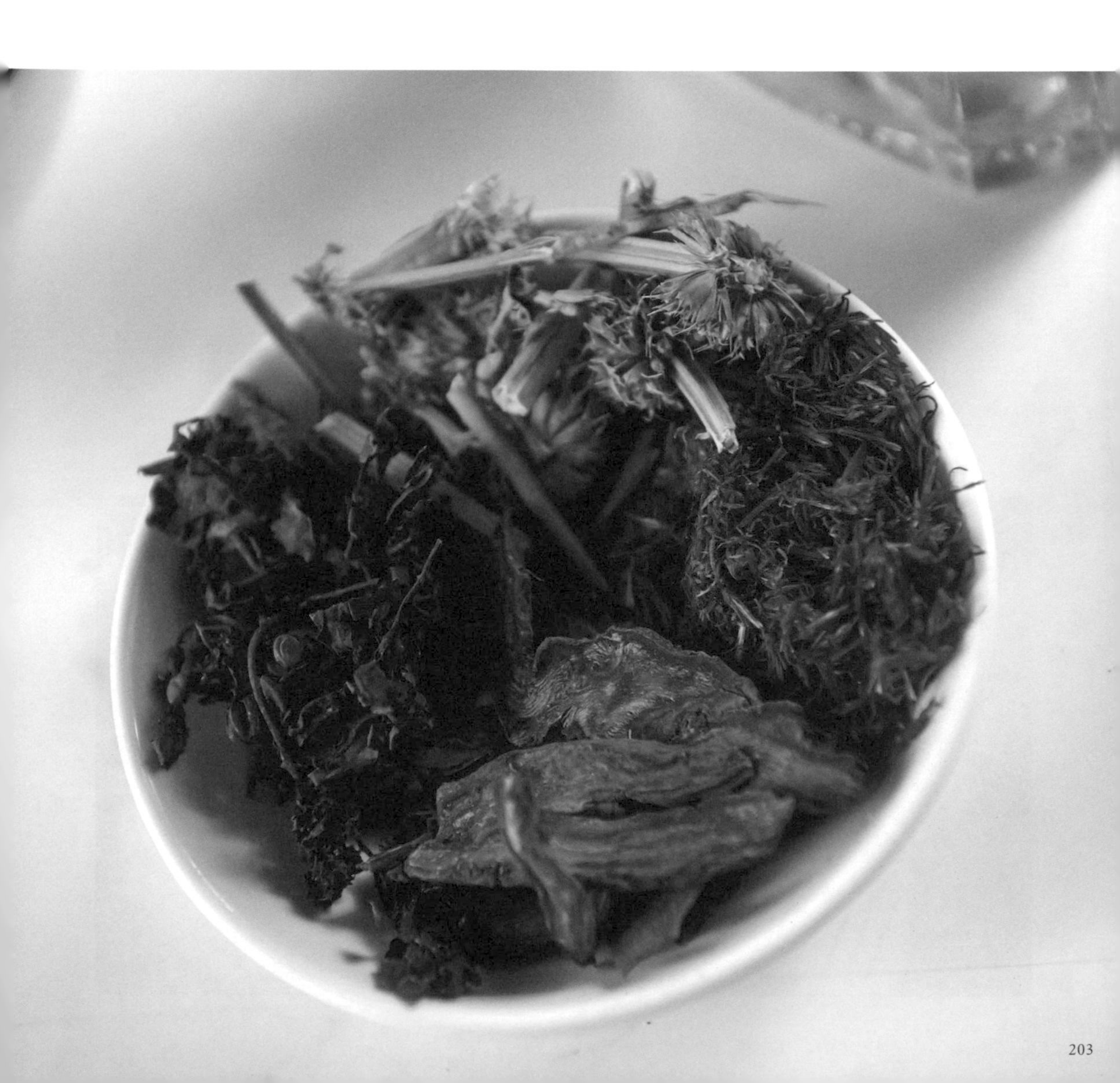

吳明珠中醫師特製！
5型體質×5日祛濕藥膳

辨證診治是中醫診治學的核心，治療肥胖也同樣強調辨證論治，但肥胖臨床表現多樣，會因每個人體質不同而有其他併發因素，因此臨床上對肥胖的辨證分型也很不一致。中醫認為，肥胖多屬本虛標實之證，早期以實證為主，晚期則常以虛證為主；本虛以氣虛為主，也可有陽虛或陰虛。病位以脾為主，其次為肝、肺、腎，亦可影響到心、膽等其他臟腑，但總以脾腎氣虛多見。標實以膏脂、痰濁為主，常兼有水濕，亦可兼有氣滯、血瘀等症。

總體來說，肥胖體質大約可分為底下 5 種類型，依各類型特徵對應，找到自己所屬的肥胖體質後，搭配祛濕食療，逐步祛除體內痰濕問題。但因為每個人的體質、肥胖原因都會有些差異，若真的要找出肥胖因素、強化治療根治肥胖，還是建議找中醫師詳細問診喔！

★祛濕食療搭配建議：

- 早上可以吃少量的澱粉食物，粥、飯、麵食等。
- 藥膳茶飲建議白天開始喝，加熱水回沖可喝到下午。
- 中午建議以菜、湯、沙拉為主。
- 晚上代謝較差，主要以湯、菜為主，可吃一些肉類料理，補充蛋白質。

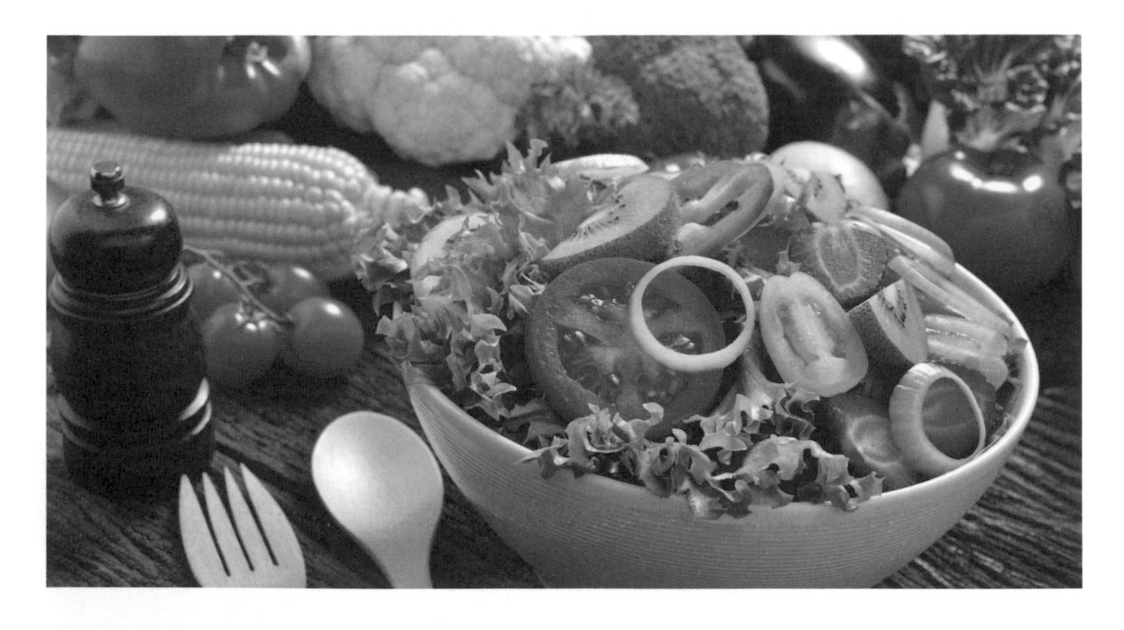

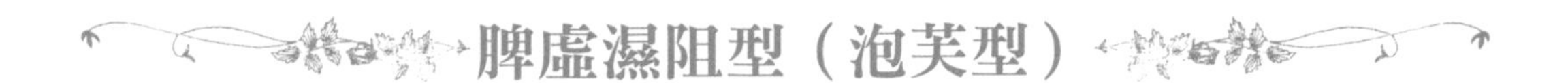

脾虛濕阻型（泡芙型）

★特徵：胃口不大、喜愛冰食冷飲、早上容易水腫、久坐不動
★調理：健脾祛濕
★食材：扁豆、赤小豆、綠豆、白菜、薏苡仁、黃耆、茯苓

這類型體態肥胖臃腫，脾虛氣弱、氣血不足，舌苔重、大便溏稀。雖然食量不大，但因為脾臟功能不佳，導致濕氣存於體內，讓體重不斷上升。這類型的人飲食要著重「健脾祛濕」，食療選擇上，早餐可以吃一些健脾的食材，晚餐盡量不要再吃澱粉類（例如飯、麵類），建議可挑選沙拉、肉與湯品搭配來食用。另外，在吃沙拉、瓜類等寒涼食物時，烹調時可以加入一些調味，例如蔥、薑來降低寒性，也要記得戒除冰涼飲品喔！
※ 可搭配藥浴泡澡來促進血液、淋巴循環及消水腫。

5日祛濕食療

Day1

- 早餐：三色雜糧飯（本書 P104）
- 茶飲：健脾去濕茶（本書 P183）
- 午餐：羊肉炒蔥頭（本書 P116）＋養生高麗菜捲（本書 P131）
- 晚餐：赤小豆雞肉湯（本書 P153）

Day2

- 早餐：冬瓜粥（本書 P105）
- 茶飲：二陳竹葉茶（本書 P160）
- 午餐：涼拌三瓜（本書 P138）＋三參腰子（本書 P126）
- 晚餐：鯉魚冬瓜湯（本書 P152）

Day3

- 早餐：薏仁紅豆粥（本書 P107）
- 茶飲：薏苡仁茶（本書 P181）
- 午餐：茼蒿炒蘿蔔（本書 P132）＋活力瘦身沙拉（本書 P143）
- 晚餐：瘦身雙牛湯（本書 P155）

Day4

- 早餐：參苓粥（本書 P110）
- 茶飲：薏苡仁茅根茶（本書 P182）
- 午餐：粉紅蒟蒻絲（本書 P136）＋海參鑲絞肉（本書 P123）
- 晚餐：參耆雞絲冬瓜湯（本書 P150）

Day5

- 早餐：赤小豆粥（本書 P108）
- 茶飲：桑葉消脂茶（本書 P193）
- 午餐：竹笙燉田雞腿（本書 P119）＋松玉豆腐（本書 P141）
- 晚餐：雜菜瘦身湯（本書 P156）

胃熱濕阻型（蘋果型）

★特徵：食量大、容易餓、火氣大、容易口臭、口乾舌燥
★調理：清熱化濕
★食材：海藻、海蜇絲、蓮藕、荷葉、苦瓜、薏苡仁、山渣、決明子

這類型的人食慾很好，又常常吃高油、重口味的食物，情緒上很容易急躁、激動，臉部有油光、怕熱，建議可用中藥調理一下胃熱問題，例如薏仁、決明子、山渣都是不錯的食材。食物選擇上建議以富含纖維、體積大、有飽足感的食材為主，例如海蜇絲、瓜類等，並搭配能清火降脂的茶飲。

※ 可搭配較大強度的運動，例如游泳來消耗多餘熱量、排除多餘水分。

5日祛濕食療

Day1

●早餐：荷葉粥（本書 P109）
●茶飲：山楂丹參茶（本書 P163）
●午餐：海帶燒木耳（本書 P115）+
養生高麗菜捲（本書 P131）
●晚餐：瘦身雙牛湯（本書 P155）

Day2

●早餐：冬瓜清熱粥（本書 P106）
●茶飲：山楂窈窕茶（本書 P168）
●午餐：粉彩鮭魚（本書 P122）+
涼拌梨蜇絲（本書 P133）
●晚餐：雜菜瘦身湯（本書 P156）

Day3

●早餐：薏仁紅豆粥（本書 P107）
●茶飲：山渣健脾茶（本書 P166）
●午餐：涼拌三瓜（本書 P138）+
赤小豆雞肉湯（本書 P153）
●晚餐：芹菜豬腱湯（本書 P154）

Day4

●早餐：參苓粥（本書 P110）
●茶飲：清暑瘦身茶（本書 P189）
●午餐：茄醬鯛魚（本書 P130）+
黃瓜海蜇絲（本書 P134）
●晚餐：蓮耳海帶湯（本書 P149）

Day5

●早餐：四寶粥（本書 P112）
●茶飲：烏梅消脂茶（本書 P186）
●午餐：炸豆腐（本書 P129）+
菊香海蜇皮（本書 P135）+
茵陳果凍（本書 P146）
●晚餐：鯉魚冬瓜湯（本書 P152）

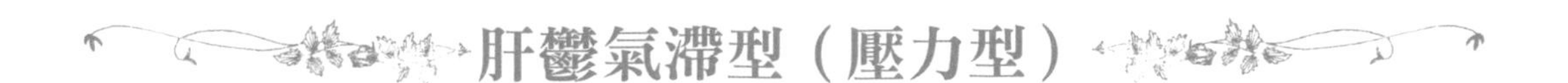

肝鬱氣滯型（壓力型）

★特徵：壓力大、脾氣差、腰腹肥胖、經期不規律
★調理：疏肝理氣
★食材：芹菜、白蘿蔔、蓮藕、蕎麥、陳皮、黨參、玫瑰花、紅花

肝鬱氣滯型的人，主要是因情志不暢而讓痰濕堆積體內導致肥胖，建議多吃養肝理氣的食材，少喝刺激性、含糖飲料，搭配可保肝清胃火的藥膳茶飲。除了飲食調整之外，放假時也應該多釋放壓力、放慢步調，因為長期累積壓力容易讓自律神經失衡、免疫系統弱化，試著放慢生活步驟，有助改善肝鬱的狀況。
※ 可搭配慢跑、快走運動來釋放壓力，或是瑜珈、靜坐冥想也有助於放鬆心情。

5日祛濕食療

Day1

●早餐：四寶粥（本書 P112）
●茶飲：清秀玫瑰茶（本書 P190）
●午餐：養生高麗菜捲（本書 P131）+
干貝燴山藥（本書 P120）
●晚餐：參耆雞絲冬瓜湯（本書 P150）

Day2

●早餐：荷葉粥（本書 P109）
●茶飲：玫瑰荷葉茶（本書 P191）
●午餐：茄醬鯛魚（本書 P130）+
養生高麗菜捲（本書 P131）
●晚餐：雜菜瘦身湯（本書 P156）

Day3

●早餐：冬瓜清熱粥（本書 P106）
●茶飲：補氣生津排毒茶（本書 P198）
●午餐：什錦素菜（本書 P114）+
竹笙燉田雞腿（本書 P119）
●晚餐：鯉魚冬瓜湯（本書 P152）

Day4

●早餐：冬瓜粥（本書 P105）
●茶飲：三花茶（本書 P161）
●午餐：黃瓜鑲肉（本書 P125）+
涼拌枸杞豆腐（本書 P140）
●晚餐：芹菜豬腱湯（本書 P154）

Day5

●早餐：昆布麵線（本書 P127）
●茶飲：山楂丹參茶（本書 P163）
●午餐：螞蟻上樹（本書 P128）+
茼蒿炒蘿蔔（本書 P132）
●晚餐：牛肉活血湯（本書 P148）

脾腎兩虛型（水梨型）

★特徵：容易疲倦頭暈、臉色蒼白、少吃也不會瘦
★調理：補氣血
★食材：芡實、牛肉、羊肉、紅棗、赤小豆、枸杞、山藥、山茱萸

脾為「後天之本」、腎為「先天之本」，兩者都是臟腑功能活絡的動力，脾陽依靠腎陽溫養來運化，若脾腎兩虛則代表氣血虧虛、腎精不足、腰膝痠軟、健忘失眠、神經衰弱，全身無力且容易疲累、水腫。這類型虛寒體質，不適合再吃生菜沙拉，否則會讓體內更寒濕、更水腫，建議多攝取有益氣血、補養脾腎的食物。
※ 可搭配仰臥起坐來訓練肚子力量，有助提升元氣。但最重要的是睡眠需充足，讓氣血有足夠恢復的時間。

5日祛濕食療

Day1

●早餐：冬瓜清熱粥（本書 P106）
●茶飲：黃耆荷葉山楂茶（本書 P195）
●午餐：什錦雞肝（本書 P118）+
羊肉炒蔥頭（本書 P116）
●晚餐：紫菜補血湯（本書 P147）

Day2

●早餐：赤小豆粥（本書 P108）
●茶飲：黃耆消腫茶（本書 P196）
●午餐：藥燉排骨（本書 P121）+
養生高麗菜捲（本書 P131）
●晚餐：補血雞肉湯（本書 P157）

Day3

●早餐：荷葉粥（本書 P109）
●茶飲：荷葉減脂茶（本書 P177）
●午餐：竹笙燉田雞腿（本書 P119）+
干貝燴山藥（本書 P120）
●晚餐：補腎排濕湯（本書 P159）

Day4

●早餐：蝦仁山藥粥（本書 P111）
●茶飲：何首烏纖腿茶（本書 P185）
●午餐：粉彩鮭魚（本書 P122）+
三參腰子（本書 P126）
●晚餐：牛肉活血湯（本書 P148）

Day5

●早餐：三色雜糧飯（本書 P104）
●茶飲：二陳竹葉茶（本書 P160）
●午餐：海參鑲絞肉（本書 P123）+
養生高麗菜捲（本書 P131）
●晚餐：山藥人參湯（本書 P151）

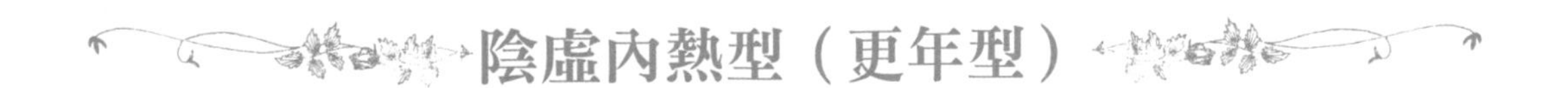

陰虛內熱型（更年型）

★特徵：頻尿、怕冷、常熬夜、四肢肥胖
★調理：補脾腎、溫陽化濕
★食材：銀耳、蓮藕、黑豆、黑木耳、鴨肉、海參、何首烏、旱蓮草

陰虛內熱是指體內陰液（血、津、精）虧虛，水不制火所致的發熱證，這類型的人常有潮熱盜汗、口乾舌燥的症狀，性情急躁、心煩易怒。建議少吃溫燥、辛辣、油炸煎炒的食物，吃一些清甜水果，例如：葡萄、柿子、蘋果、西瓜；食材方面可以吃蓮藕、鴨肉、海參；藥材方面推薦吃何首烏、旱蓮草。但食用時不可一次吃太多，以免增加腸胃負擔而腹瀉。
※ 女性可多做加強血液循環、強化骨盆與子宮卵巢功能的運動，例如皮拉提斯。

5 日祛濕食療

Day1

●早餐：冬瓜清熱粥（本書 P106）
●茶飲：荷葉通腑茶（本書 P176）
●午餐：涼拌三瓜（本書 P138）＋
活力瘦身沙拉（本書 P143）
●晚餐：鯉魚冬瓜湯（本書 P152）

Day2

●早餐：冬瓜粥（本書 P105）
●茶飲：鉤藤降壓茶（本書 P178）
●午餐：茼蒿炒蘿蔔（本書 P132）＋
青蘋果沙拉（本書 P145）
●晚餐：補腎排濕湯（本書 P159）

Day3

●早餐：荷葉粥（本書 P109）
●茶飲：荷葉減脂茶（本書 P177）
●午餐：黃瓜海蜇絲（本書 P134）＋
海參鑲絞肉（本書 P123）
●晚餐：鯉魚冬瓜湯（本書 P152）

Day4

●早餐：四寶粥（本書 P112）
●茶飲：何首烏減脂茶（本書 P184）
●午餐：涼拌枸杞豆腐（本書 P140）＋
山藥南瓜盅（本書 P113）
●晚餐：參耆雞絲冬瓜湯（本書 P150）

Day5

●早餐：薏仁紅豆粥（本書 P107）
●茶飲：何首烏纖腿茶（本書 P185）
●午餐：什錦素菜（本書 P114）＋
竹笙燉田雞腿（本書 P119）
●晚餐：蓮耳海帶湯（本書 P149）

按摩排痰濕！

經絡消脂穴位圖解

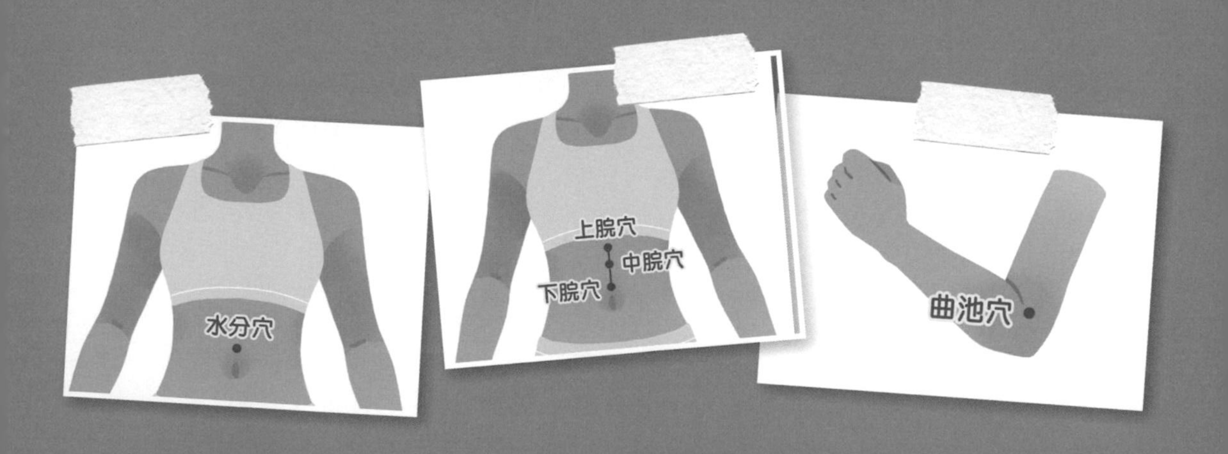

《黃帝內經》記載「經脈者，人之所以生，病之所以成，人之所以治，病之所以起」。「經絡」是經脈、絡脈的總稱，意指全身氣血運行的通道。人體上有一些縱貫全身的路線，稱之為經脈；這些主幹線上又有一些分枝，分枝上有更細小的分枝稱為絡脈。經絡是古人在長期生活保健、醫療實踐中逐漸發現並形成理論，它以手、足三陰、三陽經、任督二脈為主體遍佈全身，內有五臟六腑，外有五官七竅、四肢百骸，溝通表裡、上下、內外，將人體的各部分連接起來，可以說經絡是人體保健、養生祛病的重要依據。

人體有十二條經絡對應十二個器官，分別是心、肝、脾、肺、腎、心包、大腸、小腸、胃、膽囊、膀胱和三焦，互為表裡的關係，按摩經絡其實就是在疏通經絡，能使經絡通暢、氣血調和、排出毒素、促進新陳代謝，達到減肥目的。

★互為表裡的經絡關係
肺經⟷大腸經
脾經⟷胃經
心經⟷小腸經
肝經⟷膽經
腎經⟷膀胱經
心包經⟷三焦經

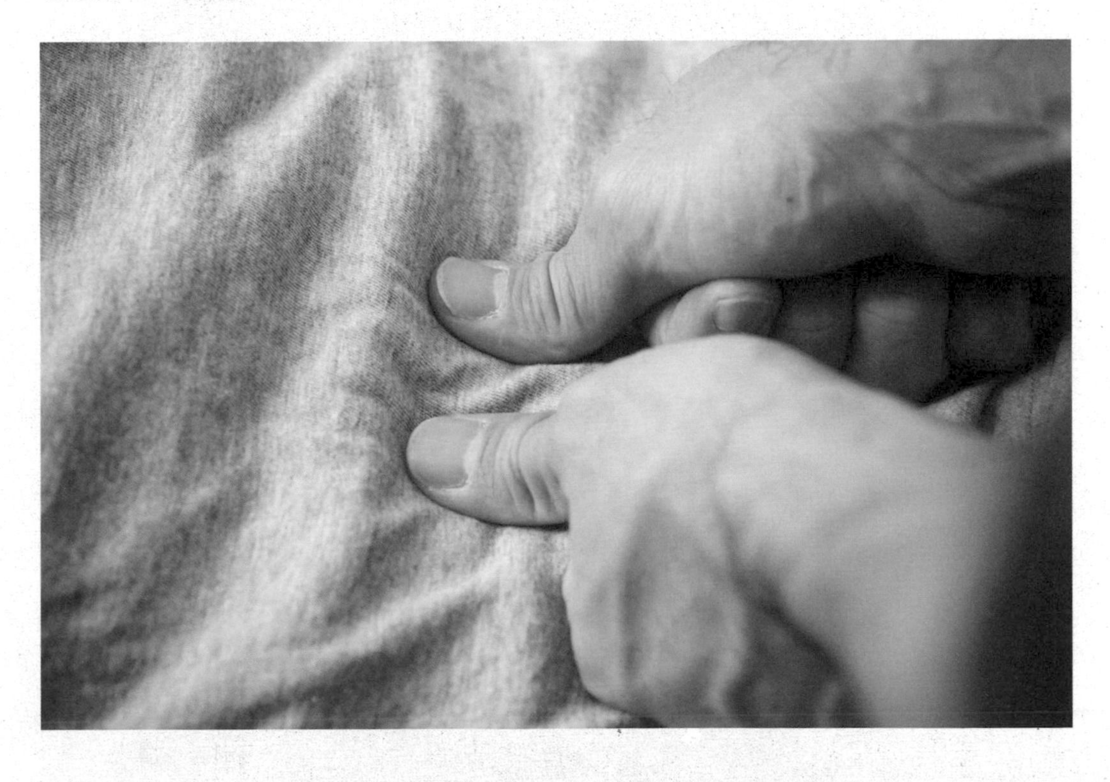

12時辰經絡養生法

敲打、按摩經絡除了有瘦身、祛濕的作用，《黃帝內經》也提出「十二時辰經絡養生法」，指出經絡運行有一定的節律，十二時辰各有氣血運行流注的經脈與臟腑，依照各時辰的氣血流注，來保養相對應的臟腑，養生效果最佳。

★ 12 時辰經絡養生祕訣

時辰	養生方式
子時（晚上 11 點到凌晨 1 點）	走膽經，此時最適合睡覺，要熟睡才能進行排毒。
丑時（凌晨 1 點到 3 點）	走肝經，此時要熟睡才有排毒功效。
寅時（凌晨 3 點到 5 點）	走肺經，肺功能不好的人，容易在此時咳嗽，要多注意保暖。
卯時（清晨 5 點到 7 點）	走大腸經，建議 7 點前能起床排便。
辰時（早上 7 點到 9 點）	走胃經，早餐建議在此時吃完，可稍微按摩腹部。
巳時（早上 9 點到 11 點）	走脾經，多拍打小腿可消水腫、改善過敏。
午時（上午 11 點到下午 1 點）	走心經，此時陽氣最旺，可稍微午睡護心經。
未時（下午 1 點到 3 點）	走小腸經，此時腸胃功能減弱，古時也有「過午不時」的說法，建議要多喝水。
申時（下午 3 點到 5 點）	走膀胱經，可多敲打臀部、大腿後側，疏通膀胱經。
酉時（下午 5 點到 7 點）	走腎經，可安排這時間運動，幫助腎臟排毒。
戌時（晚上 7 點到 9 點）	走心包經，此時血液循環旺盛、血壓高，建議吃完晚餐後稍微吃一點苦，例如用蓮子心泡茶喝。
亥時（晚上 9 點到 11 點）	走三焦經，此時是免疫系統休息時間，可輕打三焦經，讓三焦經通暢，人也不容易生病。

經絡消脂穴位圖解

人體經絡有很多氣血輸注出入之處，就像一個個小孔，稱之為「穴位」。對穴位進行按壓，只要選穴準確，並用力按壓穴位點，能增加人體新陳代謝、細胞活動，從而減輕病痛，提高免疫和抗病能力。人體會肥胖有很多原因是因為濕氣過多、身體太虛太寒導致，舉例來說「水腫型肥胖」，會讓人看起來體態臃腫，伴隨神色倦怠、內分泌系統出狀況的問題，若是能疏通經絡，就能將多餘的水分、堆積的廢棄物排出體外。

古人有句話說「胖人多陽虛，瘦人多陰虛」，許多小腹凸出、游泳圈大的人，很多都是濕寒體質，因為不規律的生活、不正常的飲食習慣，讓他們虛則寒、寒生濕、濕生痰，因此必須要疏通經絡，來排除毒素與濕寒。

人體其實有很多消脂穴位，想瘦身的人可以多按摩肚子的穴位，因為腹部是最容易積痰濕瘀毒的部位，所以很多人往往都是先從肚子開始胖。底下介紹 10 個能幫助肚子消脂、腿與手臂消脂的穴位。

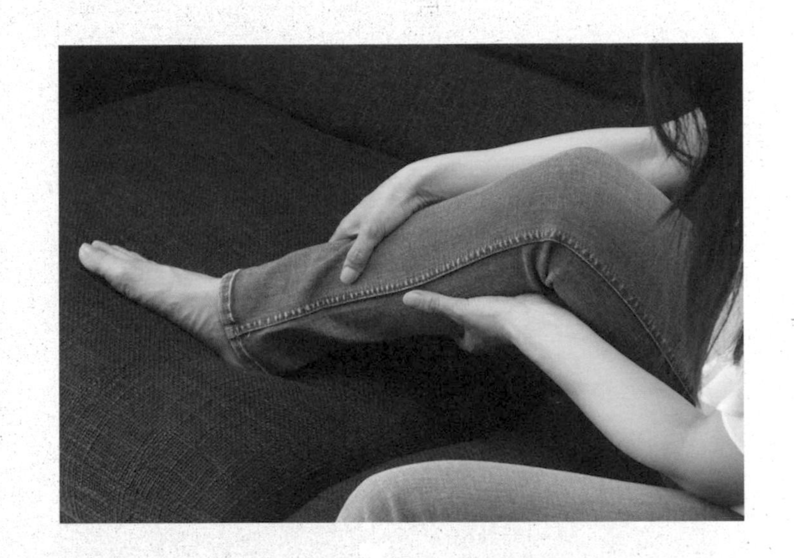

★穴位按摩注意事項

1. 內文裡提到的 1 吋，大約是 1 個大拇指的寬度；而食指到小指這 4 指的寬度約為 3 吋。
2. 找到穴位後，可將米粒、綠豆等用膠布固定貼上，貼好後按壓更能刺激穴位。
3. 取穴按壓時，要稍有酸、麻、痛的感覺。
4. 日常保養單純按壓穴位即可，若是想強化消脂功能，建議搭配運動，並且以熱敷→按壓→揉捏→拍打的順序刺激穴位，才會更有效果。
5. 按摩肚子上的穴道時，請在飯後 1 ～ 2 小時進行，而月經期間、腹瀉時停用。

消脂穴位 1

水分穴

功效 促進新陳代謝、改善肥胖與四肢浮腫。

穴位 肚臍上1吋，約1個拇指寬的距離。

水分穴主要功能是調節腸胃、將體內多餘水分代謝出去，因此對消除水腫、改善肥胖有很好的作用。有些人肚子常會脹脹的，按壓下去皮膚顏色呈現淡黃色，要過一陣子才會恢復成皮膚色，這就是水腫型肥胖，可以透過按壓此穴加強代謝。

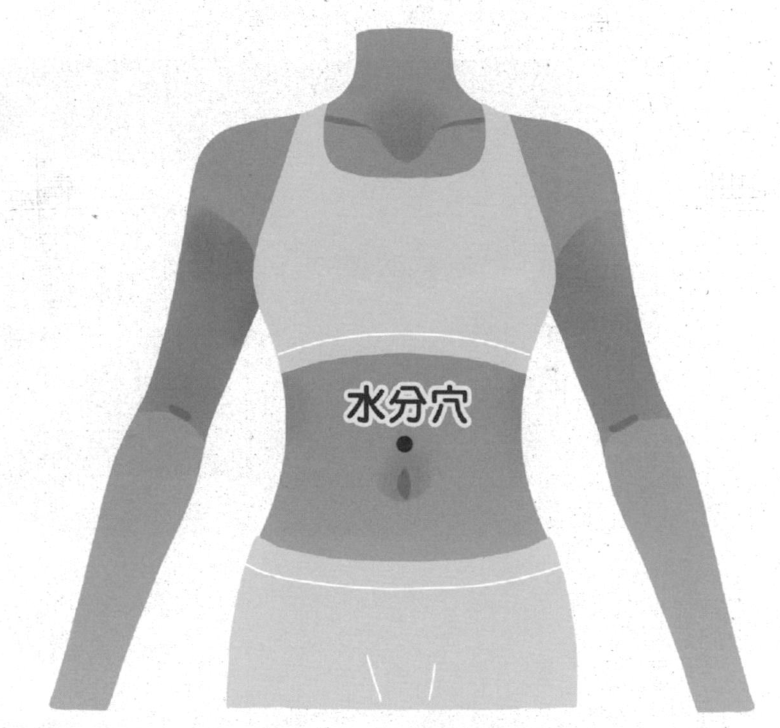

按摩方式

水分穴的位置在肚臍上約 1 個橫姆指寬的距離，找到穴位後用大姆指揉按，建議每天按壓數次，每次約 5 ～ 10 分鐘。

消脂穴位 2

滑肉門穴

功效 祛除痰濕、瘦身減肥。

穴位 肚臍上方約1吋，再往左右外側旁約2吋的位置。

滑肉門穴與任脈的水分穴齊平，主要功能是通腑、消脂降濁，能讓肉皮緊緻，減少腹部多餘油脂、改善濕濁積聚的問題，還能將身體裡多餘的痰濕水分排出體外，所以具有健脾益胃、改善慢性胃腸疾病、預防便祕等作用。

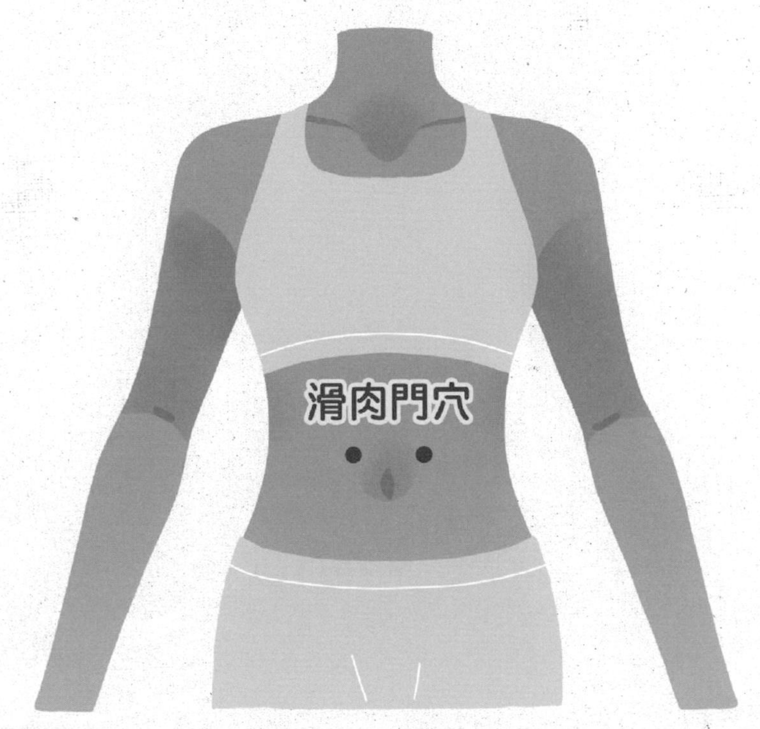

按摩方式

滑肉門穴的位置在肚臍上方約 1 吋，再往左右外側旁約 2 吋的位置，找到穴位後可以「手插腰」的姿勢，將大姆指往穴位刺激按壓，建議經常按壓、刺激此穴位，有極佳的消脂功效。

消脂穴位 3

關元穴

功效 強化腹部血液循環、改善婦女病。

穴位 肚臍下方約3吋處（食指到小指這4指的寬度）。

關元穴位於下丹田，中醫認為這裡是「人體的第 2 個心臟」，主要功能是補元氣、強身，經常刺激此穴位可以改善內分泌失調、腹瀉、頻尿的問題，並加強腹部血液循環、延緩老化，甚至也能改善一些婦女病，例如月經不順、子宮虛寒等狀況。

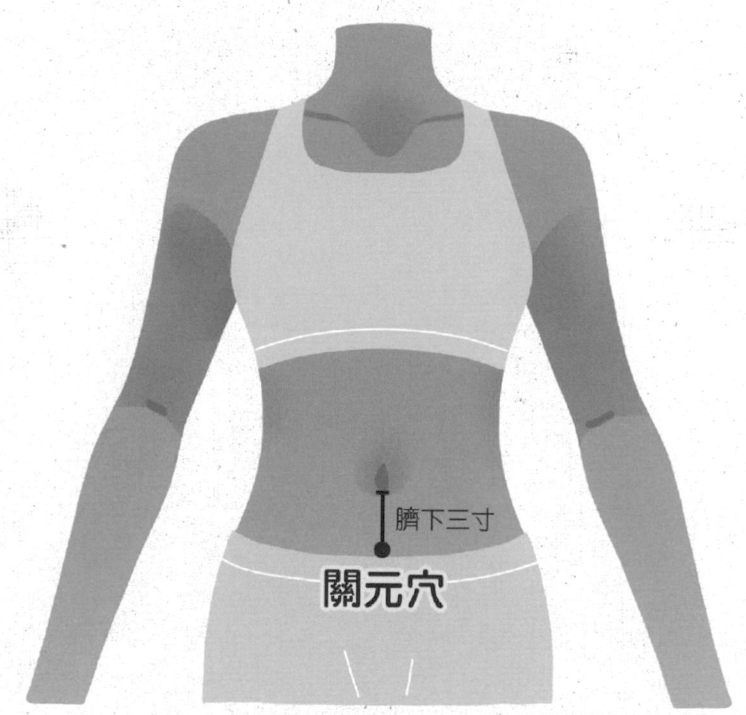

按摩方式

關元穴的位置在肚臍下方約 4 指寬的距離，找到穴位後可先以關元穴為圓心，左或右手掌逆時針、順時針方向按摩 5 分鐘，再隨呼吸按壓關元穴 3 分鐘。建議多搭配仰臥起坐、縮小腹來鍛鍊，更能加速消除下腹脂肪。除此之外，子宮較易虛寒的女性，每天熱敷關元穴 30 分鐘也能改善。

消脂穴位 4

大橫穴

功效 排毒、改善便祕。

穴位 肚臍兩側約4吋的位置。

大橫穴主要功能是溫潤腹部、促進腸胃蠕動，改善便祕問題。按摩此穴位可治療氣血瘀滯化熱引起的便祕、腹痛、體虛多汗，有除濕散結、理氣健脾、通調腸胃的作用。每日按摩此穴位，能促進身體氣血循環、增強臟腑機能。

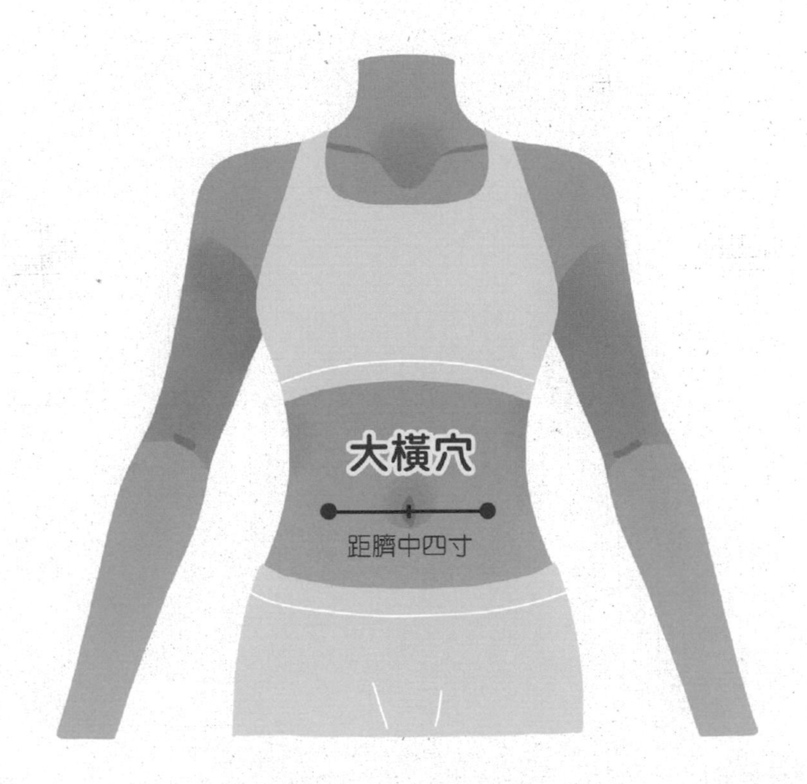

按摩方式

大橫穴位於肚臍兩旁約 4 吋的位置，可配合精油先以肚臍為圓心，順時針方向按摩。接著找到穴位以「手插腰」姿勢，將大姆指往兩旁穴位刺激按壓，建議每次可按壓 30 下，每日約進行 3 次，經常按壓刺激此穴位，可排毒、預防便祕。

消脂穴位 5

天樞穴

功效 健脾和胃、改善水腫、緩解便祕。

穴位 肚臍兩側約2吋處，（約3指併攏寬度）。

天樞穴屬於胃經，又與大腸有關，能通腸道、排宿便，主要功能是調節腸胃、溫運氣血、通腸導滯。它是治療便祕的穴位，可改善脾胃陽虛的便祕問題，中醫在治療肥胖時，天樞穴就是常用的穴道，能幫助身體代謝，使腸胃順暢。

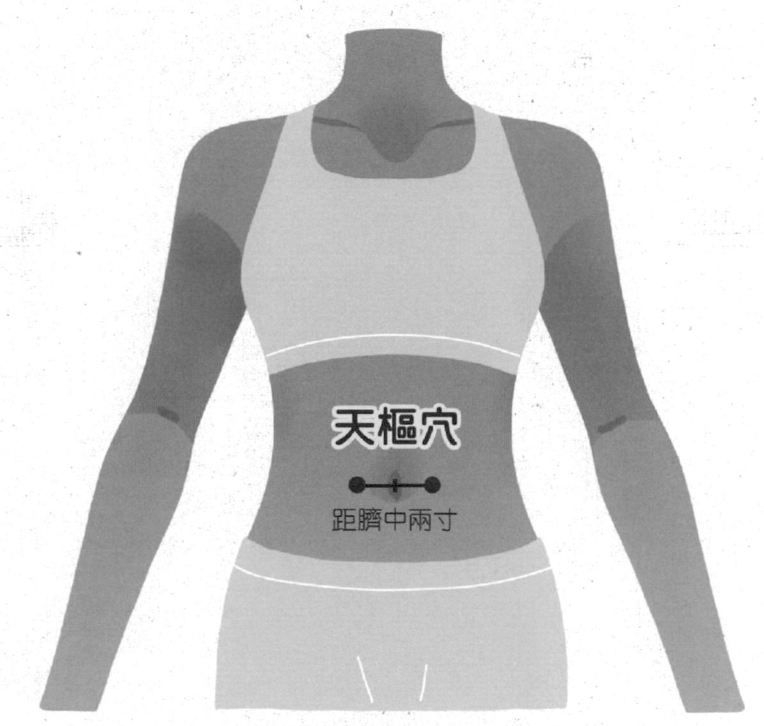

按摩方式

天樞穴位於肚臍兩側約 2 吋處，大約是 3 個指頭併攏的寬度，此穴位的位置較深，找到穴位後要往下大力按壓，有微微的痠脹感才有療效。建議每次可按壓 5 分鐘，每日進行數次，也可晚上睡前搭配精油，採取順時針和逆時針的方向來回輕揉約 60 次。

消脂穴位 6

上脘穴、中脘穴、下脘穴

功效 促進腸胃蠕動、排毒祛濕氣。

穴位 上脘穴（肚臍上方約5吋）；中脘穴（肚臍上方約4吋）；下脘穴（肚臍上方約2吋）。

人體腹部有許多消脂穴位，肚臍上方各有上脘穴、中脘穴、下脘穴這 3 個可幫助減少腹部脂肪的穴位。上脘穴有健脾和胃、寬胸理氣的作用，可改善胃部疾病；中脘穴可治療脾胃虛弱、便祕；下脘穴偏重於緩解小腸、脾不運化導致的各種疾病，例如虛腫、腹脹等問題。

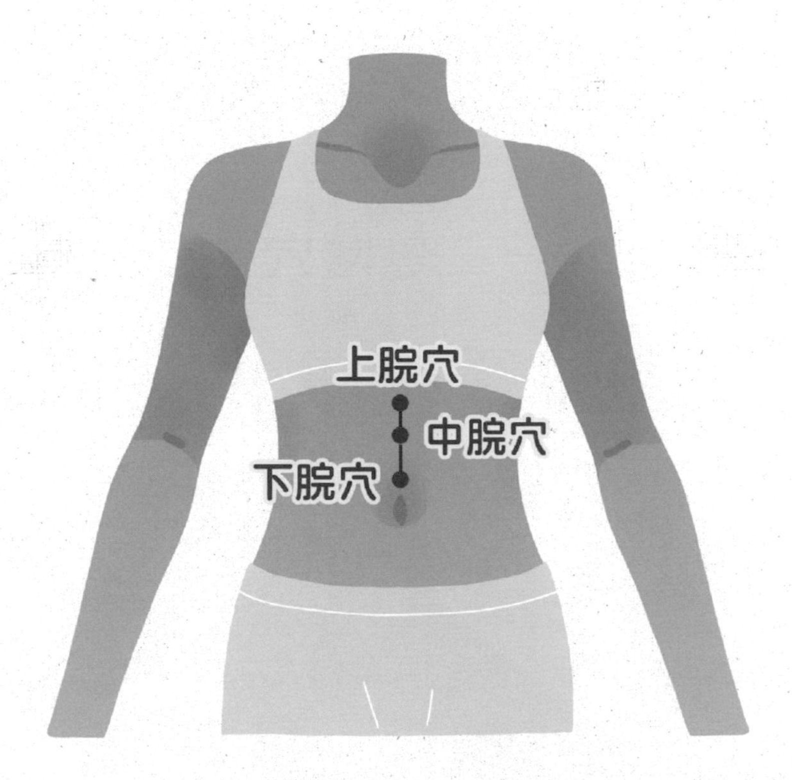

按摩方式

上、中、下脘穴各自在肚臍上方約 5 吋、4 吋、2 吋的位置，這 3 個穴位按法相同，找到穴位後，將食指和中指併攏，順時針方向各按揉約 3 分鐘，可搭配熱敷→按壓→揉捏→拍打的方式，更有瘦身效果，建議每日可進行數次。

消脂穴位 7

豐隆穴

功效 減肥消脂、祛痰止咳。

穴位 小腿外側，外踝尖上約8吋。

豐隆穴又被稱為「化痰穴」，是胃經的絡穴，又與脾經相關，因此可調治脾、胃兩大臟腑，對祛痰除濕有很好的效果，能化解呼吸系統的分泌物，也可以祛除體內痰濕、改善氣血問題。刺激此穴可祛濕消脂，對減肥瘦身很有幫助。

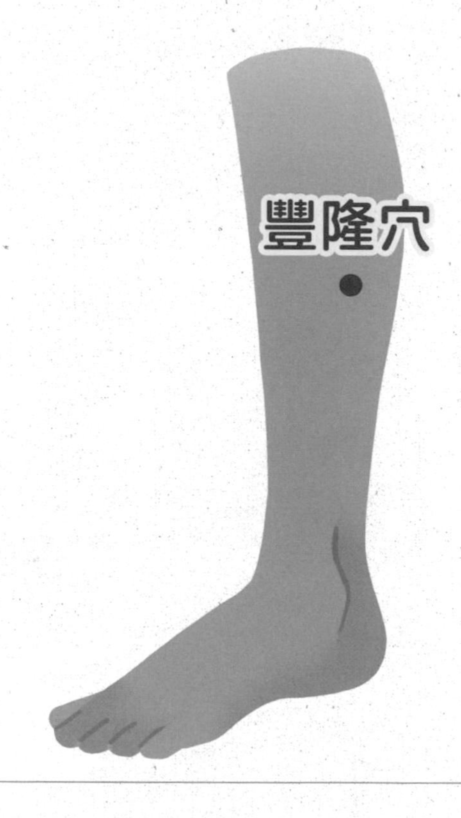

按摩方式

豐隆穴位於小腿外側，足外踝上約 8 吋的位置，找到穴位後用大姆指按壓，壓起來稍有酸、麻、痛的感覺。左右兩側都要按，建議每次按 5 分鐘，每日按數次。

消脂穴位 8

復溜穴

功效 利水消腫、促進水分代謝正常。

穴位 位於小腿內踝、腳跟腱之間向上約3吋寬處。

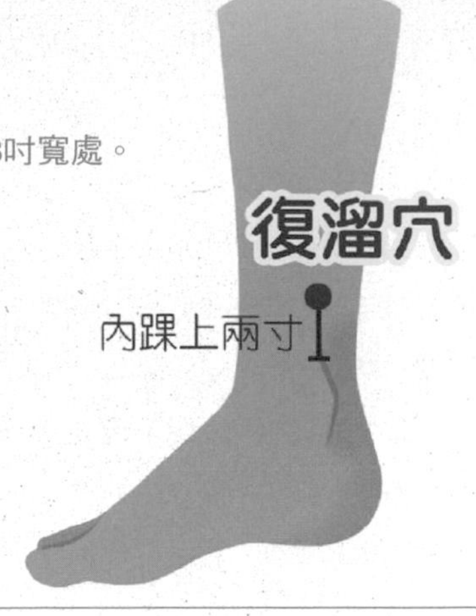

當人體內有痰濕、瘀血這些髒東西時，會停留在體內不流動，按壓這個穴位可讓停下來的水重新流動，因此有促進水分代謝正常的作用。

按摩方式

復溜穴位於小腿內側，腳踝內側中央往上約2吋寬處。找到穴位後，用大姆指按壓，會稍有酸、麻、痛的感覺，再屈伸至踝關節加強指壓，然後揉捏放鬆。左右兩側都要按，建議每日按壓2～3次，每次約10～15分鐘。

消脂穴位 9

公孫穴

功效 祛濕健脾、通氣、活血、化瘀。

穴位 位於腳內側，第一跖骨基底部下緣、拇指關節後約1吋處。

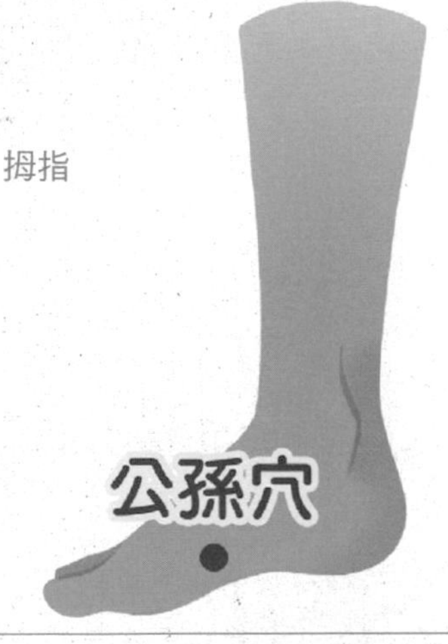

公孫穴主要是調節體內氣血瘀滯造成的各種症狀，有通氣、活血、解瘀的作用，因此若有婦科方面的問題，按揉公孫穴也會有所改善。除此之外，它還有強健脾胃的作用，能調理脾胃、治療胃疼、腹痛。

按摩方式

公孫穴位於腳掌大拇指跟後，坐正將左腳抬起放在右腳上，用右手輕握左足背，找到穴位後，用左手大拇指按壓此處，會稍有酸、麻、痛的感覺。左右兩側都要按，建議每天早晚各按揉1次，每次約5～10分鐘。

消脂穴位 10

曲池穴

功效 促進肩部血液循環、改善便祕、排毒瘦身。

穴位 手肘彎曲後，細紋的凹陷處。

曲池穴能加強血液流動，促進頭部到肩部的血液循環，也可緊實手臂肌肉、甩開掰掰肉，讓手臂變纖細喔！除此之外，曲池穴也與大腸有關，因此對改善便祕、排毒瘦身也有效果。

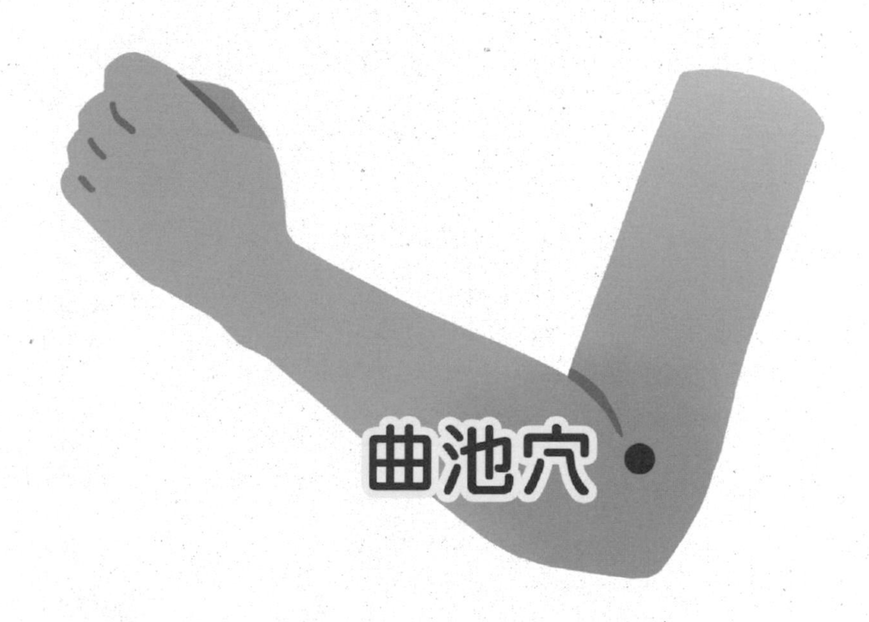

按摩方式

曲池穴位於手肘彎曲後，細紋的凹陷處，找到穴位後用大姆指按壓，壓起來稍有酸、麻、痛的感覺；也可以用 4 指併攏拍打，拍打到皮膚微紅的程度。左右兩側都要按，建議兩手各按約 20 ～ 30 次，每日按數次。

祛痰濕瘦身法

吳明珠中醫博士的100道湯、粥、茶、餐、藥浴調理X經絡按摩消脂書

作　　者　吳明珠
責任編輯　吳瓊寧
食譜示範　林志恒
封面設計　張克
內頁設計　詹淑娟
攝　　影　陳威宇・林志恒・王銘偉
插　　圖　高瑀柔

發 行 人　許彩雪
總 編 輯　林志恆
行銷企畫　黃怡婷
出　　版　常常生活文創股份有限公司
地　　址　台北市106大安區信義路二段130號

讀者服務專線　02-2325-2332
讀者服務傳真　02-2325-2252
讀者服務信箱　goodfood@taster.com.tw
讀者服務網頁　http://www.goodfoodlife.com.tw

法律顧問　浩宇法律事務所
總 經 銷　大和書報圖書股份有限公司
電　　話　02-8990-2588（代表號）
傳　　真　02-2290-1628

印刷製版　龍岡數位文化股份有限公司
初版一刷　2019年9月
定　　價　新台幣420元
I S B N　978-986-98096-0-3

FB | 常常好食

網站 | 食醫行市集

國家圖書館出版品預行編目(CIP)資料

祛痰濕瘦身法：吳明珠中醫博士的100道湯、粥、茶、餐、藥浴調理X經絡按摩消脂書 / 吳明珠作. -- 初版. -- 臺北市：常常生活文創, 2019.09
面；　公分
ISBN 978-986-98096-0-3(平裝)

1.減重 2.中醫

411.94　　108015950